肿瘤康复
与养老护理员培训教材

ZHONGLIUKANGFU YU YANGLAOHULIYUAN PEIXUN JIAOCAI

夏小军 主编

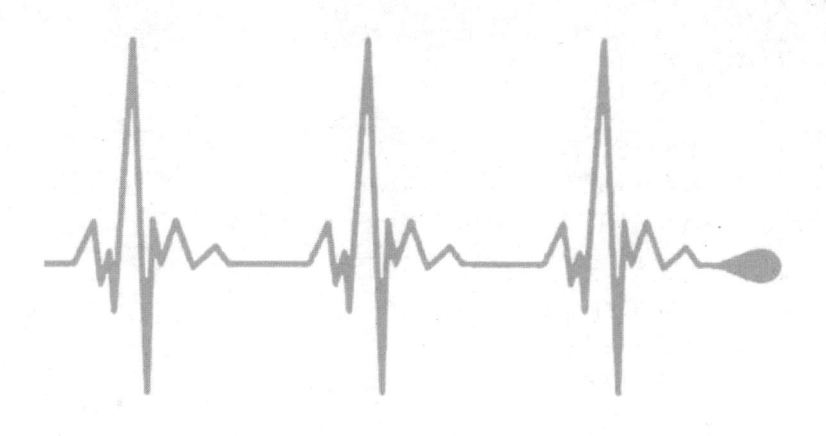

甘肃科学技术出版社

（甘肃·兰州）

图书在版编目（CIP）数据

肿瘤康复与养老护理员培训教材 / 夏小军主编．--兰州：甘肃科学技术出版社，2019.6（2023.12重印）
ISBN 978-7-5424-2520-1

Ⅰ．①肿… Ⅱ．①夏… Ⅲ．①肿瘤—康复医学—护理学—技术培训—教材②老年人—护理学—技术培训—教材 Ⅳ．①R473.73②R473.59

中国版本图书馆CIP数据核字(2018)第293650号

肿瘤康复与养老护理员培训教材
夏小军　主编

责任编辑	陈　槟
封面设计	魏士杰

出　版	甘肃科学技术出版社		
社　址	兰州市城关区曹家巷1号　730030		
电　话	0931-2131575（编辑部）　0931-8773237（发行部）		

发　行	甘肃科学技术出版社	印　刷	三河市铭诚印务有限公司
开　本	889毫米×1194毫米　1/32	印　张　10.25　插　页 2　字　数　280千	
版　次	2019年12月第1版		
印　次	2023年12月第2次印刷		
印　数	3001~4050		
书　号	ISBN 978-7-5424-2520-1	定　价　135.00元	

图书若有破损、缺页可随时与本社联系:0931-8773237
本书所有内容经作者同意授权,并许可使用
未经同意,不得以任何形式复制转载

编委会

主　　编：夏小军

副 主 编：赵　勤　　赵　辉　　周江红　　王　琳
　　　　　汤　君　　张　蕾

编　　委：马小琴　　王　娟　　王雅宁　　张小钰
　　　　　李　莹　　李军梅　　李雪松　　杨学红
　　　　　迟　婷　　陈　静　　周馨瑜　　胡国会
　　　　　彭晓燕　　敬占萍　　雷旭东　　潘桂花
　　　　　薛　媛

前　言

当前,我国已经进入人口老龄化快速发展阶段。伴随老年人口数量持续增加,老年人的健康问题日益突出。高龄和失能失智老人数量不断提升,对养老服务的需求持续增长,也对服务能力和服务质量提出了更高要求。目前,我国居家、社区养老服务供给能力不足,养老机构服务供给总量短缺、结构性矛盾突出。养老服务人员缺乏专业护理知识,不能满足老年群体的需求。

2019年,国家民政部印发了《关于进一步扩大养老服务供给促进养老服务消费的实施意见》,明确提出要建设高素质、专业化的养老服务人才队伍。开展养老服务人才培训提升行动,确保到2022年底前培养培训1万名养老院院长、200万名养老护理员、10万名专兼职老年社会工作者,切实提升养老服务持续发展能力。

为提高养老护理从业人员的业务技能和服务水平,满足老年群体需求,本书将多年积累的丰富的临床经验进行了总结,用通俗易懂的语言,从老年人的日常护理与沟通技巧,必备的护理技能，失能失智、患有慢性疾病、重症等特殊老年群体的护理，死亡教育及养老护理员的职业礼仪，感染预防与控制和应掌握的法律法规等进行了详细的讲解，旨在提升老年护理员的理论水平和实践能力，更好地为老年人服务。其中王琳编写了前言和第一章、第二章第一至第四节内容，共12万字；汤君编写了第二章第五至第十四节、第三章、第四章第一至第二节内容，共8万字；张蕾编写了第四章第三节、第五至第七章内容，共8万字。本书适合老年群体及家属、社区卫生服务人员、老年护理专业人员及在校护理专业学生阅读。

由于作者水平有限，书中疏漏和不足之处在所难免，恳请业内同行和广大读者不吝指正。

编者
2019年12月

目 录

第一章　养老护理员职业礼仪与日常护理 ………………001
- 第一节　养护员的职业礼仪 ………………001
- 第二节　老年人ADL功能状况的评估 ………………013
- 第三节　居家环境与生活方式 ………………017
- 第四节　个人卫生与衣着修饰 ………………023
- 第五节　休息与睡眠护理 ………………037
- 第六节　饮食与营养 ………………039
- 第七节　排泄护理 ………………082
- 第八节　安全防护 ………………094
- 第九节　活动锻炼 ………………112

第二章　护理技能 ………………122
- 第一节　生命体征监测 ………………122
- 第二节　血糖监测 ………………127
- 第三节　给药原则 ………………129
- 第四节　热水袋、冰袋的使用 ………………139
- 第五节　出入量计算 ………………143
- 第六节　家庭氧疗 ………………147
- 第七节　拍背咳痰 ………………151

第八节　卧床老人更换床单 ……………………………………153

　　第九节　各种管道维护方法 ……………………………………156

　　第十节　养老护理日志的书写 …………………………………164

　　第十一节　急救 …………………………………………………165

　　第十二节　常见老年疾病的护理 ………………………………182

　　第十三节　危重症老人的护理 …………………………………187

　　第十四节　特殊养老者的护理工作 ……………………………196

第三章　心理、康复护理 …………………………………………200

　　第一节　心理护理 ………………………………………………200

　　第二节　康复护理 ………………………………………………208

　　第三节　中医适宜技术 …………………………………………219

第四章　养老护理工作感染预防与控制 …………………………232

　　第一节　感染的相关概念 ………………………………………232

　　第二节　感染的预防与控制 ……………………………………233

　　第三节　经血液传播疾病职业感染途径及预防控制 …………245

第五章　疼痛护理 …………………………………………………248

　　第一节　疼痛的评估 ……………………………………………248

　　第二节　阿片类药物不良反应预防和处理 ……………………250

　　第三节　非药物止痛方法 ………………………………………251

　　第四节　疼痛的健康教育 ………………………………………251

第六章　临终关怀 …………………………………………………253

　　第一节　心理抚慰 ………………………………………………254

　　第二节　舒适护理 ………………………………………………260

　　第三节　死亡教育 ………………………………………………264

　　第四节　遗嘱 ……………………………………………………266

第五节　居丧指导 ……………………………………267

第六节　养老者善后工作 ……………………………269

第七章　养老护理员掌握的相关法律法规 …………273

第一节　老年人权益保障法 …………………………273

第二节　劳动法全文 …………………………………284

第三节　中华人民共和国劳动合同法 ………………297

第一章　养老护理员职业礼仪与日常护理

第一节　养护员的职业礼仪

养护员职业礼仪,是指养老护理员在工作中,用以维护个人和集体形象,对服务对象及家属以及同事之间表达理解、尊重,在工作场合应遵循的文明规范、准则和惯例。也就是在工作场合适用的行为规范和语言沟通能力。包括体态礼仪、仪态礼仪、举止礼仪、仪容仪表礼仪及言谈礼仪等。

一、体态礼仪

体态是指人的身体动作和姿态。是人坐、卧、起、跑的基础。包括站姿、坐姿、行姿、蹲姿。实现中国传统礼仪中所提出的"站如松""坐如钟""行如风""卧如弓"。

(一)良好的站姿

1.基本要领

头正颈直,双目平视,嘴唇微闭,下颌微收,面带微笑或面容平和自然。挺胸,收腹,展肩,提臀,立腰,躯干挺直,整个身体有"向上拔"的感觉。双臂放松,自然下垂于体侧,手指自然弯曲,双腿直立,膝部及两脚跟靠紧,脚尖分开呈45°~60°。

2.站姿的变化

(1)手的变化

①双手垂握于下腹部:双臂基本垂直,双手几乎平展,一手叠于另

一手上,并轻握另一手四指指尖,被握之手的指尖,不能超出上手的外侧缘。

②双手相握于中腹部:双臂略弯曲,双手四指相勾,轻握,置于中腹部。

③一臂垂于体侧,一手置于侧腹:一臂自然放松垂于体侧,手掌放松自然弯曲,另一臂放松自然屈曲置于体侧,手轻握成半拳,置于侧腹,前不过身体正中线。

(2)脚的变化

①"V"形脚:脚跟靠紧,脚尖分开45°~60°。

②"Ⅱ"形脚:(平行型)脚跟脚尖全部靠紧,一般适合年轻女性采用。

③左右半"V"形脚:一脚的脚跟,紧靠另一脚内侧中点,两脚所成角度为45°~60°,身体重心可在前脚或后脚。左脚在前称为左侧半"V"型,右脚在前侧称为右侧半"V"形。

④左右"丁"字形脚:将半"V"形脚的两脚角度改成90°,则为"丁"字型脚,亦可分为左右"丁"字形。

(3)站姿之忌

①忌身体不端正

如:站立时东倒西歪、耸肩驼背、左摇右晃、探脖塌腰、双手插兜、双臂抱于胸前、双腿弯曲或不停地抖动。

②忌各种小动作

如:摆弄衣角、咬手指甲、抓耳挠腮等,这样会给人缺乏经验和自信的感觉。

③忌表现太随便

如:身体倚门或靠墙、靠柱,双手手势过大过频,或显得无精打采,自由散漫。

④忌双脚随意动

如:蹦蹦跳跳,踢来踢去,用脚尖乱点乱划,甚至把脚从鞋中"解放"出来,或脚一半在鞋里一半在鞋外等。

⑤忌双腿大叉开

如站立时间过久,可多换姿势进行自我调整、放松,以达到休息目

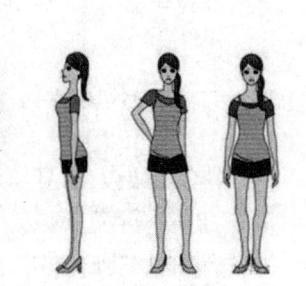

的,但不可双腿叉开过大,尤其是女士更要谨记,否则会给人轻浮、随便之感。

(二)端庄的坐姿

1. 基本要领

(1)入座时:"尊"者先坐;"左进左出";入座得法,落座无声。

(2)入座后:坐姿正确,深浅适宜,有所侧重。

(3)离座时:轻稳无声,礼让尊长。

2. 坐姿的变化

(1)手的变化

①两手手心向下,放松并放于两侧大腿上。

②两手手心向下,相叠握于一侧大腿上。

③双手轻握于两大腿之上端中部。

(2)腿脚的变化

①基本式

上身与大腿、大腿与小腿、小腿与地面的各角度间均呈直角,双膝并拢,双脚呈"V形、"半V"形或"Ⅱ"形。

②前伸式、前交叉

双腿同时前伸,伸至脚尖不翘起为宜,双脚呈"Ⅱ"或半"V"形,或两脚交叉放置,双膝并拢。

③后点式、后交叉

双腿同时后收半步,两脚尖同时点地,或一脚平放一脚尖点地,或两脚交叉放置,双膝并拢。

④侧点式、侧交叉

双腿向左或右斜放和地面呈65°~70°角为宜,双脚可呈"Ⅱ",重量放在脚掌前部或两脚在侧面交叉放置,双膝并拢。

3. 坐姿之忌

①忌半躺半坐,前倾后仰,歪歪斜斜,左顾右盼。

②忌双腿伸直翘起或过于分开,跷二郎腿并抖动,用腿勾椅子,将脚放在桌子上、扶手上随意脱袜、脱鞋等。

③忌将手夹在大腿中间或垫在大腿下,或将肘部支在桌子或双手

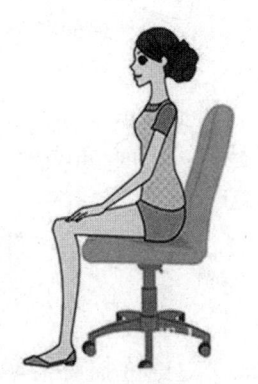

抱头、抱膝或触摸身体其他部位。

④忌故意表现的阿谀相。

(三)稳健的行姿

1.基本要领

上身正直,抬头,下颌微收,两眼目视前方,面带微笑,挺胸收腹,立腰脚尖向前,重心稍向前倾,两臂自然摆动,步态轻盈、稳健,步幅适中,匀速前进。

行走轨迹应呈直线形,走路不拖脚,步幅在30厘米左右,步态柔美均匀。

2.行姿之忌

①忌左摇右晃,重心不稳。

②忌内外八字步。

③忌背手,叉兜,叉腰,速度多变。

④乘坐电梯、公共汽车时,注意先下后上,上下楼梯时,靠右行走。

(四)典雅的蹲姿

1.基本要领

一脚在前,一脚在后,两腿靠紧下蹲。前脚掌着地,小腿基本垂直于地面,后脚脚跟抬起,臀部向下。

2.常见的蹲姿

高低式:双膝一高一低

半蹲式:身体半立半蹲

半跪式:双腿一蹲一跪

二、仪态礼仪

仪态,即表情,是面部表情一词的简称。它是人的心理状态的外在表现,人的喜怒忧思悲恐惊等情感,均可通过面部表情表现出来。在社会交往中,恰当的表情应该是友善坦诚、适度得体的。构成表情的主要因素是眼神和笑容。

(一)眼神

在与服务对象交流时,无论进行任何服务项目,都应和服务对象有一个合乎礼仪的眼神交流,让服务对象能从中看到尊重。

1. 基本要领

一般和对方目光接触的时间是和对方相处的总时间的1/3,每次看他人的眼神持续3秒左右,眼皮眨动一般每分钟5~8次,提倡平视。

2. 注视的注意事项

①注视不熟悉的人:以额头为顶点,两肩为底点所形成的三角形区域(大三角)。

②注视较熟悉的人:头顶至面颊(小三角)。

③注视很熟悉的人:两眼至鼻子(倒三角)。

3. 注视之忌

①不要注视对方头顶、胸部、腹部、大腿、脚部和手部等"禁区"。

②对于异性,千万不要上下左右反复打量。

③不应该用非常不礼貌的斜视来注视对方。

(二)笑容

1. 微笑的基本要领

面部肌肉放松,嘴角上翘,不露齿,不牵动鼻,自觉地控制发声系统,一般不应发出笑声。

2. 微笑的注意事项

①要口、眼、鼻、眉、肌结合,做到真笑,不要缺乏诚意,强装笑脸。

②要精神结合,声情并茂,相辅相成,不要露出笑容随即收起。

③不要被情绪左右而微笑。

④不要把微笑只留给领导、同事、朋友。

⑤家属在与不在一个样。

3. 笑的禁忌

应力戒假笑、冷笑、怪笑、媚笑、窃笑及狞笑,以防失礼。

三、举止礼仪

举止,指人的动作。其礼仪内容包括手势礼仪和交往礼仪。

(一)手势礼仪

手势是人们在交往中不可缺少的动作,是人类信息交流最有表现力的一种语言,是一种动态美,能恰当地运用手势来表达情意,可为自身形象增辉添美。如招手致意、挥手告别、握手问好、摆手拒绝、合手祈祷等。

1.手形

手指伸直并拢,手与前臂形成一条直线,肘关节自然弯曲,一般不超过140°,手掌朝向斜上方。

2.常用基本手势及规范

(1)横摆式:用于介绍某人,为客人指示方向时。

基本要领:依据手势的基本手形,将手向同侧方向展开,做出相应手势。

(2)屈臂式:用于将客人引进左侧时。

基本要领:同横摆式。

(3)双臂横摆式:用于引领众多客人时。

基本要领:双臂同时向一侧方向摆动,在一定位置停滞,不可划动太大,其他同手势基本要求。

(4)直臂式:引领较多客人前进或指示方向时运用。

基本要领:一臂向同方向略高举,前臂与上臂呈140°~160°角,侧体并配合侧行步。

(5)斜式:多用于"请坐"、"请喝茶"等接待工作中。

基本要领:手臂伸向前侧下方。

3.使用手势应注意的问题

(1)注意手势的不同含义:招手致意、挥手告别、握手问好、搓手期待等。每个民族、每个国家有其独特的文化传统,手势语也有着很大的差异性,如OK的手势,美国人是赞扬之意,但在日本代表金钱;法国表示微不足道、无价值;而在巴西、希腊这是一种令人厌恶的污秽手势。

(2)不卫生的手势:大庭广众之下掏耳朵、抠鼻子、剔牙齿等。

(3)不稳重的手势:大庭广众之下咬手指、双手乱动、乱摸等。

(4)失敬于人的手势:用手指点他人、勾动手指等。

(二)交往礼仪

1.握手礼

是生活中应用最多的一种交际礼仪。多在互相见面、离别、祝贺、慰问等情况下使用。

基本要求

距离　握手礼者通常距受礼者0.75~1米。

手势　伸出右手,四指自然并拢,手掌与地面垂直。

表情　面带笑容,注视对方,配合适当的握手语。

力度时间　手指稍用力握对方手掌,持续1~3秒。

尊者优先　遵守"尊者优先"的原则,年幼者先伸手握年长者。

2.招手礼

适用于向较远距离的熟人打招呼、迎送等。招手时一般不必出声,可根据远近配合"您好""再见"等礼貌用语。行招呼礼时一般应举手,如若是送行,随着被送者的远去,也可挥动帽子、纱巾等物,以示情深意长。

四、仪容、仪表礼仪

泛指人的外表。是通过容貌修饰、服饰语言表达内在意蕴,使他人产生良好的心理感受的一种个人礼仪形式。

(一)着装礼仪

着装得体,不仅是个人素质、修养和品质的体现,也是企业文化和企业形象的一种体现。

1.服装应清洁、平整、合身,衣服长度适宜,注意衣裤鞋整体搭配协调。

2.工作中最好不穿鞋跟过高的鞋,不钉金属鞋掌。

3.工作时不佩戴各种首饰。

(二)发型发式

养护员尽量不染发或适当染发,但以染成和黑色比较接近的颜色为宜。工作时,不披头散发,可束发或盘发,发不遮脸,刘海不遮眉眼。不宜使用色彩过于鲜艳和尖锐的发饰。

(三)面容要求

养护员要注意面部清洁和适当修饰。健康、积极、自然、明快、精神焕发、贴近生活的淡妆会给服务对象以美的感受,能增进与服务对象亲近和信任感。浓妆艳抹、不修边幅、倦怠冷漠,不仅有损自身形象,还会对服务对象造成不好的影响。

(四)肢部要求

肢部,是指手部和腿部。作为照护员来说,必须要注意肢部的清洁和适当修饰。

1.经常修剪和洗刷手脚指甲,保持干净,不留长指甲,也不涂彩色指甲油。

2.保持腿脚部卫生,最好不赤脚穿鞋,穿鞋前,要细心清洁鞋面、鞋跟等处,没明显灰尘。

(五)个人卫生

除个人着装方面的整洁、干净、无异味外,还要注意"口气"和"异味"。上岗之前忌吃葱、蒜、韭菜之类刺激味较重的食物,必要时可用口香糖来减少异味。另外对于养护员来说,喷洒味浓的香水和使用芳香型的化妆品,不仅会对服务对象产生不良刺激,甚至会诱发哮喘等过敏反应,最好不使用香水。

五、言谈礼仪

语言是人类特有的交往工具,是信息的第一载体,语言的力量能征服人的心灵,成为人们互相交往的纽带。就养护员这一职业而言,其服务对象是人,是生命,而语言是养护员与服务对象沟通的重要工具。

(一)语言交际的一般要求

1.口齿清晰

说话的目的是为了让对方听清楚、听明白,才能达到交际的目的。要做到口齿清晰,应从语言标准、语调柔和、语气正确、语速适中等方面努力。

2.表达准确

准确的语言会给人以清晰的美感,若说话不讲求准确性,虚夸不实、随意乱说,不仅会给人言不诚、行不信的感觉,甚至会引起误会,产生相反的效果。

3.口语表达

语言交流时,不可过多使用书面用语,否则不仅不产生共鸣,反而会影响感觉沟通。除此之外,应避免使用过多的口头用语,如"那个""反正""然后"等,这些口语会严重影响语言的流畅,甚至让人感到缺乏文化修养,思维迟钝或紊乱。

4.礼貌谦虚

在交往中要学会用敬语和谦语。敬语即表示尊敬和礼貌的词语。使用敬语可以博得他人的好感和体谅。谦语即表示谦恭和自谦的一种词语。敬语和谦语是同一个事物的两个方面,一般对人使用敬语时,对己则使用谦语。因为一个尊重他人的人,必然是自谦的。

5.精神专注

人际交往中,"听"话者要精神专注,为表示尊重对方,应做到表情认真、动作配合、语言合作等。

(二)交际中的礼貌用语

问候语:如您好、大家好、早安、下午好等。

迎送语:如欢迎您、见到您很高兴、我们又见面了等。

感谢语:如谢谢、有劳您了、多谢、让您费心了等。

道歉语:如对不起、抱歉、请原谅、真过意不去等。

征询语:如您需要我帮您做些什么吗?我可以进来吗等。

请托语:如请您稍后、请您留步、请多关照等。

祝贺语:如身体健康、寿比南山、白头偕老等。

(三)语言交际中的忌讳

1. 忌粗话、脏话。

2. 忌恶语伤人。

3. 忌黑话、荤话。

4. 忌怪话、气话。

5. 忌"土语""习惯语"。

6. 忌涉及疾病、死亡之事。

7. 忌质问式、命令式语言。

(四)养护员工作中的语言

养护员进入房间时,首先轻叩房门,进入房间,轻声问候"早晨好"

或"晚上好",一边整理房间及用物,一边与服务对象交谈,观察其面色、表情等,了解需求,如精神状态好,可以说:"看到您的身体恢复得这么快,真为您高兴";如情绪低落,面色不好,可以细心询问身体还有哪些不适。

(五)接听电话的规范

电话铃声一旦响起,应立即停止自己所做之事,铃声不能超过三声,尽快地接听。态度要和蔼,声调平和,发音清晰,要讲普通话,表情要亲切,用语要文明。比如:"您好,这里是X先生/女士家,请问您找哪位?","XXX现在不在,有什么问题需要我帮您转告吗?","请您一会再打过来"。

不能听筒未放下就大叫:"某某某,你的电话!"也不能应找的人不在即在电话中大喝一声"不在"即挂断电话,这样很不礼貌。

总之,养护员除了具备良好的职业道德修养,还要注重文化修养、外在及内在气质的协调,规范自身行为,才能满足不同层次、不同文化老人的服务需求。

二、养老护理员的沟通技巧

沟通是建立良好人际关系的桥梁,是人际交流的重要形式。特别是与老年人的沟通,因为年龄的增长及社会结构的变迁,老年人的生理、心理也产生一系列的变化,使他们的沟通方式与年轻人的有所不同。养老护理人员只有掌握了老年人的特点,加上适当的沟通技巧,才能更好地满足老年人的沟通需求,为他们提供高质量的服务。

(一)沟通的含义

沟通是指人与人之间的信息传递与交流,即人与人之间交流意见、观点、情况或感情的过程。有效的沟通应该是接收者所收到的信息与发出者所表达的意思正好相同。沟通的结果是双方不仅能相互影响,而且还能建立起一定的关系。

(二)沟通的方式

1.语言沟通

(1)书面语言　书面语言是以文字或符号传递信息的工具,如通知、报告、信件、文件、书籍、报纸、电视等都是书面的沟通方式。

(2)口头语言　口头语言是以语言为传递信息的工具,包括交谈、电话、讨论等。在沟通的口语传播中,乡音太重、口齿不清、语意不明,都会产生传播障碍,甚至造成笑话、误解、冲突或纠纷。

(3)类语言　类语言是伴随沟通过程中所产生的声音,包括发音的清浊、语速、语调、语气等。不同的类语言可以表达不同的情感和态度。

(4)语言性沟通的技巧

①沟通时,要注意语言通俗易懂、简短、切题、口齿清晰,尽量使用日常用语,少用专业术语。对于文化程度低、语种不同的老人,可采取非语言沟通方式或多次重复重要内容的方法,尽快让老人理解你所要表达的内容。

②绝大部分老人存在不同程度的听力障碍。语言交流时,养护员凑在老人耳边应提高嗓音大声说话,而不能叫喊,以免激惹老人。

2.非语言沟通

(1)定义　是相对于语言沟通而言的,是指通过身体动作、体态、语气语调、空间距离等方式交流信息、进行沟通的过程。

(2)种类　非语言沟通一般可以区分为动态和静态两种。

①静态非语言沟通包括容貌、体态、声调、衣着、服饰以及仪表。

②动态非语言沟通可根据所使用的符号系统分为四类。动觉系统:手势、表情、体态等;超语言(额外语言):音质、振幅、音调、停顿、流畅、语气、速度等;视觉沟通:目光接触等。

(3)方式

①触摸　触摸是人际关系中最亲密的动作,老年人在生病、伤心、恐惧时,特别需要别人的关怀和温暖。通过握手、拍拍肩膀、轻轻抚摸,可使老人获得被关怀、理解和支持等情感。

②肢体语言　跟老人谈话时身体稍向前倾,适当配合手势,以点头示意表示接受。轻轻地给老人盖好被子、老人上厕所时轻轻地扶一把等细节会使老人感受到被尊重及关怀,为护患关系打下良好的基础。

③自信与微笑　面部表情是非语言沟通中最丰富的源泉。美国心理学家艾伯特·梅拉比安曾提出一个公式,交往中一个信息的表达=7%的语言+38%的声音+55%的面部表情。故与老年人交谈时,要特别注

意自己的仪态,态度要从容镇定,充满自信。自信可使老人有信任感。

(三)沟通技巧

养护员在照顾老年人时,应多与老人聊天,互相沟通,帮助老人了解更多的信息,使他们参与社会的活动。养老护理员与老人沟通的技巧包括以下的内容:

1. 保持尊重的态度。每个人都有精彩的经历,每个老人更有不平凡生活和工作阅历,保持尊重和恭敬之心,像对待亲人和朋友一样,主动亲近他们,从日常问候开始,陪他们谈话,关心他们的生活,体谅老人的苦衷。只要真情投入,真心相待,老人会懂我们,理解我们,更会喜欢我们。在信任的基础上,老人会将对疾病的担心和焦虑向我们倾诉,使我们更多了解其心理状态与动态,积极配合医生采取相应的治疗和护理,利于疾病的恢复。

2. 语言沟通慢一点,耐心一点,面带微笑。微笑是与人良好沟通的钥匙,在与老年人的交流中举止大方,面带微笑,言语尊重,最好是弯下腰近距离与老人交谈,说话语速宜慢,吐字清晰,尽量不否定老人的观点,采用商量的口气与其交谈。尤其对听力下降的老人,要耐心,不厌其烦地重复自己说的话,说话的音量不宜太高或太低,使其感到亲切与温暖。

3. 多些非语言沟通。包括眼神、动作、表情等,对听力不好的老人,多些动作与眼神的交流,如说话时看着对方的眼睛,握住老人的手,轻拍胳膊等,当老人回答正确时,给以眼神和语言的双重肯定,可以增加信任感。

4. 耐心倾听。当对方愿意将意见和想法对我们讲,要积极努力倾听,去了解对方,如有听不清楚的要及时询问,不能听不懂装懂,敷衍了事。积极倾听是一种态度、关怀和理解,接受对方,遇到问题就鼓励对方,真心夸赞。帮助他们找出解决问题的方法和途径,这种态度如果是真诚不带一点虚假的,一定有助于加强养护员与老人的关系。并且,将自己了解的真实意图"反馈"给老人,一旦确定了老人的想法和目的,要给予积极实际的帮助和建议,否则只有帮助和理解的心,而不付诸以行动也是没有用的。

5. 培养良好的道德修养。良好的道德修养是养护员与老人关系的基础，加强职业道德修养，树立良好的公众形象，给予老人不是亲人胜似亲人般的关怀。

总之，要想达到与老年人圆满交谈的目的，使其得到心理上的满足和慰藉，养老护理员必须注重语言学习和修养，方能很好的掌握语言沟通艺术，才能建立良好的社会关系。

三、养老护理员的职业道德

(一)定义

职业道德是每个从事职业的人，在工作或劳动过程中，所应遵循的，与其职业活动紧密联系的道德规范的总和。

(二)道德要求

1. 爱心　照顾老人是一种生活责任及社会分工，并不是对老人的一种恩赐，要像老人的子女一样为老人服务。

2. 敬业　工作精益求精，钻研护理方法，提高老人生活质量。

3. 诚实　不容许利用工作之便收受和索要老人财物，更不能非法占有老人的东西。

4. 好学　学好理论知识，提高实践技能，掌握沟通交流的技巧，解决老人生活中的实际问题。

第二节　老年人ADL功能状况的评估

老年人功能状况的评估包括日常生活能力(activities of daily living, ADL)、认知能力、心理功能和社会能力等方面，其中最基本的是ADL评估。ADL是指人们在每天生活中，为了照顾自己的衣、食、住、行，保持个人卫生整洁和进行独立的社会活动所必需的一系列基本活动，是人们为了维持生存及适应生存环境而每天必须反复进行的、最基本的、最具有共性的活动，是反映生活质量的最基本指标之一。

一、评估方法与注意事项

老年人功能状况的评估,主要通过量表法来评定,使用有效被普遍承认的评估量表,获得可观察和可测量的数据。可采取直接观察法或间接评估法,具体应用需要结合实际情况选择。

（一）直接观察法

即在老年人实际生活环境中或在功能评定室由检查者直接观察各项活动的完成情况,其结果可靠,但对体弱者需分次检查,需要较长时间,而且有些动作,如穿脱内衣、大小便、洗澡等,不便于进行直接观察。

（二）间接评定法

即通过询问本人或家属来了解情况,实施较简单,但其准确性不如直接观察法。

由于老年人及其家属往往会低估或高估老年人的实际能力,因此,应由护理人员对老年人的功能状况进行客观的评估。通过直接观察老年人的进食、穿衣、如厕等进行评估,以避免主观判断的偏差。评估时,必须注意周围环境对评估过程和老年人的影响,还应注意避免出现"霍桑效应",即老年人在做某项活动时,由于护理人员在旁观察,会表现得很出色从而掩盖了平时的真实状态。

二、常用的评估工具

目前临床上使用最广泛的评价老年人ADL的量表有日常生活活动量表（activities of daily living scale, ADL）、Barthel index, BI）。其中Barthel指数是在全世界范围内最广泛使用的日常生活活动量表,已成为日常生活活动测量的标准。

（一）日常生活活动量表

日常生活活动量表（ADL）是由美国的Lawton和Brody于1969年制定,由躯体生活自理量表（physical seifmaintenance scale, PSMS）和工具性日常生活活动量表（instrumental activities of daily living scale, IADLS）组成,主要用于评定被试者的日常生活能力。ADL量表用于描述个体功能的基础状态,以及监测这些功能改变与否,其结果可作为制定护理措施的依据。该量表项目细致,简明易懂,便于询问。评定采用计分法,易于记录和统计,非专业人员也容易掌握和使用。

(1)评定内容:ADL量表共有14个项目(见表1-1),包括两部分内容:一是躯体生活自理量表,共6项,包括上厕所、进食、穿衣、梳洗、行走和洗澡;二是工具性日常生活能力量表,共8项,包括打电话、购物、备餐、做家务、洗衣、使用交通工具、服药和自理经济。

表1-1 日常生活活动量表(ADL)

躯体生活自理量表					工具性日常生活能力量表				
项目	评分				项目	评分			
1.定时上厕所	1	2	3	4	1.打电话	1	2	3	4
2.吃饭	1	2	3	4	2.购物	1	2	3	4
3.穿衣	1	2	3	4	3.做饭菜	1	2	3	4
4.梳头、刷牙等	1	2	3	4	4.做家务	1	2	3	4
5.行走	1	2	3	4	5.洗衣	1	2	3	4
6.洗澡	1	2	3	4	6.使用交通工具	1	2	3	4
					7.服药	1	2	3	4
					8.处理自己钱财	1	2	3	4

评分说明:1 自己完全可以做;2 有些困难;3 需要帮助;4 自己完全不能做。

(2)评定结果判断:评定结果可按总分和单分进行分析。总分16为完全正常,大于16分为有不同程度的功能下降;单项分1分为正常,2~4分为功能下降;凡有2项或2项以上≥3分,或总分≥22分,为功能有明显障碍。

(二)Barthel指数(BI)

1965年由美国马里兰州的Dorother Barthe和Floorence Mahney首次发表,是用来评估日常生活活动能力最常用的方法之一。由于BI的信度和效度良好,使用简单,5分钟内就可完成,且在各种医疗机构和辅助医疗人员间极易交流,因此在全世界康复及老年人领域中得到广泛应用。BI用于检查个体的普通日常生活活动的能力,也可测量个体在他人帮助下的独立程度。

(1)评定内容:包括进食、洗澡、穿衣、大小便控制、用厕、床椅转移、平地行走、上下楼梯等10项内容。大部分项目为完全独立、需要帮助、完全依赖三个等级（见表1-2）。

表1-2 Barthel指数评定量表（BI）

项　目	完全依赖	需要帮助	完全独立
修　饰	0	0	5
洗　澡	0	0	5
进　食	0	5	10
用　厕	0	5	10
穿　衣	0	5	10
大便控制	0	5	10
小便控制	0	5	10
上下楼梯	0	5	10
床椅转移	0	5~10	15
平地行走	0	5~10	15
坐轮椅*	0	0	5

注：*表示仅在不能行走时才评定此项。

（2）评定结果判断：总分100分表示生活自理，无需帮助；得分≥60分表示有轻度功能障碍，能独立完成部分日常活动，但需要一定帮助；41~59分表示有中度功能障碍，需要极大的帮助才能完成日常生活活动；≤40分表示有重度功能障碍，多数日常生活活动不能完成或需人照料。

（三）改良Barthel指数

虽然BI使用广泛，但是其大部分项目分为完全独立、需要帮助、完全依赖3个等级，不能很好地反映出需要帮助的程度及治疗效果的变化，且相邻等级间分值差距较大，这些都使其敏感度受到影响。1989年，加拿大学者Shah和Vanchay等针对BI评定等级少、分类粗糙、敏感度低的缺陷，在评定内容不变的基础上对BI的等级进行加权，将10个评定项目都细分为1~5级，即完全依赖、最大帮助、中等帮助、最小帮助和完全独立5个等级，且每一项每一级的分数有所不同，总分仍为100分（见表1-3）。改良Barthel指数（Modified Barthel Index，MBI）的评定结果判断同BI，但改良版本比原始版本有更高的敏感度和更好的信度，且不会增加和影响完成的时间。

表1-3　改良Barthel指数评定量表（MBI）

ADL项目	完全依赖 1级	最大帮助 2级	中等帮助 3级	最小帮助 4级	完全独立 5级
修饰	0	1	3	4	5
洗澡	0	1	3	4	5
进食	0	2	5	8	10
用厕	0	2	5	8	10
穿衣	0	2	5	8	10
大便控制	0	2	5	8	10
小便控制	0	2	5	8	10
上下楼梯	0	2	5	8	10
床椅转移	0	3	8	12	15
平地行走	0	3	8	12	15
坐轮椅*	0	1	3	4	5

注：*表示仅在不能行走时才评定此项。

以上量表受年龄、功能障碍、躯体疾病、情绪低落等多种因素影响，因此，对老年人功能状况的评估应结合机体健康、心理健康及社会状况，全面而慎重地进行考虑。

第三节　居家环境与生活方式

居室是人们休息、睡眠的场所，居住环境的好坏直接影响到老人的身体健康。老年人由于身体抵抗力减弱，适应力减退，抗病能力较弱，容易受环境的影响，特别是不耐寒热，对空气污染和噪音的耐受力也较差。因此，老年人对居室环境的要求更加严格。

一、布局合理

1.为方便老人生活，卧室与厕所的距离不宜太远。室内家具摆设应简单,且家具的转角处应尽量用弧形,以免碰伤老年人。老年人居室内的陈设不要太多,物品定位放置,摆设整齐,一切以使用方便为原则。因老年人行动不便,屋内家具杂乱,容易磕碰、绊倒老年人,而且也会污染室内空气。床头柜放置水杯、药杯及常用物品;床头、床下、窗台无杂物;室内空中不拉线,不悬挂衣物;毛巾挂于指定位置,个人用物入柜。房间内物品分类清楚,放置有序。

2. 厕所、浴室与厨房是老年人使用频率较高而且又容易发生意外的地方,因此其设计一定要注意安全,并考虑到不同老年人的需要。夜间应有灯以看清便器的位置,对于使用轮椅的老年人还应将厕所改造成适合其个体需要的样式。

3. 老年人身体的平衡感下降,因此浴室周围应设有扶手,地面铺防滑砖。如使用浴盆,应带有扶手或放置浴板,浴盆底部还应放置橡皮垫。对于不能站立的老年人也可使用淋浴椅。沐浴时浴室温度应保持在24℃~26℃,并设有排风扇以便将蒸汽排出,免得湿度过高而影响老年人的呼吸。洗脸池上方的镜子应向下倾斜以便于老年人自己洗漱;厨房地面也应注意防滑,水池与操作台的高度应适合老年人的身高,煤气开关应尽可能便于操作,用按钮即可点燃者较好。

二、环境要求

随着社会的发展,消费观念的改变,人民生活质量的普遍提高,人们对居室环境的要求也越来越高,清洁、舒适、安静、优美的生活环境是健康的保证。

(一) 清洁

老年人免疫力降低,抗病能力减弱,所以应注意居室的清洁卫生。除了要经常通风外,还要经常打扫,定期消毒。达到环境"五无"即无痰迹、无蜘蛛网、卫生间及大小便器无臭味和尿垢、室内无死角、地面无积水。室内家具无灰尘、无污迹;桌面、窗帘等清洁、无破损、无污迹;及时倾倒呕吐物、排泄物等污物。老年人身体及床单位清洁。

(二) 舒适

1. **色彩协调** 居室内的色彩对人的心理活动有一定影响。老年人的房间宜使用暖色调,因为暖色调可以使人心情开朗,精神振奋,有助于延缓衰老,保持青春活力。

2.光线充足　老年人的居室要特别注意采光和照明。首先居室应向阳,窗户朝南开,可增加日照;其次光线柔和,白天以自然采光为主;睡眠时有窗帘遮挡光线,宜用地灯或壁灯;白天最好不要挂窗帘,使阳光容易透入室内。

3.床单元要求　床单位、被服用料应健康无害,床单位用物充足。床铺平整、干燥、清洁无渣屑,衣服松软合体。

(三)安静

室内声音强度控制在45分贝以下,避免噪声过大。椅、凳脚应有橡皮垫。护理员穿软底鞋,不穿高跟鞋、响底鞋、拖鞋。日常活动做到"四轻"即走路轻、说话轻、开关门窗轻及操作轻。

(四)室内环境要求

1.空气新鲜　定时开窗通风换气,1~2次/日,以保持室内空气新鲜。因新鲜空气中有大量负离子,对人体健康有利。

2.湿度适中　居室的湿度对人体健康是有影响的。室内保持一定的湿度,有助于维持呼吸道的正常功能。一般湿度以40%~60%为宜。空气湿度低于30%时,上呼吸道黏膜的水分会大量散失,使人感到咽喉干燥,并导致呼吸道的防御功能减低。空气湿度达到80%以上时,又会使人感到沉闷。

3.温度适宜　室温过高,人会因散热不良而引起体温升高,血管扩张,脉搏加快,情绪烦躁,出汗,血容量减少,甚至发生循环障碍;室温过低,血液会从皮肤流向内脏,周身寒战,必须用力收缩才能保持身体温暖,增加心脏负担,对老年人尤为不利。因此,老年人的居室要特别注意室温恒定,避免忽高忽低。在湿度、气流都正常的情况下,居室的适宜温度以24℃~26℃为宜。

4.美化绿化　可在阳台或室内摆放几盆花卉、盆景、绿草等,不但能点缀环境,给人以浓厚的生活气息,还会使居室内外充满生机和活力,对老年人的身心健康起到良好的促进作用。

三、老年人生活方式

生活方式与人的健康紧密相关,良好的生活方式是提高人的生命质量、健康长寿的主要保障。

(一)规律的生活起居

护理员可协助老年人安排每日的作息时间,使每日的安排既充实,又舒适。

(二)合理的饮食

重视饮食的质量,摄取较高的营养物质以保证能量的需求。

(三)良好的卫生习惯

护理员应指导和协助老年人搞好个人卫生,如皮肤和口腔的卫生。

(四)适当的运动与锻炼

生命在于运动,运动贯穿于机体生长、发育、衰老的全部过程,所以运动对老年人也同样至关重要。如果老年人能坚持适量的运动和锻炼,不仅能延缓衰老的过程,而且能调节、增强和改善机体各系统的功能。

(五)充足的睡眠与休息

老年人的睡眠时间相对减少,每天大约6小时左右,但要因人而异,注重睡眠的质量。

(六)保持排泄通畅

老年人排泄功能的正常与否与其生理、心理状态及生活状况密切相关。因此,护理员应指导和帮助老年人保持排泄畅通。

(七)其他

使用冷暖设备时,应慎重考虑以防发生事故。由于老年人皮肤感觉下降,使用热水袋易引起烫伤;电热毯的长时间使用易引起脱水,应十分注意;冬天有暖气的房间较舒适,但容易造成室内空气干燥,可应用加湿器或放置植物以保持一定的湿度,并注意经常通风换气。夏天则应保持室内通风,使用空调时应注意避免冷风直吹在身上及温度太低。

四、养老护理员与养老者家人关系的处理

(一)妥善处理与养老者家属的关系

1.弄清楚养老者家中谁做主。弄清楚养老者家谁做主是养老护理员和养老者的家人交流的关键,这会避免在工作中产生不必要的麻烦。在家中能做主的人有以下特点:

(1)养老者的家人是养老者家中最有威信的人,或说了话家里的人都爱听并照办的人。

(2)养老者的家人是他的法定继承人或赡养者,一般是子女,但也有特殊情况,所谓的法定继承人或赡养者也可以是家庭的其他成员。

(3)所谓的能做主的人是养老者的出资人或养老者最信任的人。

2.弄清楚养老者家庭的结构。掌握养老者家庭的主要成员构成,以及他们在日常生活中相互的关系。

3.养老护理员要真正搞清楚养老者在家里的地位。如果养老者在家庭中的地位较高,他的意见和观点是会得到尊重的。在这种情况下,家中所谓的主人所起的作用相对要低一些。

4.弄清楚出资者的状况。对我国老年人的养老起决定性的因素,一是出资者的经济实力,一是养老者的家人的心理状态,这两者确定了养老措施实施的顺利性和连贯性。

5.要关注养老者的家人及亲友中的信任者。信任者即养老者最相信的人,或能听取其意见的人,这种人或许是家人,或许是亲友。

6.老伴或陪伴。养老者的老伴也可能是养老者家的真正主人,有些家庭养老者有陪伴,这种陪伴的角色是多种多样的,不同的养老者有不同的情况,养老护理员要特别注意了解、协调好他们的关系。

7.弄清养老者的第二支持人。第二支持人对养老者也是很重要的。因为,在传统的家庭中往往会有三四位子女,还有一些主要的亲属都会对养老者造成心理上或实际上的影响,所以要关注养老者的第二支持人。第二支持人的特征:

(1)次要人物有时会起重要的作用,所以要引起养老护理员的高度重视。因为,真正主人或养老者最相信的人,以及养老者的崇拜者等都是相对而言的,没有一个统一的标准,所以从理论上讲,家庭成员中的

主人或其他成员都是要尊重和注意的对象。

（2）养老者原单位的领导或同事也可能是养老者的第二支持人,他们虽然不是养老者的家人,但是,从历史上讲有一定的情结,养老者的单位的支持也是很重要的。

（3）养老者的老同学或老战友一般都会成为养老者养老的第二支持人,做好他们的工作很重要。

（4）要注意养老者的第二支持人的爱人的意见。举例说,养老者的儿子是家庭的真正主人,可能他的女儿就会是第二支持人,那么他女婿的意见也会非常重要,这些都是在交流中要特别注意的问题。

但要让养老者雇佣您或者是接受您所在的养老机构,务必要注意以下几个问题：

（1）要弄清楚养老者家的真正主人的真实意图。比如养老者的家人把老人委托您照顾的根本原因在于他在外地工作或工作忙,担心养老者孤独,或养老者有某种疾病,需要得到专业的护理和照顾,那养老护理员工作的重点就是要解决这些问题,解决了雇主的诉求,事情就成功了一半。

（2）要用实际行动来打动养老者家能做主的人。又如,有的养老者家的真正主人经济条件不错,对养老者也很好,但养老者与他的某个晚辈在生活交流上有某种障碍,根据这种情况,养老护理员需有特别的办法,让他们放心把亲人或长辈送到你所在的养老院集中养老。

（3）要对养老者的家人提出的某些合理的要求做出某种承诺,这也是非常重要的。

（4）讲清"利""弊"关系。深入的分析养老问题存在的利弊关系,让他的家人知道把自己的亲人或长辈送到养老院集中养老是利大于弊的,特别是在老年人的安全、身体保健等方面做出具有优势的推荐和宣传,让养老者家人真正感觉到集中养老是一件很好的事情。

8.善于发现养老者最爱听家人中谁的意见。养老者是否到养老院集中养老,是养老者的家庭大事,为此很多人都会发表意见。养老护理员在和养老者的家人接触的过程中,要特别注意细心观察,发现准备来养老院养老的老年人最爱听家人中谁的意见。

综上所述,养老护理员要善于与养老者的家人,特别是可以在家做主的人认真做好沟通工作,争取家人对您工作的支持,这是决定养老者能否雇佣您的关键,这样工作起来会事半功倍。优秀的养老护理员通常善于与养老者及家人交流,从他们那里获取意见、提高质量。当然他们不一定是养老护理方面的专家,但他们发表的意见对养老护理员有重要的参考价值。同时,养老护理员自己也要善于总结一套适合自己的提高或改善服务质量的相关方法。

第四节　个人卫生与衣着修饰

清洁卫生是人的基本生活需要,也是促进老人身体健康的重要保证,通过清洁可以使老人身体感觉舒适、心情愉快,满足人的自尊需要。老年人由于自理能力下降,有时需要护理员协助完成个人卫生。

一、个人卫生

1. 老年人晨晚间的照料

老年人晨晚间照料主要包括协助老人更衣(即穿、脱衣裤)、排便处理、刷牙、漱口(不能自理者做口腔清洁)、洗脸洗手、梳头、洗脚、会阴部清洁、整理床单位等。

2. 老年人口腔的清洁

定时刷牙与漱口或者用棉球擦拭口腔都可以起到清洁口腔的作用,减少细菌在口腔的生长繁殖,避免引起口腔内局部炎症、溃疡、口臭及其他并发症。如果老人有佩戴假牙,护理员应叮嘱老人在饭前、饭后漱口,每天清洁假牙,每半年或一年到专业医院复查一次,同时告诉老人不宜吃太硬或黏性较大的食物。

3. 头发的清洁

定期清洁头发,经常梳理头发,可帮助疏通经络,促进血液循环,从而获得保健效果。

4.皮肤的清洁

夏季出汗多,外出回来时要勤洗手,擦汗保持皮肤清洁,多食含有维生素及矿物质的食物,每天保证8小时左右的睡眠,同时保持良好的情绪状态。

5.长期卧床的老人勤换被服,随时保持床铺的清洁、干燥、平整、柔软,对床单位每日清扫,每周定期更换床单、被罩,将被褥经常置于太阳下暴晒。

二、衣着修饰

1.老年人衣着服饰的选择,应以暖、轻、软、宽大、简单为原则,衣服样式要简单、穿脱方便,尽量不要穿套头衣服和纽扣多的衣服,宜穿对襟服装。

2.老年人的贴身衣服最好用棉布或棉织品,不宜穿化纤衣服,化纤衣服带静电,对皮肤有刺激作用,容易引起老年人皮肤瘙痒。患风湿性关节炎的老人可以穿用氨纶制成的衣裤,因为氨纶产生的静电,对治疗风湿性关节炎有一定的帮助。

3.春季,老年人不要穿深色的衣服,要选择吸汗能力强、通气性好、开口部分宽、穿着舒服、便于洗涤和体热的散发、传导。冬季,老年人要选择保暖性能好的衣服,但不要穿得太多,以免出汗经冷风一吹,引起感冒。

4.老年人体力衰退、机体抵抗能力变弱,体温调节功能降低,皮肤汗腺萎缩,冬惧冷、夏惧热。穿衣时要特别注意身体重要部位的保温,上半身要注意背部和上臂的保暖,下半身要注意腹部、腰部和大腿的保暖。

5.双脚的末梢血管分布丰富,皮下脂肪比较薄,大部分为致密纤维组织,保温作用较差。"寒从脚下生"就是这个道理。老年人由于末梢血管循环较常人差,更容易脚冷。双脚受凉会反射性引起鼻黏膜血管收缩,引起感冒,有的老人还会出现胃痛、腹泻、心脏功能异常、腿麻木等症状。因此,老年人要准备齐全不同季节穿的鞋袜。在冬季,最好穿保温、透气、防滑的棉鞋,穿防寒性能好的棉袜和毛袜。

三、晨晚间护理

昏迷、瘫痪、高热、大手术后或年老体弱等危重老年人,由于病痛、自理能力丧失或减弱,需要护理员根据老年人的病情进行晨、晚间的生活护理,以满足身心需要,给予舒适、休息与睡眠,有利于康复。

晨间护理

(一)目的

1.使老年人清洁、舒适,预防压疮及肺炎等并发症。

2.观察和了解病情,满足其身心需要。

3.保持床铺和居室整洁。

(二)用物

一般老年人自备漱口杯、牙刷、洗脸盆、毛巾、梳子、肥皂;必要时备便盆、口腔护理盘、护理提篮。护理推车上放置清洁的床上用品及衣服各数套,车下备内套垃圾袋的污物桶1个。一次性扫床巾按床位数备好。

(三)操作程序

1.护理员按要求着装,携用物至床旁,做好解释沟通。

2.放平床支架,协助老人排便、漱口(口腔护理)、洗脸、洗手并梳头。

3.协助老人翻身,检查皮肤受压情况,擦洗背部并按摩(需要时叩背排痰)。

4.清扫整理床铺(扫床顺序为先床头后床尾,先一侧在另一侧逐层扫净,被子头端无虚边、虚角,枕头四角充实平整,必要时按更换床单法更换床单并更换衣服),整理床单元,开窗,整理用物。

(四)注意事项

1.操作中注意与老年人沟通,观察并询问老年人的感受(病情、睡眠、心理压力等)及需求。

2.对能自理的老年人应协助其做好环境的清洁工作,使老年人的自理潜能得到发挥。

3.叩背排痰方法:手呈杯状,由下向上由外至内叩背部,每次10-15分钟,以促进排痰。

晚间护理

(一)目的

1.保持居室安静、空气流通。

2.使老年人清洁、舒适,易于入睡。

(二)用物

漱口杯、牙刷、洗脸盆、毛巾、肥皂自备,必要时备口腔护理用物、护理提篮。

(三)操作程序

1.护理员按要求着装,携用物至床旁,做好解释沟通。

2.协助老年人漱口并进行口腔护理,洗脸、洗手。

3.协助老年人翻身,检查皮肤受压情况,擦洗背部、骶尾部并按摩(需要时叩背排痰),整理床铺,必要时加盖毛毯及棉被。

4.睡前协助老年人排便,通风换气后关门窗、开地灯、关大灯,关注老人睡眠情况。

(四)注意事项

1.及时沟通,了解老年人的生活习惯,以便按照其文化习俗给予适当的帮助。

2.操作中随时询问老年人的感受,以便调整操作力度,使老人感到舒适的。

3.情绪不稳定及焦虑的老年人根据机体情况,给予心理疏导,以助老年人安静入睡。

四、口腔护理及义齿养护

口腔护理是指准备特殊的溶液与用物,为禁食、高热、昏迷、鼻饲、术后及口腔疾患等老年人清洁口腔。应视口腔情况每日进行2~3次。

(一)目的

1.保持口腔及牙齿清洁、消除口臭、增进食欲。

2.预防口腔感染,防止并发症。

3.观察口腔黏膜和舌苔有无异常。

（二）用物

1.治疗盘内置：口腔护理包一个（治疗碗1个、消毒棉球不少于16个、纱布块不少于2块、弯盘1个、血管钳1把、镊子1把、压舌板1个、棉签、治疗巾1条）、润滑油、口杯、吸水管、手电筒，需要时备开口器、舌钳。

2.外用药：视老年人口腔情况准备漱口溶液和局部用药。如液状石蜡、冰硼散、锡类散、西瓜霜、金霉素甘油、制霉菌素、甘油等酌情使用。

3.常用漱口溶液：生理盐水、1%~3%过氧化氢、2%~3%复方硼酸溶液、1%~4%碳酸氢钠溶液、0.02%呋喃西林溶液、0.1%醋酸溶液、0.08%甲硝唑溶液。

（三）操作程序

1.洗手、戴口罩、携用物至床旁，做好解释沟通，以取得合作。

2.协助老人侧卧或头偏向一侧，面向护理员，治疗巾围于颌下，弯盘置于口角旁，先湿润口唇、口角。

3.嘱老年人张口，一手持手电筒，一手用压舌板轻轻撑开颊部，观察口腔黏膜有无溃疡、出血等现象。

4.协助老年人漱口后，嘱老年人咬合上下齿，用压舌板轻轻撑开一侧颊部，用血管钳夹湿棉球自上向下擦洗上牙，从臼齿至门牙的外侧面；第二个棉球自下向上擦洗下牙，从臼齿至门牙的外侧面；第三个棉球擦洗颊部黏膜，同法擦洗对侧。

5.嘱老年人张口或用压舌板分开上、下牙，检查上腭部、咽部有无溃疡；依次夹湿棉球自上向下擦洗一侧上牙，从臼齿至门牙的内侧面及咬合面，同法擦洗对侧。

6.夹湿棉球擦洗硬腭部及舌面；擦洗完毕，意识清醒者，帮助老年人漱口，漱口后用纱布拭去老年人口角处水渍。

7.口腔黏膜如有溃疡、真菌感染，酌情处理；口唇干裂者可涂液状石蜡。

8.撤去治疗巾，清理用物，协助老年人取舒适卧位，整理床单位，用物清洁消毒后备用。

（四）注意事项

1. 擦洗时动作要轻稳，以免损伤黏膜。

2. 擦洗舌面及硬腭时，勿过深，以防触及咽部，引起恶心。

3. 昏迷老年人或牙关紧闭者，需用开口器时，应从臼齿放入，用力不宜过猛，以免造成损伤；舌后坠时，用舌钳拉出。擦洗时需用血管钳夹紧棉球，每次一个，防止棉球遗留在口腔内；棉球不可过湿以免引起吸入性肺炎（挤压棉球时应保持清洁镊子在上方，药液入弯盘）；擦洗前、后应清点棉球个数，前后一致，以免遗留口腔内。

4. 有活动假牙者，应先取下，用冷开水冲洗刷净，待老年人漱口后戴好，暂时不用时可浸泡于清水中，每日更换清水。禁用热水或消毒液浸泡。

5. 擦洗时，及时更换棉球，每个棉球只擦洗一处。

6. 传染病人的用物按隔离消毒原则处理。

口腔护理操作示意图 1-1：

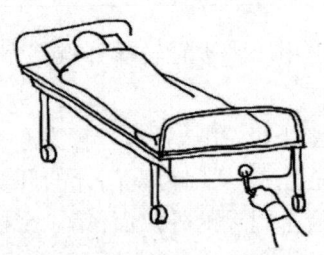

准备用物，向老人解释，摇高床头　　头侧转，颌下垫毛巾，口角置弯盘，观察口腔

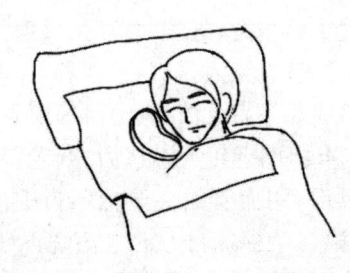

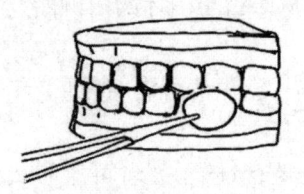

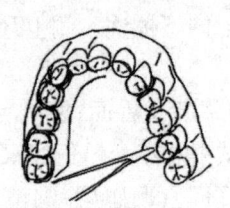

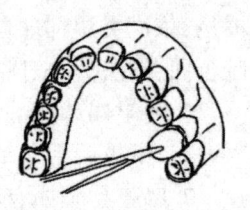

持棉棒或血管钳夹湿棉球从牙外侧面，内侧面，咬合面依次从臼齿擦洗到门牙

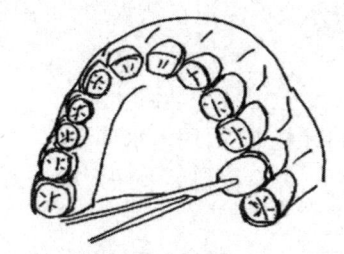

擦洗上腭与舌面

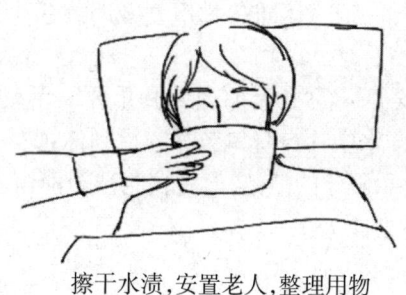

擦干水渍,安置老人,整理用物

图1-1　口腔护理

义齿的养护

(一)目的

1.防止假牙(义齿)瓷崩裂或基牙负担过重而出现疼痛甚至松动。

2.防止假牙卡环(拉钩)变形或折断。

3.防止假牙塑料失水变脆或变形、表面裂纹、粗糙、着色甚至变形等问题。

4.延长假牙使用寿命。

(二)操作方法

1.活动假牙应避免咬过韧、过硬的食物。

2.活动假牙戴入时应避免用牙咬就位。

3.清洗时用软毛刷蘸牙膏轻轻刷洗,不戴时浸泡在冷开水中,不可用烫水、酒精、盐水、消毒液等浸泡。

4.清洁自己的牙齿,每天两次用含氟牙膏彻底清洁每一颗牙的每一面,方法包括刷牙及使用牙线。

5.再用软毛牙刷及牙膏清洁活动假牙。

6. 每天临睡前将假牙取下浸泡在清水中,可用假牙清洁剂溶在水中帮助清洗。

7. 早上戴假牙前,要尽量清洗活动假牙。

8. 尽量在进食后,将牙托取除,用清水冲洗。

9. 定期就诊牙科医生,作全面口腔及假牙检查,每6个月一次。

(三)注意事项

1. 戴新假牙尤其是活动假牙如同穿新鞋一样有个适应的过程,应从心理上主动接纳它,适应它。

2. 出现明显的疼痛,取戴困难等情况要及时找医生调改,直到适应为止。

3. 口腔内真牙及假牙的卫生护理尤其重要。活动假牙应取下清洗,晚上还应泡于冷开水中让自身口腔黏膜得到休息。

4. 经常保持真牙和假牙的清洁,避免食物残渣滞留。

义齿护理操作示意图1-2:

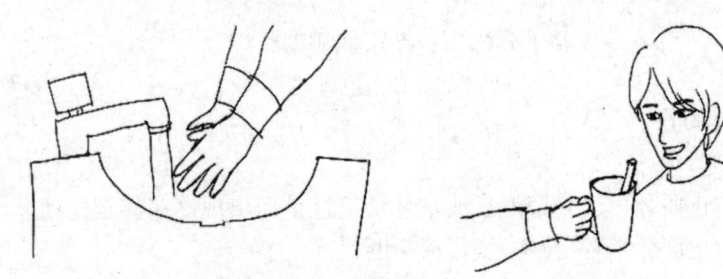

向老人解释,洗手,协助取下假牙,老人漱口

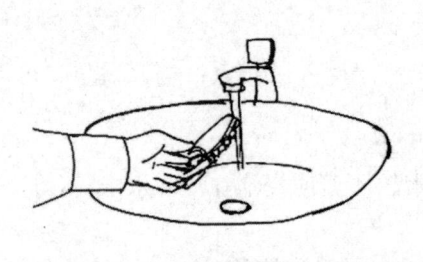

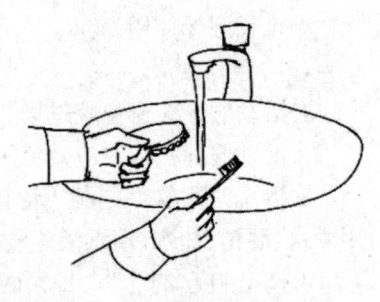

流水冲去食物残渣,用软毛牙刷刷洗假牙,流水冲净

图1-2 义齿护理

五、床上擦浴(洗头、洗澡、会阴清洗、修剪指甲)

床上洗头

(一)目的

1. 去除头皮屑及污物,使头发清洁,减少感染机会。
2. 按摩头皮,促进头部血液循环,促进头发的生长和代谢。
3. 使老年人舒适,促进身心健康。

(二)用物准备

治疗车内备:洗头盆、一次性中单、一次性手套、毛巾(两条)、浴巾、纱布(一块)、棉球(两个)、水温计、水壶、(内盛43℃~45℃热水)、水桶、洗发液、梳子、必要时备电吹风、便盆及尿壶。

(三)操作程序

1. 携用物至床边,做好解释工作,以取得合作。
2. 移开床旁桌15厘米,天冷时关好门窗。
3. 老年人取仰卧位,头靠近床边,将橡胶单和浴巾铺于枕上,将枕置于肩下,颈部围于毛巾,并用别针别上。
4. 用大橡胶单包裹马蹄形垫置于老年人头下,开口朝外,将大橡胶单的下端放于水桶内,使其中间形成水槽,便于污水流入桶中。
5. 用棉球塞住两耳,纱布遮盖双眼,以防污水流入。
6. 先用温水冲洗头发,再用洗发水搓揉头发,最后用清水冲洗干净,取下棉球和纱布。
7. 松开颈部毛巾,擦干并包裹头发,撤去大橡胶单和马蹄形垫,将枕从老年人肩下拉出,置于头下,撤去毛巾,用浴巾擦干头发,有条件时可用电吹风吹干,并梳理整齐。
8. 协助老年人取舒适卧位,整理用物及床单位。

(四)注意事项

1. 洗头时运用人体力学原理,身体尽量靠近床边,保持良好姿势,避免疲劳。
2. 洗头过程中,应注意观察老年人的病情变化,如面色、脉搏及呼吸的改变,如有异常,应停止操作。

3.病情危重和极度衰弱者不宜洗发。

4.洗发时间不宜过久,避免引起老年人头部充血或疲劳不适。

5.操作过程中注意控制室温和水温,避免打湿衣物和床单位,防止老年人着凉。

6.操作过程中注意保持老年人舒适体位,防止水流入耳朵和眼睛。

床上洗头操作示意图操作1-3:

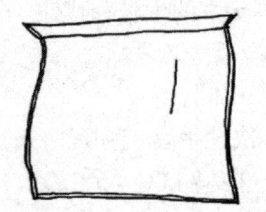

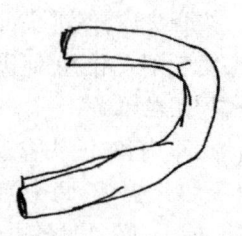

用中单或大毛巾卷成长条,固定

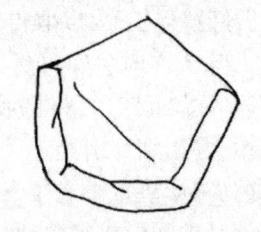

长条外包大的塑料单或橡胶单,成马蹄形,固定

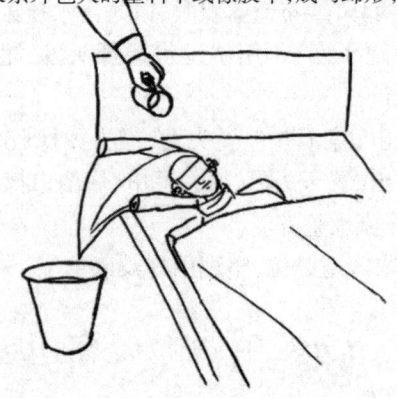

斜角卧位,马蹄形垫垫于颈下,下接污水桶

图1-3 床上洗头

床上擦浴、修剪指甲

(一)目的

1.使长期卧床不能自理的老年人皮肤清洁、舒适,预防皮肤感染。

2.促进皮肤表面血管扩张、增进血液循环、增强皮肤新陈代谢和预防褥疮。

(二)用物准备

护理车上备毛巾2条、面巾、浴巾、面盆2个、肥皂、水桶2(一盛热水温度50℃~52℃,一盛污水)、清洁衣裤、50%酒精、小剪刀,需要时备清洁被单、屏风、便盆、量杯、梳子。

(三)操作程序

1.着装符合要求,做好解释,必要时协助老年人排便。

2.携用物至床旁,将用物放于易取、稳妥之处。

3.调节室温在22℃~24℃,关闭门窗,拉上窗帘或使用屏风遮挡。

4.根据病情放平床头及床尾支架,松开床尾盖被。将老年人身体移向床缘,尽量靠近护理员。

5.将脸盆放于床旁或床头凳上,倒入热水约2/3满,试温,一般50℃~52℃。

6.以浴巾围在老年人颈下,将毛巾叠成手套状,包在手上。用湿毛巾擦洗眼部,由内眦到外眦,然后擦拭脸、颈部、耳后。

7.为老年人脱下上衣,在擦洗部位下面铺上浴巾,按顺序擦洗上肢、胸腹部;协助老年人侧卧,背向护理员,依次擦洗颈后、背、臀部(必要时用50%的酒精按摩受压部位),最后浸泡双手并擦干。

8.护理员洗手后,为老年人换上清洁上衣。

9.协助老年人平卧及脱下裤子,更换脸盆、热水及毛巾后,同上法擦洗双下肢,脚泡并擦干。

10.换水后,擦洗会阴部,再为老年人换上清洁裤子。

11.擦洗方法:先用涂肥皂的毛巾擦洗,再用湿毛巾擦去肥皂液,清洗毛巾后再擦洗,最后用浴巾边擦干边按摩。

12.穿脱衣裤方法:先脱近侧,后脱远侧;肢体有疾患时,先脱健侧肢体,后脱患肢,穿衣裤则反之。

13.梳发,必要时剪指甲,更换清洁床单。

14. 整理床铺,移回床旁桌椅,清理用物。

(四)注意事项

1. 擦洗过程中,密切观察病情变化,如老年人出现寒战、面色苍白等病情变化,应立即停止擦洗,给予适当处理。

2. 护理员擦洗时动作敏捷、平稳有力,尽量减少翻动次数。

3. 注意保暖,每次只暴露正在擦洗的部位,防止不必要的暴露及湿污床单;沿肌肉分布走向擦洗,仔细擦净颈部、耳后、腋窝、腹股沟皮肤褶皱处。

4. 擦洗过程中注意室温和水温,及时更换热水和清水,防止水温过热或过冷。

5. 操作中注意节力,减少不必要的走动,避免疲劳。

6. 擦洗过程中,注意观察老年人全身皮肤有无异常、肌肉及肢体活动情况;对牵引老年人擦洗后要检查牵引肢体位置是否正确。

7. 皮肤有异常应采取相应的措施处理。

床上擦浴操作示意图1-4:

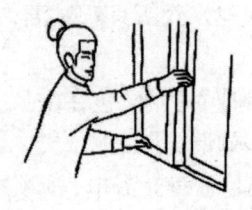

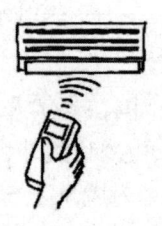

关门窗,调整室温,准备用物,向老人解释

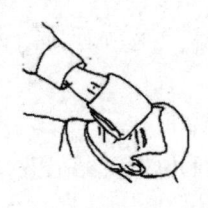

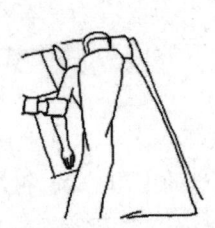

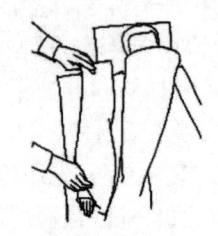

清洁面部,脱上衣,依次擦两侧上肢;臂下垫浴巾,擦洗,浴巾擦干

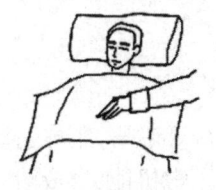

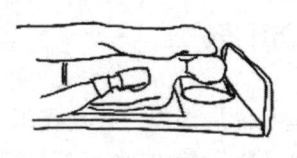

第一章　养老护理员职业礼仪与日常护理

浴巾盖上身,擦洗胸、腹部;侧卧,下垫浴巾,擦洗背、臀部,穿上衣

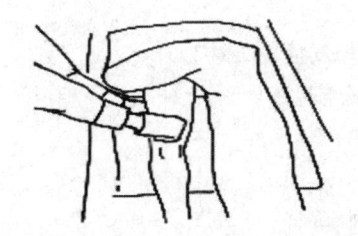

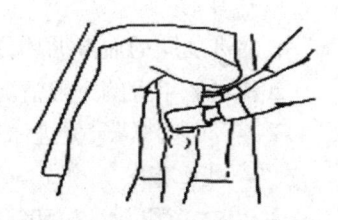

脱裤子,依次擦洗下肢

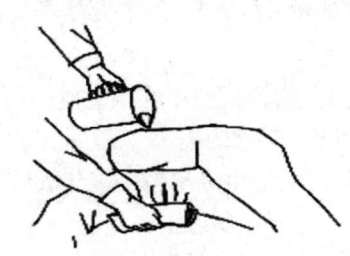

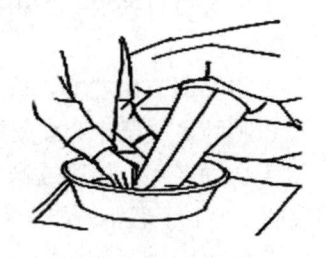

清洁会阴,清洗双足,穿清洁裤子

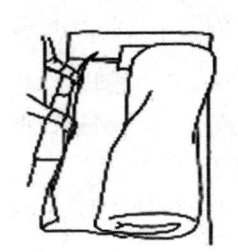

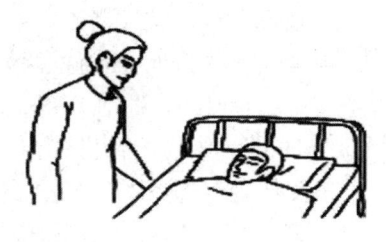

整理床被,安置老人,整理用物

图1-4　床上擦浴

六、预防压疮护理

压疮是身体局部组织长期受压,血液循环障碍,不能适当供给皮肤和皮下组织所需营养,导致局部组织失去正常机能,形成溃烂和组织坏死。

(一)目的

1. 促进皮肤的血液循环,预防压疮等并发症的发生。
2. 观察老年人的一般情况,满足其身心需要。
3. 减轻肌肉紧张,促进休息和睡眠。

(二)用物准备

毛巾、大浴巾、脸盆、50%酒精、扫床刷、屏风。

(三)操作程序

1. 着装符合要求。携用物至床旁,核对并做好解释,按需要给予便器,松床尾。
2. 室温调节在22℃~24℃,关闭门窗,拉上窗帘或使用屏风遮挡。
3. 将脸盆放至床旁桌或椅子上,倒入50℃~52℃的温水。
4. 协助老年人俯卧或侧卧,露出背部,将大浴巾一半铺于老年人背下,另一半盖于老年人下半身。
5. 温水清洁背部,用小毛巾依次擦净老年人的颈部、肩部、背部及臀部。
6. 按摩背部。按摩者斜站于老年人右侧,两手掌蘸少许50%的酒精。从臀部上方开始,沿脊椎两旁向上按摩,至肩部时,用力稍轻,以环形按摩,再向下至腰部、骶尾部,如此有节奏的按摩数次,再用拇指指腹蘸50%的酒精由骶尾部开始沿脊柱按摩至第七颈椎处。
7. 受压处局部按摩,用手掌的大小鱼际按摩(肩关节—肘关节—腕关节—髋关节—内外踝—足跟—脚趾外侧)。
8. 按摩毕,用毛巾擦去皮肤上的酒精,撤去大浴巾,扫去床上的皮屑及脏物,协助老年人穿好衣服,并取舒适卧位。
9. 整理床铺及用物,洗手。

(四)注意事项

1. 按摩由骶尾部开始旋转向上至双肩,再沿脊椎两侧指捏至骶尾部。
2. 按摩手法由轻到重,再由重到轻,力度适当,避免造成皮肤损伤。
3. 按摩时应注意老年人的反应,骨隆突部尤其需要按摩。
4. 按摩时间一般为3~5分钟。
5. 注意操作过程中切勿过多暴露老年人,防止老年人受凉。
6. 注意节时省力,不可在早期压疮处按摩或加压。
7. 合理使用各种支垫,放置在合适位置。

第五节 休息与睡眠护理

一、睡眠特点

(一)老年人的睡眠特点

老年人的睡眠时间一般比青壮年少,这是因为老年人大脑皮质功能减退,新陈代谢减慢,体力活动减少,所以所需睡眠时间也随之减少,一般每天6小时左右。有许多因素可影响老年人的生活节律而影响睡眠质量甚至导致失眠,如疾病的疼痛、呼吸困难、情绪变化、更换环境、夜尿频繁等。而睡眠质量的下降则可直接影响机体的活动状况,导致烦躁、精神萎靡、食欲减退、疲乏无力,甚至疾病的发生。

(二)一般护理

日常生活中可采用以下措施来改善老年人的睡眠质量:

(1)对老年人进行全面评估,找出其睡眠质量下降的原因进行对因处理。

(2)提供舒适的睡眠环境,调节卧室的光线和温度,保持床褥的干净整洁,并设法维持环境的安静。

(3)帮助老年人养成良好的睡眠习惯:老年人的睡眠存在个体差

异,为了保证白天的正常活动和社交,使其生活符合人体生物节律,应提倡早睡早起、午睡的习惯。对于已养成的特殊睡眠习惯,不能强迫立即纠正,需要多解释并进行诱导,使其睡眠时间尽量正常化。限制白天睡觉时间在1小时左右,同时注意缩短卧床时间,以保证夜间睡眠质量。

(4)晚餐应避免吃得过饱,睡前不饮用咖啡、酒或大量水分,并提醒老年人于如睡前如厕,以免夜尿增多而干扰睡眠。

(5)情绪对老年人的睡眠影响很大,由于老年人思考问题比较专一,又比较固执,遇到问题会反复考虑而影响睡眠,尤其是内向型的老年人。所以调整老年人的睡眠,首先要调整其情绪,有些可能造成情绪波动的问题和事情不宜晚间告诉老年人。

(6)向老年人宣传规律锻炼对减少应激和促进睡眠的重要性,指导其坚持参加力所能及的日间活动。

(7)有些老年人因入睡困难而自行服用镇静剂。镇静剂可帮助睡眠,但也有许多副作用,如抑制机体功能、降低血压、影响胃肠蠕动和意识活动等,因此应尽量避免选用药物帮助入睡,必须在医生指导下根据具体情况选择合适的药物。

二、睡眠障碍

1.睡眠呼吸暂停综合征及其护理 睡眠呼吸暂停综合征(sleep apnea syndrome,SAS)是一种睡眠期疾病,被认为是高血压、冠心病、脑卒中的危险因素,且与夜间猝死关系密切。SAS的诊断标准是:每晚7小时睡眠过程中,鼻或口腔气流暂停每次超过10秒,暂停发作超过30次以上(或每小时睡眠呼吸暂停超过5次以上,老年人超过10次以上)。

2.SAS多发于老年男性

(1)老年人多肥胖,上呼吸道脂肪堆积,睡眠时咽部肌肉松弛,咽部活动减少,使上呼吸道狭窄或接近闭塞,而出现呼吸暂停。

(2)老年人中枢神经系统调节功能减低,化学感受器对低氧和高碳酸血症的敏感性降低,中枢神经系统对呼吸肌的支配能力下降,以及呼吸肌无力等易发生呼吸暂停。

3.护理措施:

(1)一般护理:老年人尤其是肥胖者易出现SAS,故应增加活动、控制饮食,以达到减肥的目的;养成侧卧睡眠习惯,不使气道狭窄加重;睡前必须避免饮酒和服用镇静剂、安眠药。

(2)积极治疗有关疾病,如肥胖症、扁桃体肥大、黏液性水肿、甲状腺肿大等。

(3)根据老人情况指导选用合适的医疗器械装置,如鼻扩张器适用于鼻前庭塌陷者,可改善通气;舌后保持器可防止舌后坠而引起的阻塞。

(4)根据老人情况指导选用合适的药物,包括呼吸刺激剂以及增加上气道开放的药物;

(5)病情严重者可选择手术治疗,包括悬雍垂腭咽成形术、气管切开造口、舌骨悬吊和下颌骨成形术等。

第六节　饮食与营养

一、饮食的种类

分为:基本饮食、治疗饮食和试验饮食。

(一)基本饮食

1.普通饮食　适用于病情较轻、疾病恢复期的照护对象,一般易消化无刺激性的食物,营养丰富、美观可口。

2.软质饮食　适用于老幼、术后恢复期、咀嚼不便、消化不良、低热的照护对象,易于咀嚼消化、软烂为主,如面条、软饭、切碎煮烂的肉、菜等。

3.半流质饮食　适用于体弱、手术后、发热、口腔有疾患、咀嚼不便、消化不良等照护对象,无刺激、易于咀嚼吞咽、纤维素含量少、营养丰富食物,如:粥、面条、蒸鸡蛋、豆腐、碎菜叶等。

4、流质饮食　适用于危重、高热和大手术后的照护对象,呈液状,易吞咽食物,如:乳类、豆浆、稀藕粉、米汤、肉汁、菜汁、果汁。

(二)治疗饮食

1. 高热量饮食 适用于热能消耗较高,如甲状腺功能亢进、高热、大面积烧伤、产妇等照护对象,多餐,热量高,如:牛奶、豆浆、鸡蛋、藕粉、蛋糕等。

2. 高蛋白饮食 适用于结核、大面积烧伤、严重贫血、营养不良、大手术后及癌症晚期的照护对象,多食蛋白质含量高的食物,如:肉类、鱼类、蛋类、乳类、豆类等。

3. 低蛋白饮食 适用于限制蛋白质摄入的照护对象,如患有肾炎、尿毒症、肝性脑病。限制蛋白质的摄入,多补充蔬菜和含糖高的食物。

4. 低脂肪饮食 适用于有高脂血症、动脉粥样硬化、冠心病、肥胖症和腹泻的照护对象。限制脂肪的摄入,避免动物脂肪的摄入。

5. 低盐饮食 适用于患有肾炎、心脏病、肝硬化腹水、高血压的照护对象。限制食盐的摄入,成人摄入食盐不超过2克/天,禁止一切腌制食物,如咸菜、咸肉、香肠、火腿、皮蛋等。

6. 无盐饮食 适用于水肿较重的照护对象,禁用腌制和含钠多的食物,如油条、挂面、汽水等。

7. 少渣饮食 适用于伤寒、痢疾、腹泻、肠炎、食管胃底静脉曲张的照护对象,少用油、不用刺激性强的调味品、膳食纤维少的食物,如:蛋类、嫩豆腐等。

8. 高膳食纤维饮食 适用于便秘、肥胖、高脂血症及糖尿病的照护对象,食用膳食纤维高的食物,如:韭菜、芹菜、白菜、粗粮等。

(三)试验饮食

1. 低胆固醇饮食 适用于高胆固醇血症、动脉粥样硬化、冠心病的照护对象,禁用或少用含胆固醇高的食物,如:动物内脏、脑、蛋黄、鱼子、饱和脂肪等。

2. 要素饮食 适用于低蛋白血症、严重烧伤、胃肠道瘘的照护对象,要求元素多,由人工配制。

3、胆囊造影饮食 适用于进行造影检查有无胆囊、胆管及肝胆管的照护对象,检查当日禁食早餐,如果显影好可以进食高脂肪食物进一步观察,如:油煎荷包蛋等。

4.潜血试验饮食 适用于检查消化道有无出血的照护对象,要求前3天禁食肉类、动物血、肝脏、含铁剂药物及绿色蔬菜。可以食用牛奶、豆制品、冬瓜、白菜、土豆等。

5.吸碘试验饮食 适用于检查甲状腺功能的照护对象,禁食海带、海蜇、紫菜、苔菜、干贝、带鱼、目鱼、鲳鱼、虾等碘含量高的食物。

二、老年人的饮食原则与营养要求

(一)老年人饮食原则

人上了年纪,身体各器官功能开始衰退,如消化液、胃酸等分泌减少,胃肠蠕动及排空速度减慢,导致食物的消化和吸收受到影响;多数老人牙齿脱落,影响咀嚼;部分老人味觉功能下降,感觉饭菜无味;还有些老年人患有不同程度的慢性疾病。健康合理的饮食可以帮助改善老年人营养状况,提高生活质量。因此,老年人的饮食和营养摄入需遵循以下原则:

1.平衡饮食,维持健康体重

老年人基础代谢下降,体力活动减少,需要的总能量降低。此时要保证摄入的能量和消耗量保持平衡,努力将体重维持在标准体重的±10%内。标准体重计算方法如下:标准体重kg(千克)=(身高厘米－105)。如160厘米的老人,标准体重是55千克,体重在(55±5.5)千克范围内都属于健康体重。对于超重的老人,需要适当地减少能量摄入,增加体力活动;偏瘦的老人可以适当增加总能量摄入。

2.食物多样化,粗细搭配

各类食物所含有的营养物质不同,因而合理搭配能满足人体对各种营养素的需求。老人的饮食应由以下几种食物构成:主食类、奶类、鱼虾贝类、禽肉类、蛋类、豆制品。老年人一天的主食添加1/3的粗粮,粗粮中含有食物纤维和部分维生素、矿物质,对预防微量元素的缺乏和便秘有一定的好处,但粗粮不宜过多,否则会影响对其他营养素的吸收利用。奶类中含有丰富且易于吸收的钙,建议老年人每日饮用250~300毫升的鲜奶;若有乳糖不耐受症的老人可选用酸奶。在饮用牛奶时要加两块饼干或者一小块面包,以帮助牛奶中蛋白质的吸收利用。

鱼虾类、禽肉类和蛋类中蛋白质含量丰富且均为优质蛋白，建议1周内能食用750克的鱼、350克禽类、350克猪或牛肉类，每天再加1个鸡蛋。豆制品中含有优质蛋白、不饱和脂肪酸、钙、B族维生素、大豆异黄酮等，有多种健康功效而且易于咀嚼，老人可以适当增加食用量，建议每天食用40克以上的大豆或大豆制品，40克大豆相当于200克豆腐、80克豆腐干、700毫升豆腐脑、800毫升豆浆。蔬菜中含有大量的食物纤维、维生素和矿物质，有些蔬菜中含保护性的植物化学物，例如西红柿中的番茄红素，大蒜中的蒜素，白菜中的硫化物等，具有抗氧化、抗癌、免疫保护等生理功能。建议每天能食用500克以上的蔬菜，其中一半以上为绿叶蔬菜，如茼蒿、空心菜、菠菜、小油菜等。水果是老年人经常忘记的食物，可以选择软烂的水果，如橘子、猕猴桃、香蕉、芒果、西瓜等，也可以用榨汁机把苹果、梨等脆硬的水果榨成果汁饮用。

3. 合理安排饮食，少量多餐

老年人的胃肠功能减退，进餐次数可以由每天3餐分为5~6餐，正点的三餐吃到七成饱就可以了。两餐之间再加点心或水果、酸奶等。另外，晚餐不宜吃得过饱，由于晚饭后活动减少，血液循环减慢，不利于营养物质的吸收和转运，如果晚上吃得过饱，血液循环减慢，血液中的大量营养物质在血管里凝聚，易导致血管硬化。在特殊情况下晚餐不得已吃多了，建议散步后再回家休息。

4. 清淡饮食，注意烹调方式

老年人饮食所用的烹调油最好是植物油，且每天不应超过25毫升，盐不超过6克。老年人的饮食要尽可能松软，菜肴烹饪时尽可能选择蒸、炖、焖、烩、炒，不要食用油煎、油炸和烧烤食物。在食材选择时，多选西红柿、丝瓜、茄子、叶类蔬菜、鱼虾、蛋等易于咀嚼的。茎类蔬菜、难以炖烂的肉类可以剁成馅，包饺子、馄饨、包子等。有些老人味蕾萎缩，味觉不敏感，吃饭时喜欢加大量的盐、酱油、鸡精等，导致钠的摄入量严重超标。此类老人的饮食在烹调时要注重菜肴的颜色和造型，并且趁热食用，因为热菜香味扩散快，可以刺激食欲，以视觉和嗅觉来弥补味觉的不足。此外，可以多用香菜、洋葱、香菇、生姜、大葱等味道比较浓烈的蔬菜来调味。当归、肉桂、五香、八角等气味也相当浓厚，属于天然调味料，还有带甜味的枸杞、红枣等，都可以在烹调食物时使用，以替代部分人工调味料。有糖尿病的老人可以用木糖醇或甜菊糖来代替白砂糖。

5.创造轻松愉悦的就餐环境

良好的就餐环境也是增加老人食欲的重要环节。老人由于行动不便等原因,与社会的接触减少,逐渐产生孤独感、沮丧感和厌食感。子女要尽可能回家陪老人吃饭或者老人自己也可以和邻居、朋友一起用餐。热闹和谐的用餐气氛会改变老年人的心情,进而增加食欲。

6.积极参加户外活动

适当参加户外活动可以延缓体力、智力和各器官功能的衰退,保持健康的体重和愉快的心情。同时可以晒到充足的阳光,有利于维生素D的合成,预防骨质疏松,而且老年人一起参加活动,相互之间增加交流,也有利于心理健康。

除了以上几点,老年人要合理选择饮料,尽量以白开水为主,不建议饮用含糖的饮料。有老年斑的老人可以喝点淡茶水,茶叶用量为每天3~5克。茶叶中含有茶多酚,有抗氧化、延缓衰老、保护心血管等作用。睡眠不好的老人下午两点后不要再喝茶,以免影响睡眠。晚餐之后,老人也要少喝水,防止频繁起夜影响睡眠。

(二)老年人的营养要求

长期以来,人们更加关心婴幼儿、青少年的营养问题,却忽视了老年人群。目前,中国老年化趋势凸显,老年人群的营养问题也已非常严峻,主要表现在营养不良与营养过剩并存。老年人群营养不良情况较其他年龄段人群更为严重,且城乡居民营养不良情况较其他年龄段人群更为严重,营养状况两极分化现象明显,农村中老年人群营养不良患病率仍明显高于城市。此外,高血压、高血糖、高血脂"三高"人群快速增长,截至2002年,全国城市中老年人群中大约50%体重超标,大约20%为肥胖,并有5%~30%的中老年人患高血压,大约10%营养不良会导致机体免疫功能降低、感染机会增加、组织器官萎缩加速、手术切口愈合延迟、抑郁症患病率增高、生活质量降低等。高血压、糖尿病、贫血、高脂血症等营养相关性疾病会严重影响生活质量,增加医疗经济负担和人力负担,因此对老年人营养问题应高度重视。

1.影响老年人营养状况的因素

老年人营养状况受社会因素、生理因素、生活习惯和精神因素等多方面的影响。其中,抑郁等精神因素是影响老年人营养状况的重要因素,此外,经济水平低,营养物质补充不足等社会因素;牙齿松动或脱落、肠道消化吸收功能障碍、便秘等生理因素;不吃早餐、睡眠不足、睡眠障碍、缺少体力活动等不良生活习惯都会影响营养状况。与营养不良有关的因素包括便秘、吞咽困难、兴趣缺乏、注意力不能集中、悲伤、睡眠质量差、抑郁、焦虑等。其中,便秘和抑郁与营养不良的关系最为密切。

2. 老年人营养状况的评估

目前我国常用的老年人营养评估方法有:体质指数(BMI)、肱三头肌皮褶厚度(TSF)、上臂肌围(ACMC)、腓肠肌围(CC)、血红蛋白(Hb)、总蛋白(TP)、白蛋白(AIB)、前白蛋白(PA)、总淋巴细胞计数(TLC)等传统人体学和实验室指标。主观全面评价法(S克A)、改良主观全面评价法(MS克A)、改良定量主观整体评估(MQS克A)法、微型营养评定法(MNA)、简易微型营养评定法(MNA-SF)等量表是评估指标。研究表明,人体学指标中,腓肠肌围≤31cm与老年人营养不良显著相关。而量表评估指标中微型营养评定法(MNA)较其他方法更加准确和简单易行。该量表包括人体测量、整体评价、膳食评定、主观评定4个部分。且有研究认为,将人体测量部分中的体重指数(BMI)换做腓肠肌围(CC)代替时该量表的评估效果更好。

3. 老年常见病与饮食营养

(1) 高血压与饮食营养

高血压是脑卒中、心肌梗死、心力衰竭及慢性肾脏病的重要危险因素,据我国最新统计数据显示,我国老人的饮食原则是控制热量和体重,要特别注意除食盐外的其他钠来源,如腌制食品及本身含有钠盐的食品;控制膳食中饱和脂肪酸和高胆固醇食物摄入量;多吃富含钙和维生素的食物,有研究发现,长期缺钙对血压的影响远远超过食盐摄入过量对血压的影响;适当增加海产品摄入;限制饮酒,乙醇是发生高血压和脑卒中的独立危险因素。

(2) 高血脂与饮食营养

老年人膳食均衡,胆固醇摄入量高、脂肪供热比增加、体力活动少,是出现高脂血症的重要原因,高血脂使血管失去弹性、血管腔变狭窄、腔壁变脆,导致动脉硬化、高血压和冠心病。有研究表明,合理的膳食营养加上运动治疗能明显改善老年人高血脂状况。高血脂人群的饮食应合理控制热量和糖的摄入,保持适宜体重,适当限制脂肪,减少动物脂肪摄入,烹调过程中尽量少放油,用植物油代替动物油;忌食含胆固醇高的食物,如动物的内脏、蛋黄、鱼子、鱿鱼等;增加新鲜蔬菜、水果的摄入量,蔬菜、水果中的矿物质、维生素和食物纤维能有效促进胆固醇代谢;控制烟酒,少量多餐,喝茶易饮淡茶。

(3)糖尿病与饮食营养

糖尿病是中老年人常见疾病,对老年糖尿病患者进行系统而正确的饮食指导是十分必要的。首先,老年糖尿病人应该根据自身活动量来确定每天摄入的总能量,活动量分轻度、中度、重度3个档次。三大营养物质在总能量中所占比例应为糖类占50%~60%,蛋白质15%~20%、脂肪占25%~30%,蛋白质摄入以植物蛋白为主。

(4)贫血与饮食营养

老年人由于胃腺细胞萎缩或功能障碍,内因子分泌不足,进而对维生素B_{12}的吸收能力下降,最终导致巨幼细胞贫血和造血障碍。对于老年贫血,临床除给予相应铁剂、叶酸、维生素C、维生素B等的补充剂外,合理的营养治疗也非常重要。贫血的老人应适当增加蛋白质和热量供给;巨幼细胞性贫血老人应增加富含叶酸和维生素B的食物,如动物肝脏、肉类、奶类、豆制品类、新鲜绿叶蔬菜等。缺铁性贫血的老人应选择富含铁的食物,如红色肉类、血、肝脏等。

关注老年人常见病症与饮食营养的关系,可以更好地对老年的疾病治疗、康复起到积极有效的作用,更好地预防其他疾病和并发症的出现,所以老年的饮食营养护理也是照护工作中值得特别关注的。

(三)老年人饮食养生十原则

老年人的饮食营养原理和成人基本相同,但由于老年人生理、心理以及免疫机能上的变化有其特殊性,因此饮食上也应顺其改变,必须重视以下饮食原则:

1.宜软勿硬,硬食及半熟的食物常难消化。老年人牙齿松动,消化功能低下,不宜进食过硬或过干的食物。

2. 宜少勿贪，吃得过饱，会使胃胀过度，蠕动缓慢，消化液分泌不足，导致消化功能障碍，加快人体衰老，每次吃八成饱即可。

3. 宜慢勿快，老年人消化道黏膜及腺体开始萎缩，消化液分泌减少，有的老人牙齿脱落不全，咀嚼功能降低。因此，食物必须细嚼慢咽，以利消化和吸收，忌速吃速咽。

4. 宜淡勿咸，老年人宜进淡食，尤其是体弱多病者，进食忌过咸，以防引起水肿和增加肾脏的负担。饮食过咸也不利于预防高血压和中风等病症。

5. 宜热勿凉，脾胃运化常喜暖而恶寒凉，老人不宜食生冷饮食，有损健康。但亦不可过热，以温不烫唇、冷不震齿为宜。

6. 宜杂勿纯，主食不宜精细，粗细粮宜适量搭配，粗粮具有更多的营养价值，有助于维持良好的食欲和消化液的正常分泌。

7. 少食多餐，渴不海饮，晚餐宜少，对黏硬难消化、荤腥油腻等食物宜尽量少食。

8. 早餐宜早，晚餐勿晚，老年人不宜空腹外行，须先进些食物以实脾胃，故早餐宜早，晚餐不宜太迟，以防食物滞留胃中难以消化。

9. 食豆腐宜适量，摄取过多植物蛋白质，势必加重肾脏负担，促使肾功能的衰退。豆制品中含有较多的蛋氨酸，在酶的作用下转化为半氨酸，它会损伤动脉管壁内皮细胞，促使动脉硬化的形成。老年人食豆腐及其他豆制品宜适量，勿经常贪用。

10. 茶宜淡勿浓 浓茶会使胃黏膜收缩，蛋白质凝固，并冲淡胃液，影响消化和对铁质的吸收，还会影响睡眠。

二、老年人的饮食护理

(一)老年人组织器官病理、生理功能的变化

人体随着年龄的增加而衰老，各种组织器官会发生相应的病理、生理变化，包括免疫细胞的减少和免疫功能的下降。因此，老年人饮食护理有别于一般人，既要考虑到各种营养素的供给，又要考虑到供给营养素的相应调节，食物的烹调方法也有别于一般人。

(二)营养素的生理功能

在老年人中存在着以吃素食为好,以少吃为好,以瘦身为好等误区。因此,不少老年人只吃素食,不吃或很少吃鱼、禽、肉、蛋类食物,进食量明显减少,有的甚至不吃早餐或午餐,导致机体总热量不足,甚至引起新陈代谢的长期负平衡,致使血浆蛋白下降,营养不良性贫血,免疫功能下降,损害了健康,延缓了疾病的康复。蛋白质是生命的基础,人体每天所需热量的10%~15%来源于蛋白质,碳水化合物是机体热能的主要来源,是心脏活动、维持神经系统功能和肝脏解毒功能等的能源,谷类是植物纤维的主要来源,后者具有促使肠蠕动,加快代谢产物、有毒有害物质、致癌物质的排出,其他各种营养素如脂肪、维生素、微量元素、氯化钠和水对人体具有各自的功能,均不可缺少。

(三)老年人营养素的供给量

根据中国营养学会推荐的国人平衡膳食的原则,正常成年人应每天供给粮食、豆类400~500克,新鲜蔬菜、水果300~400克,奶及奶制品200~300克,鱼、禽、肉、蛋100~200克,脂肪50克(含植物油25克、肉类脂肪25克),氯化钠5克(不超6克),饮用水1300毫升。我国营养学会建议:在50~59岁的范围内,能量供给可比中年人减少10%,60~69岁可减少20%。70岁以上者可减少30%。但老年人蛋白质的供给量不能低于正常中年人,因为老年人的分解代谢增加,而合成代谢逐渐变慢。负氮平衡比较容易发生。老年人如长期蛋白质供应不足容易出现低蛋白血症,因此认为老年人蛋白质的供给量每天应维持(1.1~1.2)克/千克体重。老年人低蛋白血症增加脑卒中发生的概率,且老年人的消化吸收率差,应增加优质蛋白质供给。如奶类、豆类、肉类等。如果老年人的心、肾功能正常,则氯化钠和水分的供给作为基本的生理需要量也应同正常中年人。至于特殊老人营养素的供给量应参照相关疾病的饮食原则作相应的调整,诸如糖尿病、严重的肝功能损害、心和肾功能低下、高尿酸血症、痛风等。

(四)体重与实验室指标监测

在加强老年人饮食护理的情况下,要注意监测老人的体重和实验室指标。通过测定老人体质指数[BMI=体量(千克)/身高(m)^2]测定来控制体重量,如BMI测值24为正常上限,24~27为过重,BMI≥27为肥胖。其他选择性实验室指标的监测包括血脂、血糖、肾功能、尿酸等项目,根据监测指标的变化予调整营养素和必要的治疗。

(五)老年人饮食的烹调

由于老年人的牙齿不够健全,食物的烹调如过分强调酥和烂,会使各种营养素丢失,为了保证老年人饮食的适口和各种营养素的供给,要考虑品种的多样化和烹调方法的改进,如多采取切碎,制成肉丸、菜肉包子、菜粥或美味的汤和羹。

(六)慢性疾病与饮食护理

老年人中有慢性疾病史者较多,饮食护理要区别对待,如慢性支气管炎、肺气肿老人应避免辛辣食物;肥胖老人要严格控制体重,多吃新鲜水果、蔬菜,增加膳食纤维;慢性胃炎老人以少渣软食为主,避免刺激性食物,采取少量多餐;慢性胆囊炎胆石症老人,同样要注意低脂肪低胆固醇饮食,避免刺激性食物和强烈调味品,忌油煎、油炸食品。

(七)住院老人的饮食护理

随着人民生活水平的不断提高,人的平均寿命显著延长。老人由于各种组织和器官的生理功能逐渐减退,以及各种慢性疾病的影响,不少老年人食欲不振,进食量减少,加上老年人饮食的误区,营养素缺乏比较常见。因此老年人的饮食护理具有极其重要的意义。

1. 饮食护理方案的制定

各种营养素的供给量,遵照世界卫生组织(WHO)、中国营养学会推荐的方案为主要依据,各种慢性疾病老人的饮食护理根据临床经验,并参照相关文献加以制定。

2. 人员培训与健康教育

老年人的饮食护理原则、方法及管理等涉及临床医师、护士、营养护士,也涉及老人及其家属,因此组织大家学习并培训相关人员,规范方法,落实责任制,并向老人及家属进行健康教育,以便在贯彻实施的过程中得到各方面的支持与配合。

3. 老年人饮食护理的效果评价

通过反复健康教育和合理饮食,老年人饮食应吃什么、吃多少,按时定量、按规律进食,有益于健康和长寿。老年人每天必须得到合理的营养素,包括一定数量的碳水化合物、蛋白质、脂肪、各种维生素、微量元素等，否则会引起相应的病理生理变化。通过对老年人实现人性化管理，使老年人得到了精心的照护。通过精心安排饮食让老年人合理补充营养素，对老年人增进健康、延年益寿具有积极的意义。

三、饮食营养注意事项

（一）重视老年人饮食营养

进入60岁后，人体各系统器官功能会逐渐减退。据文献报道，80％以上的老年人存在不同程度的营养问题，其中以矿物质元素和维生素不足或缺乏最为突出；其次为肥胖，约占老年人总数的30%~40%。这些营养问题已成为影响老年人健康的主要因素之一。因此，老年人应注意以下饮食要点。

1.食物多样，搭配合理是预防营养缺乏病的重要措施。每天必须适量摄取以下五类食物：①谷类主食，并注意适量搭配一些粗、杂粮。食量应根据个人实际情况而定。②蔬菜水果类是一些水溶性维生素、矿物质元素和维持健康必不可少的一些生物活性物质。每天应摄入不少于300克蔬菜和100克水果。③动物类食物，包括鱼、禽、蛋、畜肉类，是优质蛋白质和许多矿物质元素如铁、锌、铜、硒等的重要来源。应保证每天总量不少于是150~200克。④乳、豆类。每天喝一杯奶和常吃豆类食品，可提供丰富的钙、磷及部分维生素和蛋白质。⑤纯热能食物如酒精、糖和烹调油，这类食品摄取应以少为宜。

2.饮食清淡。清淡饮食的特点是不油腻、不太咸、不过甜、无刺激性调味品，食物口感清爽、易消化。长期坚持清淡饮食的老年人患肥胖症、高血压、高脂血症、冠心病的概率较低。

3.酌情补充营养素。矿物质元素和维生素的缺乏首先应通过饮食调理：如维生素A和铁缺乏，可注意适当多吃动物肝、血，增加奶类、豆类的摄入并适量运动、日光照射，可减缓骨钙丢失。当缺乏程度较重或受食量限制时，在饮食调理的同时可酌情补充这类营养制剂，如钙片等。

（二）老年人饮食营养需讲"度"

老年人随着年龄的增长，体内各种器官功能会出现不同程度的衰退和老化，尤其是消化器官更为明显，因此，老年人在进食时要注意四个"度"。

1. 速度 老年人牙齿经过几十年的咀嚼,牙齿大多松动稀疏,而咀嚼是食物消化的第一道关口,直接关系到食物营养的消化吸收,所以老年人进餐速度不能快,要细嚼慢咽,否则太快非但牙齿容易受到损伤,而且食物不经细嚼会影响消化吸收,不利健康。

2. 硬度 老年人的食物软硬要适中,既不能过硬也不能过于松软。粗糙坚硬的食物容易损坏牙齿,食物不易被消化,加重胃肠负担,还会使胃黏膜受损而引发胃炎、胃溃疡等病症。但若食物过于松软精细,则会因缺乏纤维素和维生素,容易导致口腔溃疡、便秘等病症,所以老年人食物应以咀嚼不用太费力为度。

3. 温度 老年人的口腔牙龈和胃肠对食物温度的感受极为敏感,若长期进食过热的食物,会直接损伤口腔、牙龈、食管及胃黏膜上皮组织,容易导致溃疡、充血甚至坏死,大大增加致癌的风险。而常食过冷食物则会引起胃黏膜血管收缩,胃液分泌减少,不利于胃肠对食物的消化吸收,容易导致消化不良、胃痉挛、腹痛、腹泻等病症。所以老年人食物温度以感觉冷热适中为好。

4. 饱度 老年人每次进餐不能过饱,若吃得太多,未来得及消化的食物长时间滞留在肠道中,经细菌发酵后会产生许多的有害气体,造成腹胀等不适。进食过多也会给肠胃带来负担,加速胃肠消化功能的衰退。而且饱餐后大量血液流向肠胃,心肌供血相对减少,容易诱发心绞痛的发生,所以老年人每次进餐以七分饱度为好。

专家提醒,老年人想要身体好,除了适当锻炼,生活作息有规律外,在饮食上注意这四个"度"也很重要,对健康很有好处。

(三)老年人饮食营养新标准

世界卫生组织的营养专家小组,提出了老年人饮食营养的新标准,具体是:

1. 脂肪应占饮食总量的15%,其中包括饱和脂肪酸0~10%,不饱和脂肪酸3%~7%。代表食物主要有米糠油、豆油、玉米油、芝麻油、花生油、菜籽油等。脂肪摄入量不宜过多,否则对健康不利。

2. 蛋白质应占饮食总热量的10%~15%。其余85%~90%的热量由脂肪、碳水化合物提供,其中复合碳水化合物应占50%~70%,它们主要存在于小米、玉米、绿豆等食物中。

3.微量元素锌也不可缺少。老年人应当适量多吃一些含锌的食物，这些食物为沙丁鱼、胡萝卜、牛肉、花生、核桃仁、杏仁、糙米等。

4.游离糖主要指从甜菜、甘蔗中提纯的游离糖。水果、蔬菜、牛乳中天然存在的糖不包括在内。游离糖食用总量的上限，为食物总量的10%。

5.食用纤维每日应摄食16~24克。芝麻、香椿、豆类、竹笋、萝卜、海藻等食物中的食用纤维含量丰富，可以适当多吃。

6.食盐每日摄入的上限为6克，无下限量。

7.食物胆固醇每日摄入的上限为300毫克，无下限量。

营养专家认为，老年人只要按照这一饮食营养新标准来合理安排自己的饮食，就能达到健康长寿的目的。

四、老年人常见疾病药膳食疗

(一)老年人循环系统常见疾病的药膳食疗

1.动脉粥样硬化 动脉粥样硬化是指全身大、中动脉的管壁内，沉积大量的胆固醇而形成的一种病理变化。其特点为动脉壁呈现脂质条纹或粥样斑块形成，有内皮细胞损伤和内膜下脂质浸润，中层平滑肌细胞增殖和泡沫细胞形成，并有动脉腔壁血小板聚集，甚至附壁血栓形成，导致动脉管壁硬化及管腔狭窄，造成所支配区的供血不足，严重时发生组织缺血坏死，是临床冠心病和脑血管意外的发病基础。对本病具有治疗作用且简便灵验又美味的药膳如下：

(1)槐花茶

【精心备料】干槐花10克(鲜品20克)。

【照谱掌勺】将槐花放入有盖杯中，用沸水冲泡。

【服用方法】当茶频频饮用，一般冲泡3~5次。

【功效主治】软化血管，降脂降

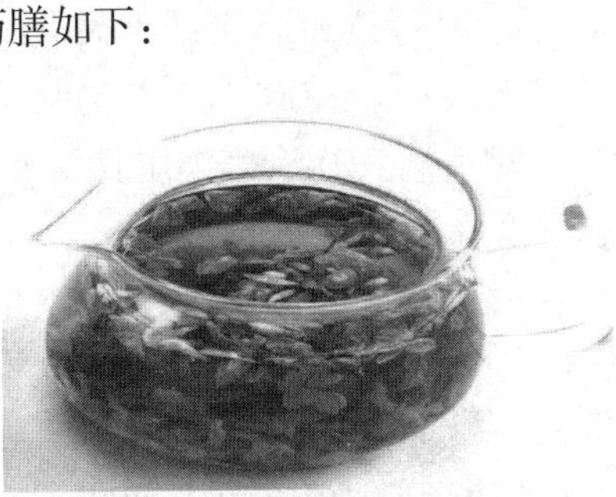

图1-5 槐花茶

压,凉血止血。主治各种类型的动脉硬化症,对动脉硬化合并高血压、肝火上亢,有脑血管破裂倾向者尤为适宜。

(2)红枣杞圆酒

【精心备料】大枣(红枣)15克,枸杞15克,龙眼肉(桂圆肉)15克,葡萄酒500毫升。

【照谱掌勺】将红枣,枸杞,桂圆肉加工捣碎,置容器中,加葡萄酒,密封,每日振摇一次,浸泡14天后即可。

【服用方法】早晚各15毫升(1小盅)。

【功效主治】补益脾胃,软化血管。主治各种动脉粥样硬化,对脾胃虚弱型动脉粥样硬化症尤为适宜。

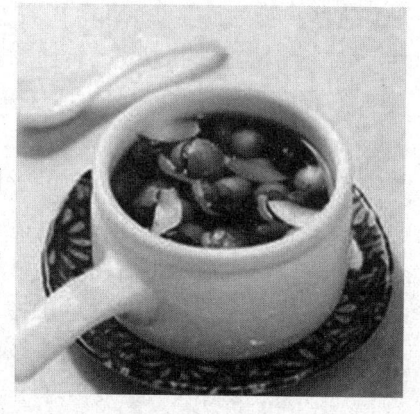

图1-6 红枣杞圆酒

2.冠状动脉粥样硬化性心脏病

冠状动脉粥样硬化性心脏病简称冠心病,是指冠状动脉粥样硬化导致心肌缺血、缺氧而引起的心脏病,其病名便反映了疾病的原因和性质。冠状动脉供应心脏自身血液的小动脉,当其发生粥样硬化后,动脉内膜中脂质及其他成分堆积,在动脉壁上隆起呈灰白色的粥样改变,加上动脉壁纤维化,使动脉管腔狭窄、阻塞或动脉功能性痉挛、造成心肌供血不足,甚至可引起心肌缺血性坏死。也可造成心肌纤维硬化,心脏增大,心功能减退,导致心力衰竭。

对本病具有治疗作用且简便灵验又美味的药膳如下:

(1)红花檀香茶

【精心备料】红花3克,檀香2克。

【照谱掌勺】将以上两味,放入有盖杯中,用沸水冲泡。

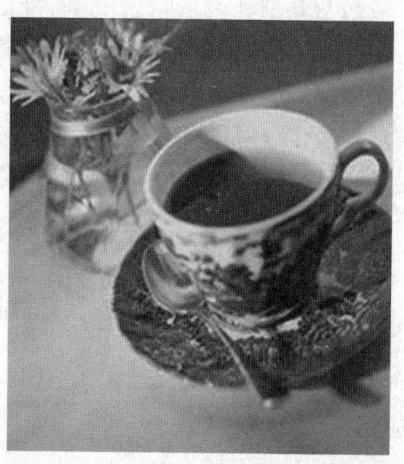

图1-7 红花檀香茶

【服用方法】当茶频频饮用,可连续冲泡3~5次。

【功效主治】活血行气,化瘀宣痹。主治冠心病,心肌梗死缓解期。

(2)三七百合煨兔肉

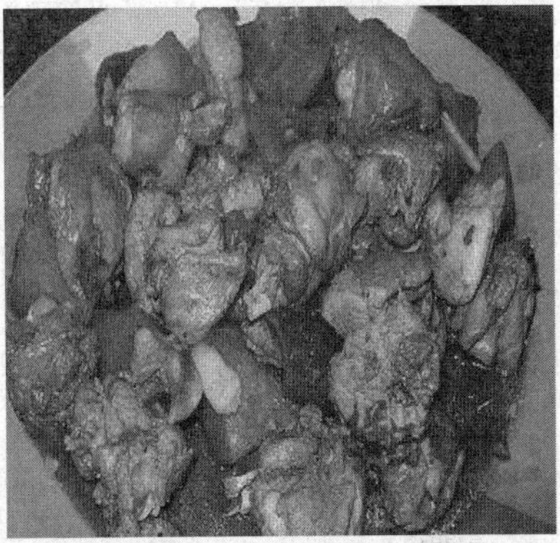

【精心备料】三七5克,百合30克,兔肉250克,料酒、葱花、姜末、精盐、味精、五香粉各适量。

【照谱掌勺】先将三七洗净,切片后晒干或烘干,研成极细末,备用。再将百合洗净,放入清水中浸泡一下,待用。再将兔肉洗净,切成小块,放入砂锅,加水适量,大火煮沸后,撇去浮沫,加百合、料酒、葱花、姜末,改用小火煨煮至兔肉、百合熟烂,趁热调入三七粉,加精盐、味精、五香粉适量,拌匀即可。

图1-8 三七百合煨兔肉

【服用方法】当菜佐餐,随意食用。

【功效主治】活血化瘀,养阴补虚。

主治气滞血瘀型冠心病,对兼有气阴两虚者适宜。

3.原发性高血压

原发性高血压是最常见的心血管疾病,世界卫生组织2002年调查,与2004年公布了我国原发性高血压患者已超过1.6亿,到2007年,已超过2亿,也就是说5个成年人中就有一个是原发性高血压老人,每3个家庭中就有1名原发性高血压老人,原发性高血压已经涉及几千万个家庭。1992年2月出版的WHO(世界卫生组织)/ISH(国际高血压学会)高血压治疗指南将高血压定义为:在未服抗高血压药情况下,收缩压大于140毫米汞柱和舒张压大于等于90毫米汞柱,这3种血压情况均可诊断为原发性高血压。

对本病具有治疗作用且简便灵验又美味的药膳如下:

(1)柿叶茶

【精心备料】干柿叶10克。

【照谱掌勺】每年7~9月收集柿叶,洗净,晒干,盐城粗末备用。

【服用方法】将柿叶放于有盖杯中,用沸水冲泡,当茶饮用。

【功效主治】平肝降压,定喘止血,利尿消肿。主治各型原发性高血压,对高血压伴有冠心病、高脂血症,对肝阳亢盛、肝火内盛等证型及合并眼底出血者尤为适合。

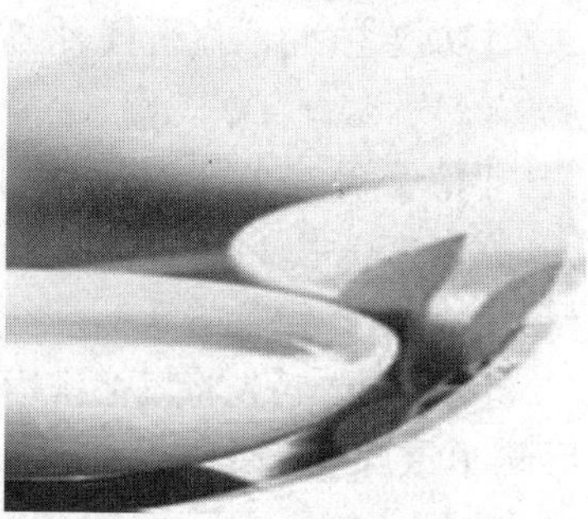

(2)菊花肉馅饼

【精心备料】菊花50克,猪瘦肉250克,面粉500克。

【照谱掌勺】将菊花拣杂、洗净后切碎,与洗后的猪肉共剁成泥状,加葱花、生姜末、料酒、精盐、味精、酱油、麻油等,调制成馅,分成10份,备用。面粉加水,和匀,分10个剂子擀成小饼,放入平底烙饼锅中,小火烙成香脆饼。

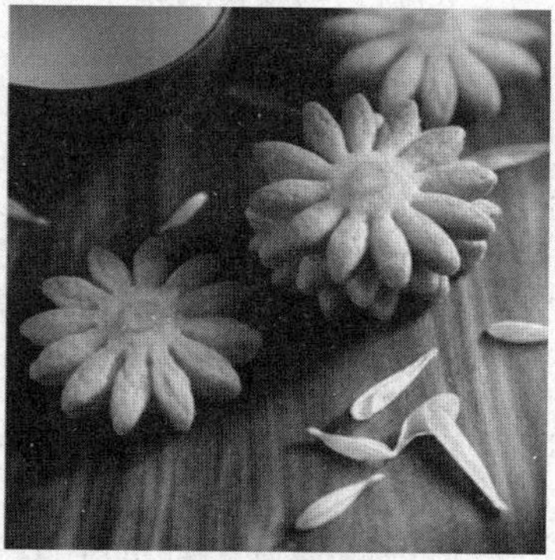

【服用方法】当点心,随意食用,2日内吃完。

【主治功效】平肝疏风,除烦降压。主治各型原发性高血压。

(二)呼吸系统常见疾病

1.慢性支气管炎

图1-9 柿叶茶

图1-10 菊花肉馅饼

慢性支气管炎是老年人最常见的呼吸道疾病,俗称'老慢支',其发病多从中年就开始。反复感冒、长期吸烟、受寒、过劳、过敏、有害气体长时间刺激等常成为老慢支的主要发病因素。据统计约一半的老慢支都是由感冒所引起的。临床上,以咳、喘、痰以及反复发作的慢性病程为特征。凡年龄在50岁以上,每年咳嗽2个月以上或一年中连续咳嗽三个月以上,或延续2年的慢性咳嗽而排除其他如肺部或心脏病者,都可以诊断为老慢支。统计资料表明,50岁以上的慢支患病率可高达15%到24%。气候寒冷和工矿污染地区及抽烟人群,其患病率在30%以上,并随年龄增长而升高,比50岁以下者高3~8倍。对本病具有治疗作用且简便灵验又美味的药膳如下:

(1)三仙汁

【精心备料】生萝卜500克,生梨250克,生荸荠200克。

【照谱掌勺】将以上三味洗净,连皮捣烂,取汁即可。

【服用方法】早中晚3次分服,当日服完。

【功效主治】清热、止咳、化痰。主治痰热型老年慢性支气管炎,症见咳嗽痰多,痰黄质稠,口渴咽干,或有发热,舌苔黄,舌质偏红,脉滑数。

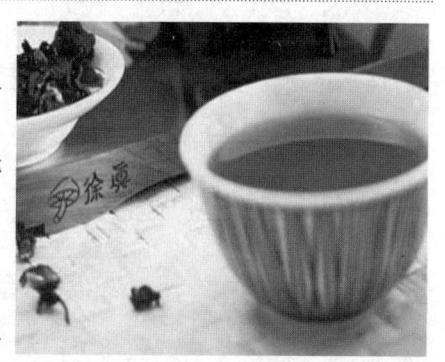

图1-11 三仙汁

(2)鱼腥草猪肺汤

【精心备料】新鲜鱼腥草50克,猪肺250克,精盐少许。

【照谱掌勺】先将猪肺灌洗干净,切成小块,撇去泡沫,放入锅中,加水适量煲汤,加精盐少许,猪肺煮烂后放入洗净的鱼腥草,再煨煮3分钟即可。

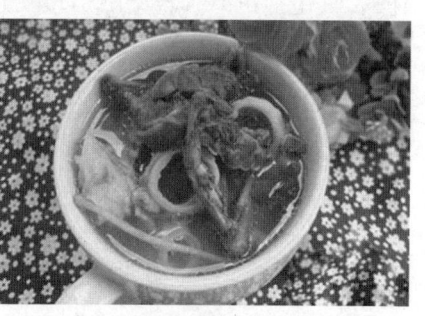

图1-12 鱼腥草猪肺汤

【服用方法】佐餐食用,吃肺饮汤,当日吃完。

【功效主治】清肺化痰。主治痰热型老慢支,对老慢支合并肺炎者尤为适合。

(3)橘皮粥

【精心备料】新鲜橘皮20克,粳米50克。

【照谱掌勺】将橘皮表面洗干净,加水煎煮15分钟,去渣取汁,与粳米同煮成稠粥。

【服用方法】每日早餐顿服,连服5~7天。

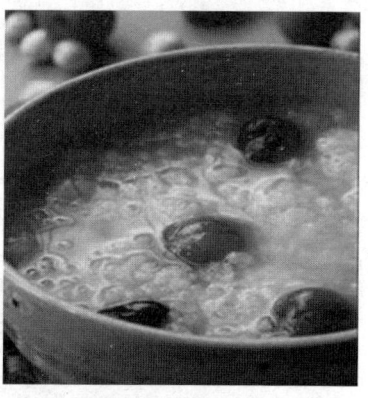

图1-13 橘皮粥

【功效主治】化痰止咳，健脾燥湿。主治湿痰型老慢支，症见胸闷咳嗽，痰多色白，神疲乏力，饮食不香，舌苔白腻，脉滑。

2.慢性支气管哮喘

支气管哮喘是一组以平滑肌痉挛为主要表现的变态反应性疾病，其发病与诸多内外环境因素有关。在我国，支气管哮喘发病率约占总人口的2%。此类病症，病程长短不一，有些顽固性哮喘症，可以终身不愈。老年人多为混合性哮喘，其发病既有过敏因素，又有感染因素。临床上发病时出现带哮喘的呼吸困难，常伴有咳黏痰，两肺干性啰音，且常在夜间发作，被迫端坐，双手撑床，张口抬肩，烦躁出汗，严重哮喘发作时，其主症可持续二十四小时以上，其病程拖延，十分痛苦，临床疗效常不能令人满意。老年人新发哮喘属过敏体质者占5%~12%，必须引起高度重视。

对本病具有治疗作用且简便灵验又美味的药膳如下：

(1)杏仁三子粥

【精心备料】杏仁10克，紫苏子10克，芥子10克，萝卜仔10克，粳米50克。

【照谱掌勺】先将杏仁、紫苏子、芥子、萝卜仔四味同入锅中，加水煮20分钟，去渣取汁，与洗净的粳米煮成稠粥，即可服食。

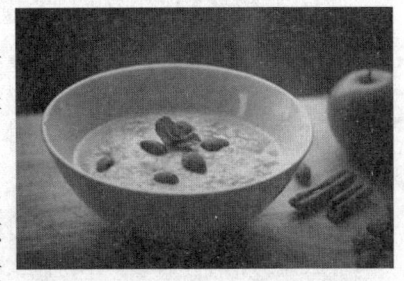

图1-14　杏仁三子粥

【服用方法】每日早餐一次温服。

【功效主治】降气散寒，化痰平喘。主治支气管哮喘发作期，辨证为冷哮喘，症见喘胸闷，咳嗽痰多，痰薄清稀，喉间痰鸣，喉间痰鸣，苔白滑，舌淡红。

(2)紫河车中药颗粒剂

【精心备料】紫河车中药颗粒剂100袋。

【照谱掌勺】市场有售，每袋含生

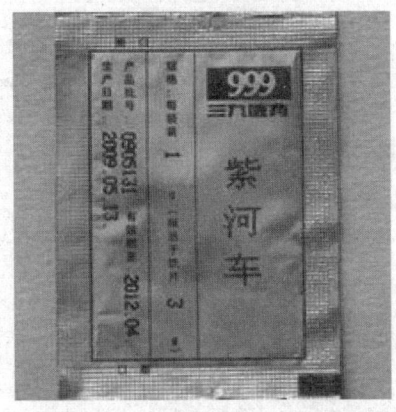

图1-15　紫河车中药颗粒剂

药10克。

【服用方法】每日两次 每次一袋,温开水送服。

【功效主治】补肾益精,纳气平喘。主治支气管哮喘缓解期,辨证属肾阳虚弱及肺肾两虚者,可见呼吸短促,动则气喘,可吐泡沫痰,畏寒肢冷,腰膝酸软,头晕耳鸣,小便清长、舌淡、苔白滑,脉沉细。

3.肺源性心脏病

慢性肺源性心脏病,是指慢性肺、胸疾病或肺血管慢性病变逐渐引起的肺动脉高压,右心室肥大或右心功能不全,最后发生心力衰竭的一类心脏病。肺心病不经是老年人常见病,而且是导致老年人死亡的主要原因之一。据报道,本病发病年龄多在50岁以上,有慢性支气管并发肺气肿发展到肺心病者,多数需6~10年。急性发作以冬春季多见,急性呼吸道感染常诱发肺、心功能不全,其住院病死率为15%~20%。

对本病具有治疗作用且简便灵验又美味的药膳如下:

(1)干姜杏苏桃仁饮

【精心备料】干姜10克,苦杏仁10克,紫苏子10克,桃仁10克,红糖10克。

【照谱掌勺】先将干姜洗净,与杏仁、紫苏子、桃仁同煎15分钟,去渣取汁,调入红糖溶化即可。

【服用方法】上下午分服。

【功效主治】宣肺散寒,化痰祛瘀。主治肺心病急性发作期,辨证为寒痰虚淤型,症见咳嗽气急,痰白,质清稀。

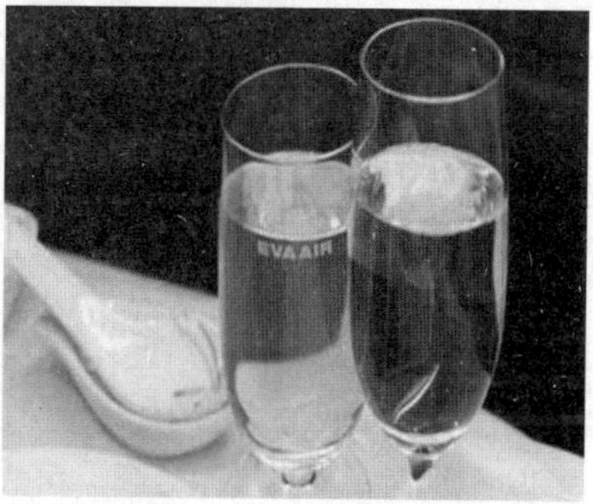

图1-16 干姜杏苏桃仁饮

(2)黄芪杏仁核桃仁粉

【精心备料】黄芪180克,苦杏仁180克,核桃仁300克。

【照谱掌勺】将以上三味研成细粉,拌匀,备用。

【服用方法】每日两次,每次10

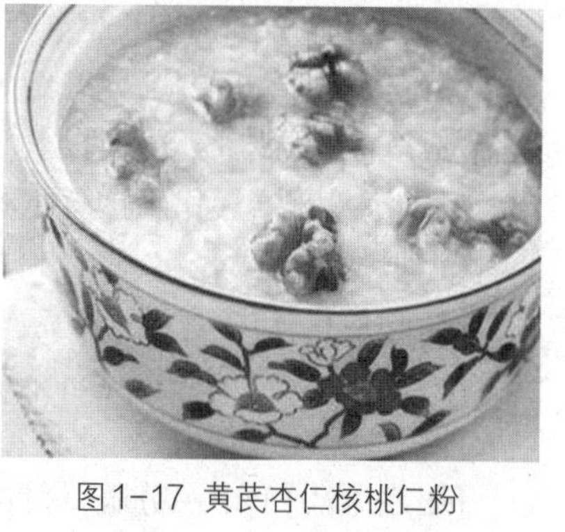

图1-17 黄芪杏仁核桃仁粉

克,温开水送服。

【功效主治】益肺补肾。主治肺心病缓解期,辩证属肺肾气虚型,症见咳嗽痰多色白清稀,气短乏力,动则加重,惊悸喘息,脉无力。

(3)百合枸杞子粥

【精心备料】百合粉3克,枸杞子15克,粳米100克。

【照谱掌勺】先将百合洗净晒干后烘干,研成粗末,与洗净的枸杞、粳米同入锅中,加水熬成稠粥。

【服用方法】上下午分服。

【功效主治】养阴益气,清心安神。主治肺心病缓解期,辩证属气阴两虚,心血不畅者,症见咳嗽痰少舌质红或暗紫,脉细数。

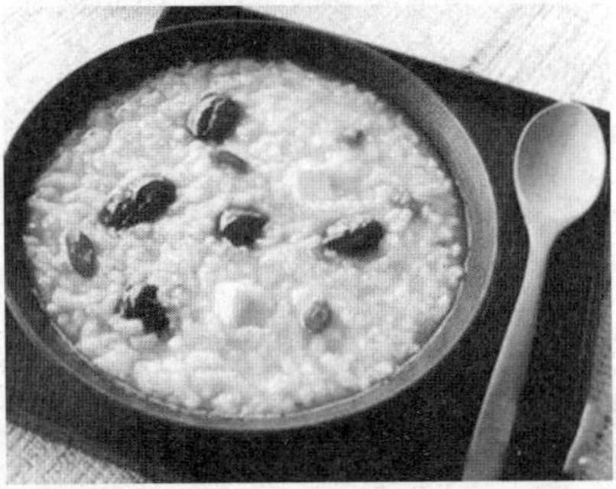

图1-18 百合枸杞子粥

(三)消化系统常见疾病

1.病毒性肝炎

病毒性肝炎是有多种肝炎病毒引起的一组消化道传染病,包括甲型、乙型、丙型、丁型和戊型等。患肝炎老人中,甲肝较少,乙肝较多,因血液传播而患病者最多见。老年人的病毒性肝炎,其症状常隐匿,无明显的厌食、神疲乏力者,如无黄疸发生,很容易被忽视,体检时发现者,多以迁延时日。临床上,肝炎可表现为中上腹不适、恶心、体重减轻、精神情绪变化等,如有黄疸发生,病程持续时间较长,可达两个月以上,且伴有皮肤瘙痒。由于老年人生理功能减退,免疫功能降低,解毒能力差,乙肝已发展成肝硬化,使肝细胞呈散弥漫性坏死,导致肝脏变性、硬化、造成肝门静脉高压,出现腹水,预后较差。

对本病具有治疗作用且简便灵验又美味的药膳如下:

(1)垂盆草汁

【精心备料】鲜垂盆草100克。

【照谱掌勺】将新鲜垂盆草洗净,放入温开水中浸泡片刻,捞出后捣烂取汁,备用。

【服用方法】上下午分服,可将汁兑入米汤中饮用。

【功效主治】清热解毒,利湿降酶。主治急性黄疸型肝炎和无黄疸型肝炎,症见面目、皮肤发黄,如橘皮色,小便短少,色黄如浓茶,或见低热,口渴,纳食不香,口苦,恶心呕吐,腹部胀满。对急性肝炎血清谷丙转氨酶增高者尤为适宜。

(2)茵陈橘皮饮

【精心备料】茵陈30克,鲜橘皮30克,蜂蜜20克。

【照谱掌勺】先将茵陈橘皮放入锅中,加水煎,去渣取汁,兑入蜂蜜即可。

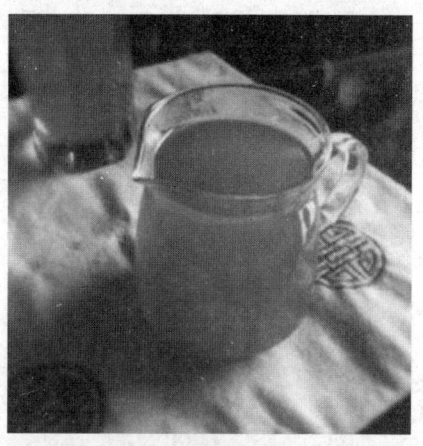

图1-19 垂盆草汁

【服用方法】上下午分服。

【功效主治】清热利湿,利胆退黄,健脾。

2.慢性胃炎

老年人慢性胃炎系指由于不同病因引起的各种慢性胃粘膜炎性改变,本病是老年人常见的慢性

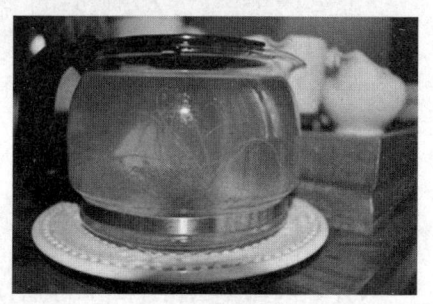

图1-20 茵陈橘皮饮

疾病,60岁以上的老年人其发病率为52%~80%,在西方国家,到90岁几乎所有人都有慢性胃炎。慢性胃炎传统分类为:①慢性浅表性胃炎;②慢性萎缩性胃炎;③慢性糜烂性胃炎;④慢性肥厚性胃炎。慢性胃炎病程多迁延。老年人的慢性胃炎其特定为萎缩性胃炎发生率高。

对本病具有治疗作用且简便灵验又美味的药膳如下:

(1)青皮粉

【精心备料】青皮250克。

【照谱掌勺】将青皮研成细粉,即可。

【服用方法】每日两次,每次6克,温水送服。

【功效主治】疏肝行气,和胃化滞。

(2)蒲公英淡盐水

【精心备料】鲜蒲公英500克,精盐1克。

【照谱掌勺】精盐用200毫升温开水融化,将蒲公英捣烂,取汁,兑入淡盐水中,即可。

【服用方法】上下午分服

【功效主治】清胃利胆,清化湿热。

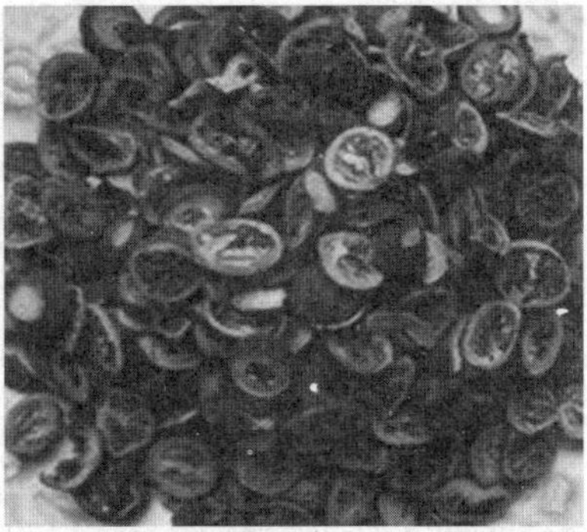

(四)泌尿生殖系统常见疾病

1.尿失禁

尿失禁是指尿液不受控制,不随人意的自行流出。老年性尿失禁多为张力型尿失禁,由于老年人五脏俱虚,脏腑功能衰弱,肌力不济,膀胱出口处肌张力减退,在腹内压增加时,在临床上常见到的如咳嗽等,都可能使尿液不自主的流出。

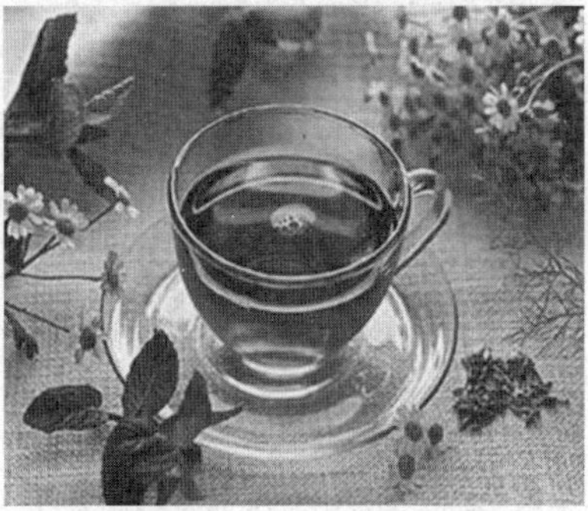

对本病具有治疗作用的廉便灵验又美味的药膳如下:

(1)益智仁炖猪腰

【精心备料】益智仁20克,猪腰一个。

【照谱掌勺】将猪腰切片,与益智仁同放入锅中,加适量水,煮30分钟,加适量葱姜味精 再炖片刻即可。

【服用方法】吃猪腰,饮汤,一次服完。

【功效主治】温肾缩尿。

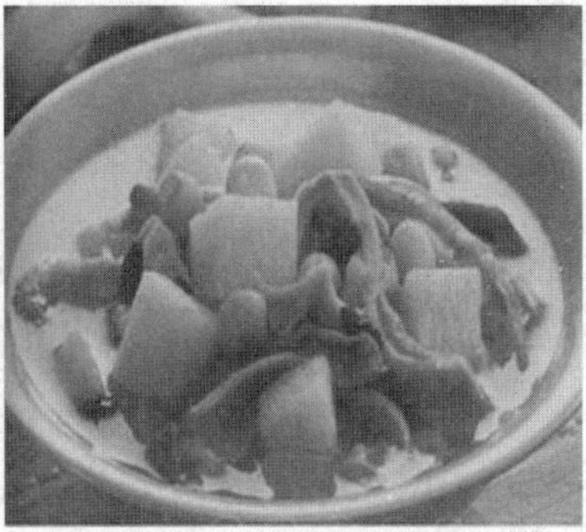

(2)补骨脂芡实粉

【精心备料】补骨脂300克,芡实

图1-21 青皮粉

图1-22 蒲公英淡盐水

图1-23 益智仁炖猪腰

粉200克。

【照谱掌勺】将补骨脂晒干或烘干，研成细粉，与芡实粉拌匀，瓶装备用。

【服用方法】每日2次，每次5克，以淡盐温开水送服。2个月为1疗程。

【功效主治】补肾，温阳缩尿。

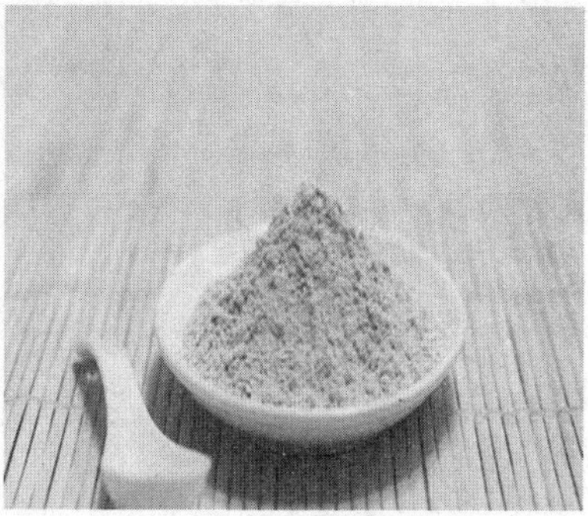

(五)内分泌及代谢性疾病

图1-24 补骨脂芡实粉

1.糖尿病

糖尿病是由遗传因素和环境因素长期共同作用而引起的一种慢性、全身性、内分泌代谢性疾病。由于胰岛细胞不能正常分泌，因而胰岛素分泌的绝对量和相对量不足，以及靶细胞对胰岛素敏感性的降低，从而引起人体血糖升高，出现尿糖。严重者发生糖脂蛋白质、水和电解质等一系列代谢紊乱。可引起人体多系统损坏，如心、脑、肾脏、眼、神经等重要器官和组织的并发症。病情严重或应激反应时可发生代谢性紊乱，如酮症酸中毒等。此外，在糖尿病老年人群中发生冠心病、缺血性或出血性脑血管病、失明、肢端坏死等严重并发症者均明显高于非糖尿病老年人群。因此，糖尿病及其并发症已成为严重威胁人类健康和生命的重要疾病。

对本病具有治疗作用且简便灵验又美味的药膳如下：

(1)石斛苦瓜茶

【精心备料】鲜苦瓜一个，石斛10克，绿茶2克。

【照谱掌勺】将苦瓜上端切开，去瓤，装入绿茶，把苦瓜挂于通风处。阴干后，将外部洗净，擦干，同茶叶切碎，与石斛混匀即可。

【服用方法】每日1次，每次10克，以沸水冲泡，盖严温浸半小时即可频频饮用。

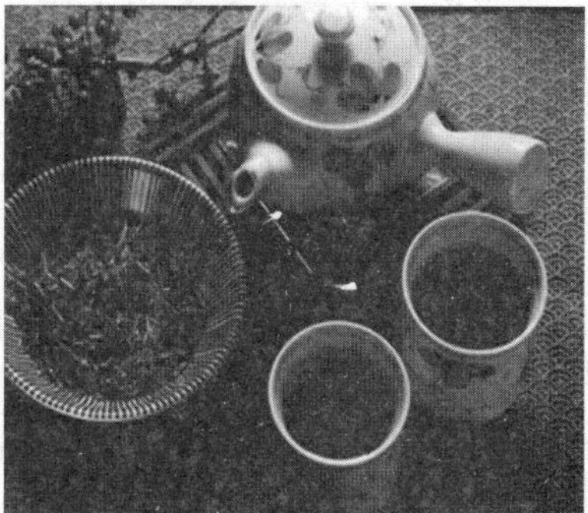

图1-25 石斛苦瓜茶

【功效主治】养阴清胃，降低血糖。

（2）麦冬黄连茶

【精心备料】麦冬15克，黄连2克。

【照谱掌勺】将麦冬、黄连洗净后放入有盖杯中，用沸水冲泡，加盖闷15分钟即可。

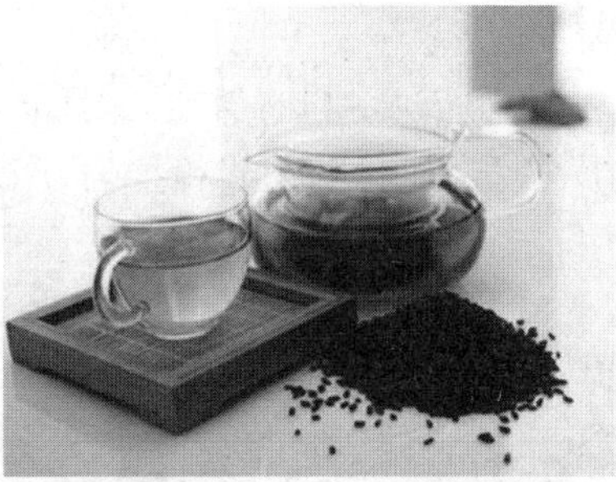

图1-26 麦冬黄连茶

【服用方法】当茶频频饮用，一般可冲泡三到五次。

【功效主治】滋阴生津，清热润燥，降血糖。

（3）魔芋粟米粥

【精心备料】精加工的魔芋精粉3克，粟米50克。

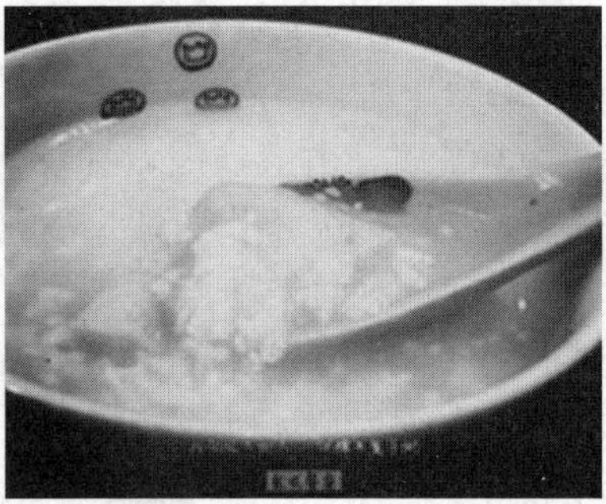

【照谱掌勺】将粟米淘洗干净，放入砂锅，加足量水，大火煮沸后改用小火煨煮成稀粥，粥将成时放入魔芋粉，充分搅拌均匀，继续用小火煨煮15分钟。

图1-27 魔芋粟米粥

【服用方法】早晚分服，当日吃完。

【功效主治】清胃解毒，化痰消渴，降脂降糖。

2.高脂血症

高脂血症是指血清中胆固醇、三酰甘油、低密度脂蛋白过高及高密度脂蛋白过低的一种全身脂质代谢异常性疾病。现代研究证明，血清胆固醇降低百分之一，冠心病发病的危险性可降低百分之二。由此可见，防治高脂血症的意义十分重大。

对本病具有治疗作用且简便灵验又美味的药膳如下：

（1）山楂嚼食方

【精心备料】新鲜山楂果500克。

【照谱掌勺】洗净、晾干、切成两瓣备用。

【服用方法】随意嚼服，一般每次50克，每天两次，饭后一小时嚼服尤为适宜。

【功效主治】活血化瘀,消脂通脉。辨证属气滞血瘀的老人尤为适宜。

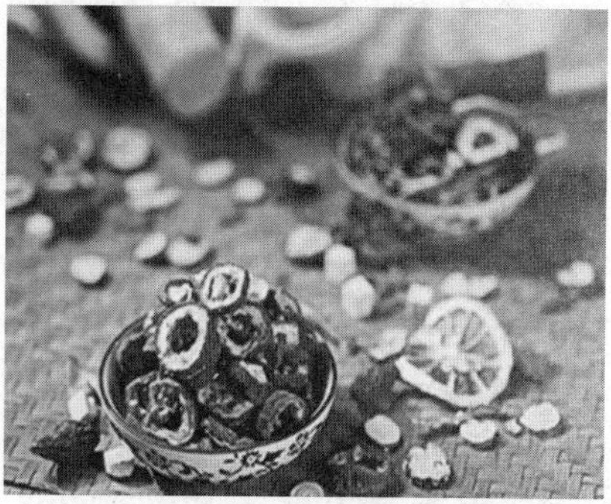

(2)胚芽豆奶

【精心备料】豆浆150毫升,红糖20克,小麦胚芽50克。

【照谱掌勺】红糖置容器中,加少许豆浆混合均匀,再加入小麦胚芽,搅匀后,倒入所有豆浆将混合均匀,以大火煮沸即可。

【服用方法】每日早晨服用。

【功效主治】健脾利湿,通脉降脂。主治脾虚湿盛型高脂血症。

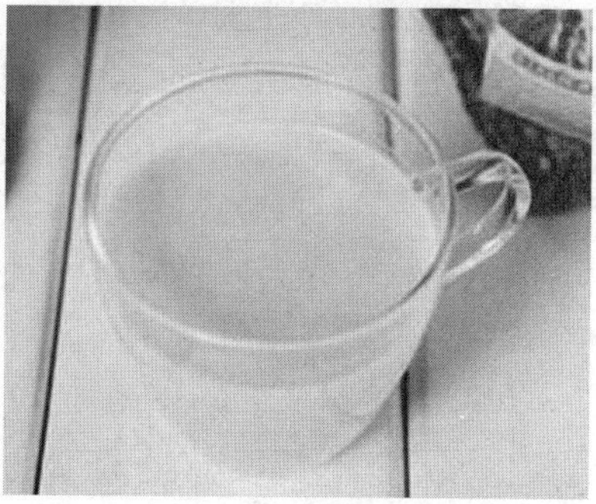

(3)决明子茶

【精心备料】决明子30克,绿茶3克。

【照谱掌勺】决明子小火炒黄后与绿茶同入锅中,加入适量水煎煮,晾凉后即可。

【服用方法】上下午分服。

【功效主治】平肝降火,降低血脂。主治各种高脂血症。

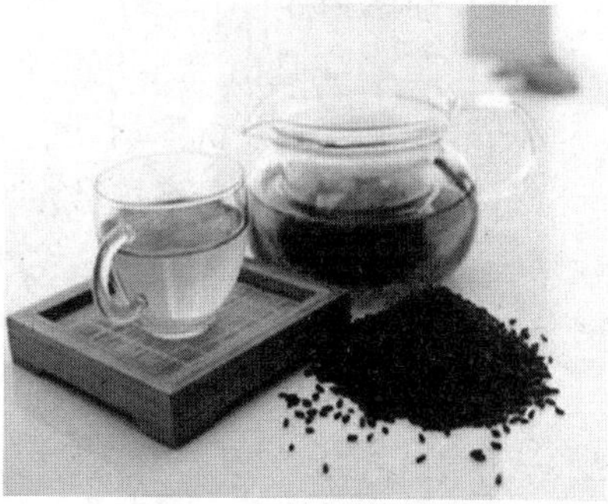

(六)运动系统常见疾病

1.老年性关节炎

老年性关节炎,或称增生性关节炎,是老年人常见的一种关节病变,又称退行性关节炎,女性多于男性。这类疾病本质上为非炎性疾病,是以关节软骨变性的损伤,以及伴有唇样骨质增生为特点,主要累及膝关节、髋关节、远端及近端指间关节,以及颈椎、腰骶椎,可使负重关节变形及关节严重障碍。

图1-28 山楂嚼食方

图1-29 胚芽豆奶

图1-30 决明子茶

对本病具有治疗作用且简便灵验又美味的药膳如下：

(1)骨碎补鹿角霜粉

【精心备料】骨碎补200克，鹿角霜100克。

【照谱掌勺】将骨碎补鹿角霜共研为细末，装瓶备用。

【服用方法】每日两次，每次六克，用黄酒送服。

【功效主治】补肾温阳，强筋健骨。

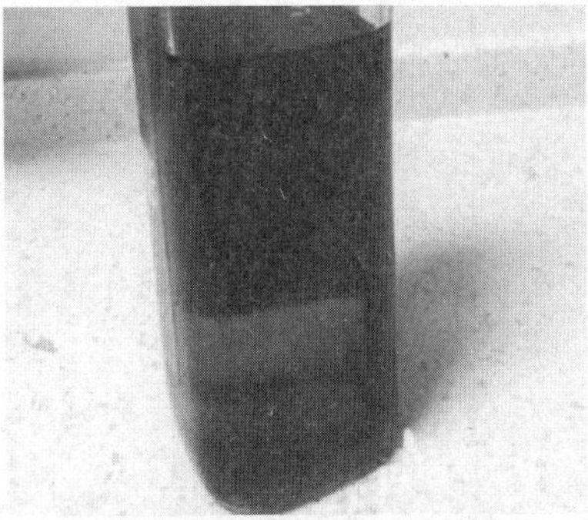

(2)威灵仙狗骨汤

图1-31 骨碎补鹿角霜粉

【精心备料】威灵仙20克，狗骨250克。

【照谱掌勺】将威灵仙洗净，晒干，切片，狗骨洗净杂碎。两味同入锅中，加水适量，煎煮一小时，去渣留汁。

【服用方法】上下午分服。

【功效主治】祛风湿，强筋骨，止痹痛。

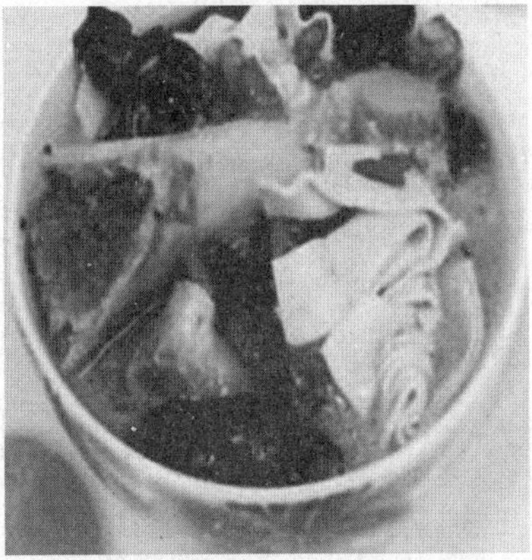

2.骨质疏松症

骨质疏松症是由于年老之后，内分泌功能的减弱以及机体活动能力逐渐降低等因素引起的骨组织数量减少性疾病。女性多见于绝经期后，男性多见于55岁之后，女性通常发病较早且数倍于男性，其临床症状往往不明显，或可引起全身骨、肌肉酸痛、乏力，并以腰背酸痛为主症。

图1-32 威灵仙狗骨汤

对本病具有治疗作用且简便灵验又美味的药膳如下：

(1)芝麻桃仁粉

【精心备料】黑芝麻250克，核桃

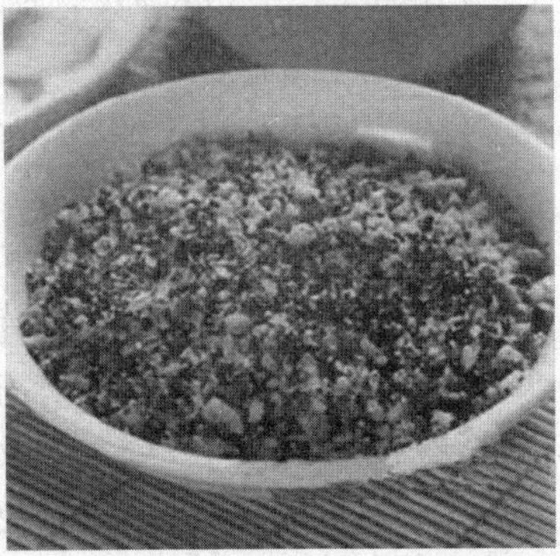

图1-33 芝麻桃仁粉

仁250克,白砂糖50克。

【照谱掌勺】将黑芝麻晒干炒熟,与核桃仁共研为细末,加入白糖,拌匀后装瓶备用。

【服用方法】每日两次,每次25克,温水送服。

【功效主治】滋阴补肾,抗骨质疏松。

(2)复方海螵蛸粉

【精心备料】海螵蛸300克,紫河车1个,鲨鱼干200克。

【照谱掌勺】将海螵蛸、紫河车、鲨鱼干将以上三味共研成细粉。混合拌匀、装瓶,置冰箱冷藏。

【服用方法】每日两次,每次十克,温开水送服。

【功效主治】补充钙质,补充雌激素。

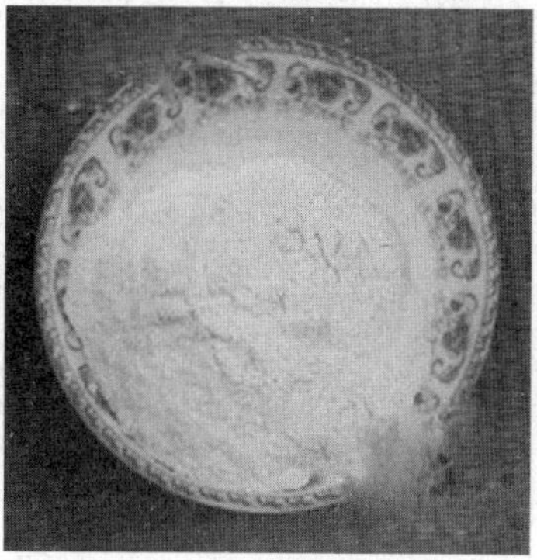

图1-34 复方海螵蛸粉

3.颈椎病

颈椎病是中老年常见病,老年颈椎病以软骨退变、骨质增生为主的关节病。由于骨质增生形成骨赘,压迫颈神经根,可产生颈、肩、上肢的疼痛、麻木、无力,以致肌肉萎缩。老年颈椎病多见为神经压迫型、椎动脉供血不足型。

对本病具有治疗作用且简便灵验又美味的药膳如下:

(1)复方红花酒

【精心备料】红花20克,当归尾15克,赤芍15克,川芎15克,肉桂10克,低度白酒1000毫升。

【照谱掌勺】将以上五味同研为粗粉,浸泡于白酒中,密封瓶口,每日振摇一次,7天后开始饮用。

【服用方法】每日两次,每次一盅。

【功效主治】活血化瘀,温通经络。

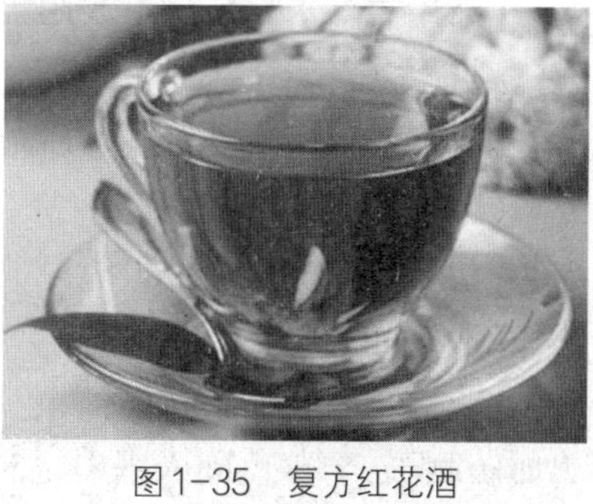

图1-35 复方红花酒

(2) 桃仁葛根粉

【精心备料】桃仁 150 克，葛根 150 克。

【照谱掌勺】将桃仁晒干，研为细粉。葛根研为细粉，与桃仁粉混合均匀后装瓶备用。

【服用方法】每日两次，每次 10 克，加少量开水调成糊状，兑入适量白糖同服。

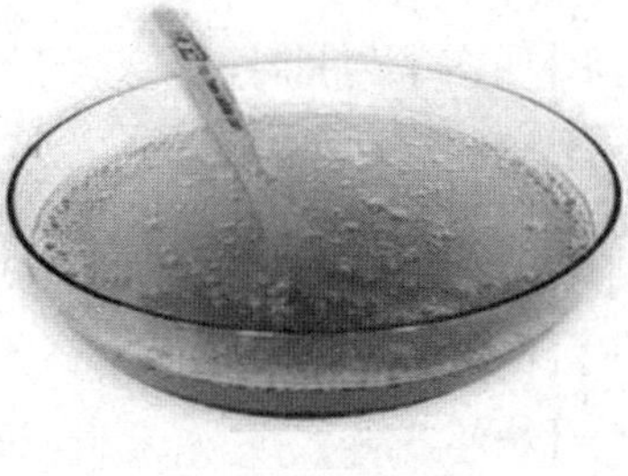

图 1-36　桃仁葛根粉

【功效主治】活血化瘀，温通经络。

(七) 神经与精神常见疾病

1.脑卒中后遗症

脑卒中是指一种急性非外伤性脑局部血供障碍引起的局灶性神经损害。

对本病具有治疗作用且简便灵验又美味的药膳如下：

(1) 丹参绿茶

【精心备料】丹参 10 克，绿茶 3 克。

【照谱掌勺】将丹参洗净晒干切片研成细末，与绿茶混合均匀，放入盖杯中，用沸水冲泡，加盖，焖 10 分钟后即可饮用。

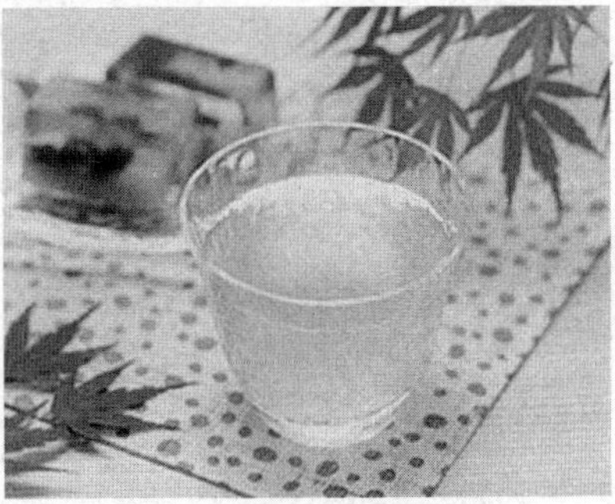

图 1-37　丹参绿茶

【服用方法】当茶频频饮用，冲泡三到五次。

【功效主治】活血祛瘀。

(2) 黄芪鸡血藤蜜饮

【精心备料】炙黄芪 30 克，鸡血藤、蜂蜜各 30 克。

【照谱掌勺】将黄芪切片，蜜炙。鸡血藤晒干，与黄芪同入锅中，加入

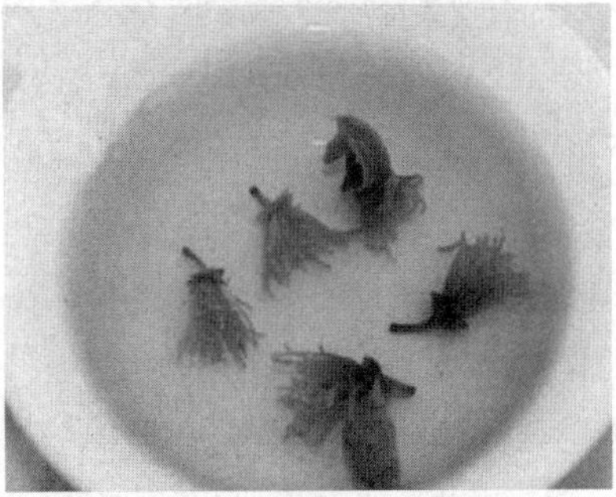

图 1-38　黄芪鸡血藤蜜饮

适量水,煎煮1小时,去渣取汁,兑入蜂蜜搅匀即可。

【服用方法】上下午分服。

【功效主治】益气活血,舒经活络。

(八)老年人其他疾病

1.更年期综合征

妇女到了更年期,由于生理改变,机体一时不能适应而出现一系列综合征状,称为更年期综合征。

对本病具有治疗作用且简便灵验又美味的药膳如下:

(1)佛手花茶

【精心备料】佛手花5克,绿茶2克。

【照谱掌勺】将佛手花、绿茶同入杯中,用沸水冲泡,加盖,焖10分钟后开始饮用。

【服用方法】当茶频频饮用,冲泡三到五次。

【功效主治】疏肝理气,解郁散结。

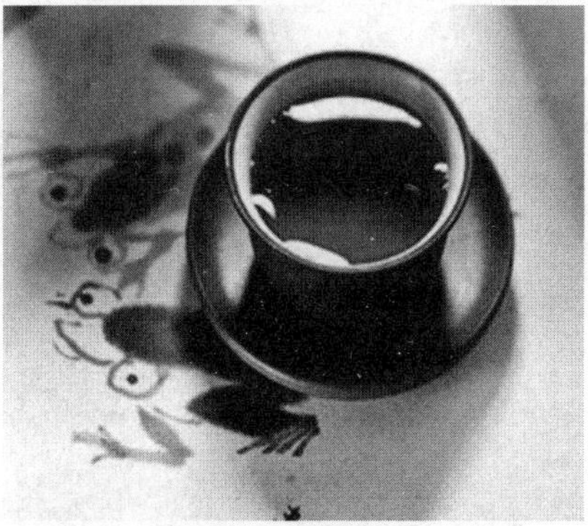

图1-39 佛手花茶

(2)杞菊莲心茶

【精心备料】枸杞10克,菊花3克,莲子心1克,苦丁茶3克。

【照谱掌勺】将枸杞、菊花、莲子心、苦丁茶同入杯中,用沸水冲泡,加盖,焖10分钟后开始饮用。

【服用方法】当茶频频饮用,冲泡三到五次。

【功效主治】滋阴降火。

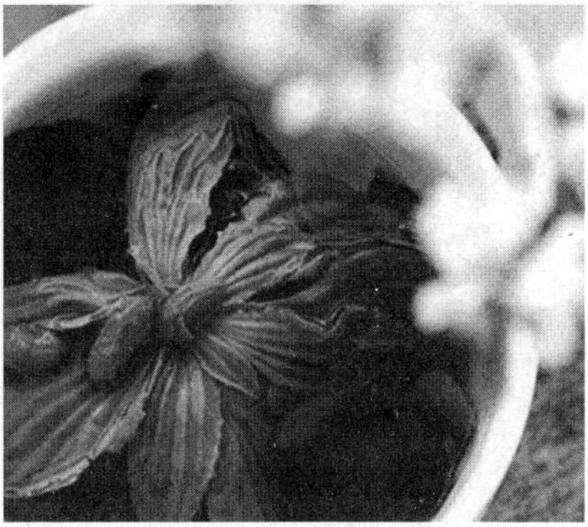

图1-40 杞菊莲心茶

2.阴道炎

阴道炎多见于绝经多年的老年妇女。

对本病具有治疗作用且简便灵验又美味的药膳如下:

(1)车前草汁

【精心备料】新鲜车前草200克。

【照谱掌勺】将新鲜车前草洗净,放入温开水中,浸泡10分钟,捞出后捣烂取汁。

【服用方法】上下午分服。

【功效主治】清热利湿,解毒止带。

(2)紫河车膏

【精心备料】紫河车一个,补骨脂一个,红花30克,熟地黄100克,蜂蜜500克。

【照谱掌勺】将紫河车洗净,与补骨脂、熟地黄、红花一起浸泡30分钟,入锅浓煎3次,每次一小时,滤液,兑入蜂蜜,调匀成膏,装瓶备用。

【服用方法】每日两次,每次30克,温水送服。

【功效主治】补肾益精。

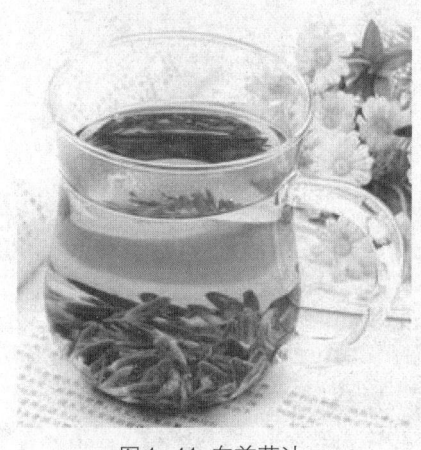

图1-41 车前草汁

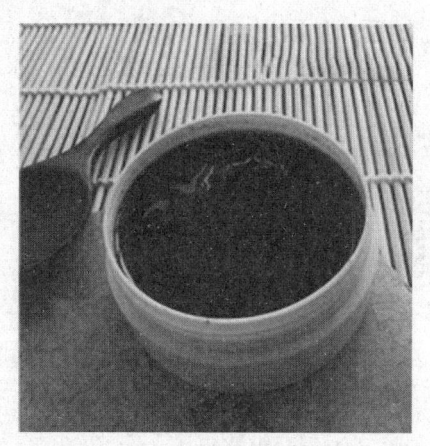

图1-42 紫河车膏

五、中医养生

(一)中医十二时辰养生

养生学家根据古代百岁寿星的养生经验,将良好的生活方式与规律作息结合,制定了一日十二时辰养生法。《黄帝内经》记载:"上古之人,其知道者,法于阴阳,和于术数,食饮有节,起居有常,不妄作劳,故能形与神俱,而尽终其天年,度百岁乃去。"意思是说,生活有规律就能延年益寿。所以,十二时辰养生法是中国传统延寿方法的一个重要内容。

1.十二时辰与人体生理特点　古代将一昼夜分为十二时辰,即:子、丑、寅、卯、辰、巳、午、未、申、酉、戌、亥。每一时辰相当于现代的两个小时。子时23~1点,丑时1~3点,寅时3~5点,卯时5~7点,辰时7~9点,巳时9~11点,午时11~13点,未时13~15点,申时15~17点,酉时17~19点,戌时19~21点,亥时21~23点。

(1)卯时(上午5~7点)　晨光初放即披衣起床,叩齿300次,转动两肩,活动筋骨;将两手搓热,擦鼻两旁,熨摩两目6、7遍;揉搓两耳5、6遍;再以两手抱后脑,手心掩耳,用食指放中指上,以中指叩击头枕部各24次,这叫"鸣天鼓"。

(2)辰时(上午7~9点)　晨起饮白开水或茶一杯;用手代梳,梳发百余遍,以醒脑明目,防止脱发;然后洗脸、漱口、刷牙;如厕排便。早餐宜吃饱吃好。饭后徐徐行走百步,边走边按摩腹部,以助脾健运。

(3)巳时(上午9~11点)　或读书,或理家,或种菜,或养花。疲倦时即静坐养神,或叩齿咽津(唾液)。老年人气弱,不宜高声与人长谈。说话耗气,宜"寡言语以养气"。

(4)午时(11~1点)　午餐宜吃六七分饱。饭后用茶叶水漱口,可去油腻,但刚饭后不宜饮浓茶,应静坐或午休。

(5)未时(午后1~3点)　或午睡,或练气功,或邀友弈棋。

(6)申时(午后3~5点)　或读书,或写作,或练字作画,或会友交谈,或浏览报刊,或去田间小劳。

(7)酉时(午后5~7点)　晚餐宜清淡、宜少吃,可饮酒一小杯。晚饭后可散步、观落霞、听鸟鸣。

(8)戌时(晚7~9点)　睡前漱口刷牙,用热水洗脚,以引血下行,防止老人上实下虚,上重下轻,坐床上练静功,然后安眠。睡时宜"卧如弓",向右侧,以防压迫心脏,有利胆汁排泄。

(9)亥、子时(晚9至次日凌晨1点)　"睡不厌蹴,觉不厌舒",即睡时宜屈膝卧,醒时则伸脚舒体,变换姿势,流通气血。环境宜静,安睡宁神以养元气。

(10)丑、寅时(凌晨1~5点)　此时精气发生,阴茎勃起。人以精气为宝,老年人宜节制房事,但又不宜强制。老年人以二十日或一月行房一次为宜。

2.经络运行规律　经络是人类的一种奇特的生命结构,经络形式如网状遍布全身,人体通过经络联系成一个整体,并通过经气与自然界息息相关。人体五脏六经之气的运动与自然界的阴阳五行的运动,是相互对应的。遵循自然规律,科学调整脏腑器官,寻求阴阳平衡,才能达到养生目的。

我们把一天分为24个小时,而古代人们则把一天分为12个时辰,也就是两个小时相当于一个时辰,所以日养生也叫12时辰养生。12时辰和五脏六腑以及经络密切相关,每一个时辰都有一个经、一个脏腑值班,所以,针对每一个不同的时辰来保养其相对的脏腑。因此,依照次序锻炼经络才能符合气血盛衰和经络运行的规律。

子时—睡觉保护阳气

晚上11点到1点是子时,是一天当中太极生命钟阴极的时候,按照阴阳消长的规律,这个时间阴气最重,而阴是主睡眠的,符合阴阳的消长规律,在这个时候要处于熟睡的状态。子时胆经值班,胆经此时阳气刚刚生发比较微弱,要特别保护阳气,所以子时不能熬夜,安静的睡觉,对养阳气很重要。

丑时—肝经造血时间

丑时凌晨1点到3点的时候,是肝经值班。肝经是主生发的,此时阳气比胆值班的时候要生的大一点。肝脏要解毒、要造血,就在这个时候进行,因此人体需要休息。

寅时—号脉的最好时机

凌晨3点到5点,阴阳趋于平衡。此时肺经值班。这时候中医号脉是最准的时候。我们可以看你的脉硬不硬,脉硬呢,40岁以上的人要考虑高血压;二三十岁的如果脉紧,可能这段时间工作压力太大,还可能是有焦虑症。又紧又硬的脉叫作弦脉,如果是弦脉就要考虑你是不是有高血脂、动脉硬化了。

卯时—空腹喝水,排出毒素

卯时早上5到7点钟的时候。大肠值班。卯时起床后要喝一杯温开水,有助于排便。卯时在天地之象代表天门开,代表二月,万物因阳气的生发冒地而出,故是排便的最佳时机。中医认为"肺与大肠相表里",寅时肺气实了,才能正常大便。

辰时——早餐营养要均衡

7到9点辰时是胃值班,所以胃是最容易接纳的时候,丰盛的早餐很重要,早餐要肉、蛋、奶、蔬菜和水果,保证一天营养需要。

巳时——工作学习的第一个黄金时间

9到11点是巳时,脾经值班的时候。脾经是主消化的,主要吸收营养。这个时候大脑是最具活力的时候,是人的一天当中的第一黄金时间,是老人锻炼身体的最好时候,是上班族最出效率的时候,也是学生学习效率最高的时候。所以,必须吃好早饭,保证脾经有足够的营养吸收,这样,大脑才有能量应付日常的运转。

午时——睡好午觉养阳气

午时是11点到下午1点,是心经值班。特别注意,心经值班的时候要吃午饭、睡午觉,按照太极阴阳气化,这个时候阳气最旺。《黄帝内经》说阴是主内的,是主睡觉,阳是主外的,主苏醒。午时阳气最盛,吃完午饭稍事休息继续工作,提高效率。阳虚的人这个时候就要饱饱地睡,最养阳气。正常的人午时只需休息半小时到一小时,可以达到护养心经的作用。睡午觉要平躺,可以让大脑和肝脏得到血液灌注,有利于大脑养护。《黄帝内经》有一句话叫作"卧,则血归于肝。"意思就是平躺血液才养肝,平躺休息还可保护颈椎、腰椎。

未时——保护血管多喝水

午时过了就到未时下午1点钟到3点,小肠经值班。小肠经把食物里的营养吸收后,送到血液里,血液里边就满满当当的,就像上下班时候街上的车,十分拥挤,你这个时候喝一杯水,稀释血液,起到保护血管的作用。

申时——工作学习的第二个黄金时间

下午3点到5点是申时,是人体第二个黄金时间。小肠经已经把中午饭的营养都送到大脑了,大脑这时候精力很好,要抓紧工作,提高效率。

酉时——预防肾病的最佳时期

酉时是傍晚的5点到7点,是肾经值班,喝一杯水可以帮我们把毒排掉,还可以清洗你的肾和膀胱,让我们不得肾结石,不得膀胱癌,不得肾炎。

戌时—工作学习的第三个黄金时间

晚上7点到9点是心包经值班。心包经值班时心气比较顺,是一天当中的第三个黄金段,可以学习,可以去散步去锻炼身体。当心包经值班时间快结束时,可能是你散步回来,需要再喝一杯水,保持血管通畅。

亥时—准备休息

晚上9点到11点是亥时,准备睡觉。到10点半一定要上床。12时辰养生就是要按照经络和脏腑,还有阴阳气化来进行养生。

3.最佳作息时间表

老年人要保持健康的身体,合理有序的作息时间是十分必要的。遵循人体生物钟节律,合理安排老年人的生活,让身心每天都处在完美状态,对促进老年人的健康有积极的帮助作用。

1:00~3:00 人体全身肌肉放松,进入睡眠状态,但是肝脏却在紧张的工作——排毒。切记不要熬夜,因熬夜伤肝。

4:00~6:00 脑部供血最少,心跳变慢,血压、血糖是最低的时候,易发生心脑血管意外和低血糖。不宜立刻起床,如厕起身要缓慢。

7:00~8:00 肝脏已将体内的毒素排出。体温开始上升,免疫力最强。起床、洗漱、早餐(营养早餐),不要喝酒。营养吸收后心跳加快,血压、血糖升高,需要吃降压药(糖尿病人餐前服药)。老年人可晨练,如打太极拳、做操等,活动筋骨。

9:00~11:00 大脑兴奋,痛感降低,精力充沛,心脏全力工作,不易疲劳,是最佳的工作时间,也是人体的第一个黄金时段。适合老人打针、手术、治疗等。卧床老人做功能锻炼、看电视、读报纸等。

12:00~14:00 早晨活动结束,身体需要休息,此时胃液分泌最多,胃肠加紧工作,应急能力下降,全身反应迟钝,需要补充水分和营养,餐前水果,准备丰盛的午餐。餐前餐后按时服药。安排午休半小时至一小时。

15:00~17:00 体温最高,经过午饭和午休,工作能力又开始恢复。是人体的第二个黄金时段。游园、晒太阳、棋牌娱乐、会友交流,卧床老人可以做功能锻炼、听听音乐、喝喝茶等休闲活动。

18:00~19:00 体力达到高峰,血压波动较大,人容易激动,老年人易发生危险。晚餐要清淡、易消化,不宜过饱,提醒老人心平气和,不宜安排商务活动,按时服用降压药,散步、看电视,稳定情绪。

20:00~21:00 记忆力最强,大脑反应最快,是人体的第三个黄金时段。适合老人阅读、创作,与老人沟通,了解需求,尽量满足老人心愿。

22:00~24:00 呼吸减慢,体温逐渐下降,人体的各种功能处于最低潮,开始逐渐进入深度睡眠,一天的疲劳开始缓解。适合梳洗、泡脚,卧床老人床上擦浴,局部按摩,预防压疮,除了休息,不宜进行任何活动。

(二)常用养身保健法

1.健脑养身预防痴呆法

(1)多思考常用脑 大脑用则进废则退,中老年人要多用脑,如坚持读书看报,绘画下棋,培养多方面的兴趣爱好。

(2)延脑衰,多动手 俗话说"心灵手巧",说明双手与大脑有着亲密的关系。经常活动手指,比如做手臂交替运动及手掌握力活动等,可以刺激大脑两半球,有益智健脑、延缓大脑衰老的作用。

(3)疲劳多转换 即转换不同性质的活动。比如较长时间的单调工作或读书、写作后,应及时转换另外不同性质的活动,使大脑神经松弛而不过分疲劳,达到脑力保持最佳状态。散步、做体操、旅游、做家务等都是较好的转换活动方式。

(4)重参与情绪好 尽量参与一些社交活动和体育活动。结交朋友特别是年轻朋友,可以接受青春活力的感染,保持愉快的情绪,有利于脱离孤僻的生活环境。积极有趣的体育活动,可使精神欢愉,消除疲劳,体质增强身体更健康。

(5)睡眠足免疫好 中老年人要学会规律地生活,合理安排作息时间,努力做到按时就寝,按时起床,不常熬夜,保证一天有8小时(老年人10小时左右)的睡眠时间。因为充足的睡眠对提高人体免疫功能和抗病能力十分有益。

(6)调饮食重营养 随着生活水平的提高,要重视饮食调节,应做到粗细混杂,荤素搭配,兼收并蓄。提倡多吃维生素和矿物质丰富的红枣、牛奶、豆浆、蛋黄、胡桃仁、百合、木耳、香菇以及绿叶蔬菜和水果。

少吃动物脂肪和含糖类食物。

2.延年益寿十五法

（1）常梳头　每日至少要保持梳发两次,每次60多梳,可明目、清脑、祛风、活血、增进肾功能,防脱发,经常坚持,必然受益。

（2）常擦洗　每次洗脸后,用双手擦面部10余次,能振奋精神使工作有朝气。

（3）常运目　长时间用目后,要先运转眼珠,再闭目静养。方法是:从左而上,从右而下,往返调整10余次。

（4）常按耳　按摩双耳能补肾、健脑、防耳聋。方法是:用双手按摩耳轮,不拘数遍,以热为度。

（5）常叩牙　每日早晨叩牙30多次,能生津、健齿、食之有味。方法是:上下牙叩响,津液咽下。

（6）常运动　生命在于运动。如不经常运动,肌肉关节就会萎缩。方法是:腰常伸、腹常收、肢常摇;夏游泳、冬慢跑、春秋踏青、经常做体操、积极参加力所能及的体脑力劳动,可以得到综合性的锻炼。

（7）常沐浴　沐浴有三种:日光浴、空气浴、清水浴。可根据具体情况选择。

（8）常洗脚　每晚临睡前用适度的热水洗脚,为保健秘诀之一。洗脚后按摩涌泉穴30多次,有利于睡眠,冬季洗脚更有神效。

（9）常养气　古人说"酒色财气"视为害人的毒汁,这就要有正确的观点对待,要从"精神愉快、心情舒畅、遇事不怒、思想宽广、饮食有节、起居正常、劳逸结合、锻炼至上、增强抵抗、万事无恙"等方面加以努力,保持良好的心态。

（10）常养精　肾虚者易患腰痛、膝软、头晕、耳鸣、失眠、心悸、牙摇、精神不振、生殖功能早衰、前列腺素降低等病状。只有采用"养精、保肾、节欲"措施,才能治疗上述的疾病,达到健康长寿的目的。

（11）讲营养　营养是生命的物质基础,蛋白质、热能、辅助营养素,这三大类缺一不可。药食并养,以食为主,荤素并举,以素为主。

（12）讲卫生　实践证明:讲卫生少生病,饮食要谨慎,蔬菜、水果要洗净,饭前洗手,饭后漱口,锅碗筷勺等餐具要清洁,穿着及居住环境要干净。

(13)笑口常开 笑声伴随生活,无时无处不能少有。笑在胸腔,肺部扩张,呼吸正常;笑在肚里,产生胃液,帮助消化,增进食欲,促进代谢;笑在全身,兴奋整体,睡眠香甜,精神振奋,心胸开颜,工作起劲。笑是一门学问,常笑、微笑、大笑、都能有效地治疗人们的神经衰弱,忧郁症等精神疾病。但一定要适度,尤其患有高血压、心脏病、心肌梗死等,不可以大笑,只宜微笑。

(14)常养神 神指心力、心经,是身体之主,生死之本,善恶之源。八小时工作时间要专心致志,其余的时间及双休日要根据自己的爱好和特长寄情趣于一技之长,以乐促健。

(15)常欢心 紧张、焦虑、恐惧是健康的大敌。中医学要求注意"精神内守,不可七情太过"对于各种不良的刺激要沉着应对,冷静处理达到化险为夷。古人说的好:"心诚意正思虑除,顺理修身去烦恼"。

(三)中医四季养身法

1.春季养生法

冬去春来,万物复苏,自然界呈现出一派生机勃勃的景象,人的精神焕发,肝气旺盛而升发,如果肝气升发太过或是肝气郁结,都易损伤肝脏,到夏季就会发生寒性病变,如情志不遂,肝阳上亢,血压升高,有心脑血管病者还容易发生中风。因此,顺应天时变化,对老人的日常饮食起居及精神营养进行相应调整,做到"未病先防,有病防变",加强对肝脏的保健正当其时。因此,春季养生宜顺应阳气自然开发舒畅的特点,以养肝为要务,可以从精神、饮食、运动三大方面来配合养肝。

(1)养肝先要睡得香 养肝重在睡眠,在中国传统文化中,古人将睡眠称为"眠食"。曾国藩有"养生之道,莫大于眠食"的名言。研究表明睡眠时进入肝脏的血流量是站立时的7倍,流经肝脏血流量的增加,有利于增强肝细胞的功能,提高解毒能力,并加快蛋白质、氨基酸、糖、脂肪、维生素等营养物质的代谢,从而维持机体内环境的稳定,抵御春季多种传染病的侵袭;高质量睡眠对脑和整个神经系统的有效调节,体内会出现一系列有利于生理、生化的变化,起到祛病延年的作用。因此,人人都要注重科学睡眠,青少年和中年人每天需睡8小时;60岁以上老年人7小时左右;80岁以上老年人应睡8~9小时;体弱多病者可适当增加睡眠时间。睡前不能喝浓茶及咖啡,晚饭不宜过饱,坚持睡前用热水洗脚。睡姿应"卧如弓",右侧卧位使心脏处于高位,不受压迫,肝脏处于低位,供血较好,有利于新陈代谢;胃内食物借重力作用,向十二指肠推进,可促进消化吸收。同时,全身处于放松状态,呼吸匀和,心跳减慢,大脑、心、肺、胃肠、肌肉、骨骼得到充分的休息和氧气供给。

睡觉的方位有很多种说法,应该顺应地磁场方向,头北脚南为宜,人体长期顺着地磁的方向睡觉,可使人体器官细胞秩序化。古代的医学家、养生学家认为人的睡觉方向应该随春、夏、秋、冬四季的交替而改变,提倡"应四时所旺之气而卧"。唐代著名医学家孙思邈在《千金方》中说:"凡人卧,春夏向东、秋冬向西。"是说春夏两季睡眠的方位宜头向东脚朝西,秋冬两季则宜头向西脚朝东。不管怎样,睡得舒服就好,要有静谧的睡眠环境,室内空气新鲜,温湿度适宜,床铺舒适,利于进入甜蜜的梦乡。

(2) 减酸增甘宜平补　春季饮食以平补为原则,重在养肝补脾。肝的生理特性就像春天树木一样生发,主人体一身阳气升腾。若肝功能受损则导致周身气血运行紊乱,其他脏腑器官受干扰而致病。又因酸味入肝,为肝的本味,若春季已亢奋的肝再摄入过量的酸味,则造成肝气过旺。甘味入脾,最宜补益脾气,脾健又辅助于肝气。故春季进补应如唐代百岁医家孙思邈所说:"省酸增甘,以养脾气",意为少吃酸味多吃甘味的食物以滋养肝脾两脏,对防病保健大有裨益。

适合春季吃的食物:性温味甘的食物首选谷类,如糯米、黑米、高粱、黍米、燕麦;蔬果类,如刀豆、南瓜、扁豆、红枣、桂圆、核桃、栗子;肉鱼类,如牛肉、猪肚、鲫鱼、花鲤、鲈鱼、草鱼、黄鳝等。人体从这些食物中吸取丰富营养素,可使养肝与健脾相得益彰。其次,要顺应春升之气,多吃些温补阳气的食物,尤其早春仍有冬日余寒,可选吃韭菜、大蒜、洋葱、魔芋、大头菜、芥菜、香菜、生姜、葱。这类蔬菜均性温味辛,既可疏散风寒,又能抑杀潮湿环境下滋生的病菌。再次可适当配吃些清解里热、滋养肝脏的食物,如荞麦、薏苡仁、荠菜、菠菜、蕹菜、芹菜、菊花苗、莴笋、茄子、荸荠、黄瓜、蘑菇等。这类食物均性凉味甘,可清解里热,润肝明目。

(3) 坚持运动健身心　春天应顺应阳气升发的自然规律,使肝气顺畅条达,要学会自我调控和驾驭好情绪,心胸开阔,遇到不愉快的事及时进行宣泄,防止肝气郁结。平时要培养乐观开朗的性格,多些兴趣爱好,在宋代《寿亲养老新书》里载有十乐:读书义理、学法帖字、澄心静坐、益友清谈、小酌半醺、浇花种竹、听琴玩鹤、焚香煎茶、登城观山、寓意弈棋。清代画家高桐轩也有耕耘之乐、把帚之乐、教子之乐、知足之乐、安居之乐、畅谈之乐、漫步之乐、沐浴之乐、高卧之乐、曝背之乐。现代人应多学学古人的"十乐",对春天养肝大有裨益。

春天养肝最好的运动是放风筝和散步,可以放松心情,使心情愉快,也可以促进消化,帮助缓解心情;清晨、傍晚及节假日,可漫步于芳草小径,舞拳弄剑于河畔林间,或去郊外踏青问柳,游山戏水,赏花行歌,登高望远,身心融入大自然之中,天人合一,无形之中增强了心身健康。

2.夏季养生法 夏季是一年四季中阳气最盛的季节,气候炎热而生机旺盛,此时是人体新陈代谢旺盛的时期,阳气外发,伏阴在内,气血运行亦相应地旺盛起来,并且活跃于机体表面。为适应炎热的气候,皮肤毛孔开泄,而使汗液排出,通过出汗,以调节体温,适应暑热的气候。汪绮石在《理虚元鉴》里指出:"夏防暑热,又防因暑取凉,长夏防湿",意思是在盛夏防暑邪,在长夏防湿邪,同时又要注意保护人体阳气,防止因避暑而过分贪凉,从而伤害了体内的阳气,即《黄帝内经》里所指出的"春夏养阳",即使是在炎热的夏天,仍然要注意保护体内的阳气。

在夏天又怎样注意保护阳气呢?

首要不能只顾眼前舒服,过于避热趋凉,如在露天乘冷过夜,或饮冷无度,致使中气内虚,从而导致暑热与风寒之邪乘虚而入。在乘凉时,要特别注意盖好腹部,不少农村地方喜穿"兜肚",是很符合养生之道的。

其次要谨防空调病,室内外的温差不宜太大,以不超过5℃为好,室内温度不低于25℃;入睡时最好关上冷气机,冷气房里不要长期关闭,保持空气流通;在室内感觉有凉意时,站起来活动四肢和躯体,以加速血液循环;若患有冠心病、高血压、动脉硬化等慢性病人,尤其是老年人,不要长期待在冷气环境里,患有关节痛的人亦不要老在冷气环境里生活。

夏季三伏时节,由于高温、低压、高湿度的作用,人体汗液不易排出,出汗后不易被蒸发掉,因而会使人烦躁、疲倦、食欲不振,易发生胃肠炎、痢疾等。若湿度太低,上呼吸道黏膜的水分可大量散失,从而使抵抗力下降,易引起感冒。长夏时节由于天气闷热,阴雨连绵,空气潮湿,衣物和食品都容易返潮,甚至发霉、长毛,人也会感到不适。若穿着返潮的衣物,容易感冒或诱发关节疼痛,吃了霉烂变质的食品,就会引起胃肠炎,甚至导致中毒。因此,夏季人体适宜的湿度是40%~60%,当气温高于25℃时,适宜的湿度为30%,调节适宜的温湿度对老年人健康是非常必要的。

3.秋季养法

秋天是阴长阳消的时候,所以要以养阴为主。秋天主收,万物收敛,肺气内应,养生应以养肺为主。收敛神气,逆之则伤肺。所以《黄帝内经》说:"秋三月,要早卧早起,与鸡俱兴(与鸡一起作息),使志安宁,收敛神气。

人体在秋季阳气逐渐由表趋里,气血运行减缓,新陈代谢相应减慢,腠理汗孔开闭有时,汗液排泄减少。因而,归结秋季的特点,养生也就要从"养收"着手。顺应秋季自然界的这种气候变化以及人体的生理变化特点,合理地安排日常生活起居,才有利于我们的养生保健。秋季养生保健注意事项:

(1)秋季起居注意

进入秋季,气候渐转凉,尤其入夜之后,温度降低很快,此时不宜在户外乘凉太久,以免感受深秋风寒之邪,而应该早早进入梦乡,以帮助人体精气的收敛闭藏;起床时间应延续夏季的习惯,以早起为宜,趁着早晨的凉爽,安排准备一天的活动。

(2)秋季着装—"秋冻"

秋季气候渐转凉且多变,昼夜温差增大,因此应该及时增添衣物以避寒。秋季着装要比夏季适当增多,以适应气候的转冷改变,减少热量的散失,维持体温恒定。

另外,从养生保健的角度来讲,秋季衣物的增添不宜太快,最好是在人体能耐受的前提下逐渐、少量增加衣物,因为衣物增添太快往往不利于身体对气候转寒的适应力,如果使人体保持适当的微冷状态,可以增加对寒冷的耐受力,有利于防病保健,此即民间俗语"春捂秋冻"中所讲的"秋冻"。

(3)秋季宜增加耐寒锻炼

秋季是炎热的夏季向寒冷的冬季转换的过渡季节,经历了由热转寒的整个变化过程。为了适应气候的这种转变,秋季时最好适当增加耐寒锻炼,以增加人体对寒冷环境的适应能力,增强机体的抵抗力。如在微冷的环境中进行户外晨练、爬山、慢跑、游泳等运动,也可以增加人体对寒冷的适应能力。

(4)适宜秋季的运动项目

金秋时节,秋风送爽,气候转凉,人们经过了一整个炎热夏季的避暑"蛰居",秋季成为重新开始身体锻炼的好季节。秋季时,人体精气转趋于里,因此秋季的运动最好选择一些具有安神宁志、帮助精神内敛功效的运动项目,如内气功、静坐等,以帮助人体精气的内敛和闭藏。

除去以上的运动项目,还可以选择稍微剧烈的运动项目,以舒展筋骨、活动气血,如年轻人可以选择打球、爬山等,老年人可以选择散步、慢跑、太极拳、八段锦等运动项目。

秋季在增加运动锻炼的同时,也应当根据气候的变化特点,注意一些日常生活保健。秋季燥邪当令,气候多干燥,温度渐转凉,且昼夜温差大,因此,运动锻炼时要根据情况及时增减衣物,不要怕麻烦,避免太热、出汗太多;运动前宜饮用适量温开水,以补充水分,减轻呼吸道黏膜干燥状况;运动以微出汗为度,出汗后不要立即脱去衣物,以免感受风寒。

(5)秋季进食注意

初秋时分,气温仍偏高,民间称其为"秋老虎",但阳光已不似夏季时毒辣,此时仍应继续注意降温防暑,避免阳光久射,饮食宜清淡、易消化,同时注意及时补充水分,以弥补汗液丢失。

仲秋至深秋,燥邪当令、气候干燥,人体容易缺失水分,出现皮肤干裂、皱纹增多、毛发干燥易脱落、咽喉燥痛等症状或不适。因此,秋季应多喝水,补充足够的水分,饮食以"酸、甘、润"为主,少食辛温发散之品,如葱、姜、蒜、韭菜等物,以免助燥伤阴。

中医学认为,五味中的酸、甘可化阴生津。秋季气候干燥,因此适宜多食酸、甘、润之品,如雪梨、蜂蜜、甘蔗、牛奶、银耳、百合、莲子、核桃、红枣、花生、黑芝麻等食品,以养阴、生津、润燥,缓解人体干燥症状。

(6)秋季易患疾病的预防

秋季气候干燥,人体水分很容易流失,加上夏季出汗太多,体内水分相对不足,到了秋天很容易引起"秋燥"的症状。人们经常会感觉嘴唇干燥脱皮,全身皮肤变得紧绷绷的,有时还会有瘙痒、咽喉部位干燥疼痛、大便干结等,这些都是"秋燥"的表现。空气干燥,人体呼吸道黏膜对病毒等微生物的抵抗力也随之下降,加上昼夜温差增大,如果不注意防护,很容易发生伤风感冒、支气管炎等疾病。

伤风感冒、支气管炎等疾病多是由于衣物添减不当以及人体抵抗力下降引起的。秋季时气候转凉,昼夜温差大,我们需要及时添减衣物,注意防寒保暖,不宜赤身露体,也不宜穿得太厚。另外,可以适当增加体育锻炼和耐寒锻炼,以增强体质,增加对疾病的抵抗力。

(7)秋季情志调摄

秋季肃杀之气当令,万物由荣转衰,人很容易受到自然界这种变化的影响,产生悲愁伤感的情绪。因此,秋季情志的调摄主要是保养神志、收敛神气,减少秋杀之气对人体的不良影响。可以多参加些户外活动,比如爬山就是秋季很好的户外运动项目。我国古人有"重阳登高"的习俗,这对于秋季情志调摄是很有帮助的。秋高气爽的季节,选择一个好天气,与亲朋好友一道去登山畅游,饱览美景,可使人有心旷神怡、轻松愉悦之感,有利于消除忧郁、悲伤的情绪。

4.冬季养身

冬季3个月包括立冬、小雪、大雪、冬至、小寒、大寒等6个节气。冬天是阳气闭藏的季节(草木凋谢,种子埋藏在冰雪之下,动物冬眠,水面结冰,这就是冬藏),冬天夜长日短,人们应顺应自然,增加睡眠时间,以便顺应大自然的冬"藏"之机。在冬天熬夜的伤害比平常更大,晚11点之前要上床休息。冬天里不要做出汗太多的运动,汗液属于"津液",剧烈运动后,毛孔开张,阳气随汗液外泄。冬天不要把皮肤外露,不在冬天减肥,无论是节食、运动或者药物利尿和减肥的方法,都是在短时间内消耗大量的热量,属于"泄"的范畴,减肥不适于在冬天进行;冬季是以"封藏"为本,是需要保存实力、保本,如果阳气外泄,容易出现疲乏、感冒、头晕,手足冰凉的症状;在冬天不要因寒冷而多蒸桑拿,无论湿蒸还是干蒸,都会造成汗水大量流泻,同样不利养生;冬季一定要懂得收敛,每周洗澡一到两次;在冬天不宜做拔罐等排毒功效的保健方式,凡是泄的方式都不适宜在冬天进行。

冬天的养生要避寒,"寒从足生",保持足部的温暖才有助于身体温暖。脚部有60多个穴位,三阴经和三阳经都走脚,足底有涌泉穴,属肾经。洗脚要用热水泡20分钟以上为佳,应该泡到脚腕以上,沐足时,用川椒10克、食盐10克煮水,放进高桶里,高桶泡脚,热水泡到小腿部位。冬天少吃凉拌菜,凉面和性质偏寒的食品。酒要温了喝,不要耗费胃中的阳气,黄酒温和养人,冬天可常饮用(一瓶黄酒放三颗咸话梅,加热,口感佳,古越龙山牌质地不错。

在冬季吃植物的根部和果实,冬天植物凋零,植物的营养保存在根部与果实之中,因故,吃种子类和果实类的食品是很好的滋补品。冬天是补肾的好时机,一些黑色食品都有补肾的作用,如芝麻、核桃、腰果、木耳、黑芝麻、黑豆等,我国民间的传统食品"腊八粥",就是用多种不同的果实煮在一起,常吃此类粥有增加热量和营养功能。另外,小麦粥:养心除烦;芝麻粥:益精养阴;萝卜粥:消食化痰;胡桃粥:养阴固精;茯苓粥:健脾养胃;大枣粥:益血养气等,这些粥类都有很好的进补作用。在我国很多地方,都流传着"冬吃萝卜夏吃姜,不劳医生开药方"这样的谚语,萝卜具有很强的行气功能,还能止咳化痰、除燥生津、清凉解毒。让我们顺应自然,在冬季"藏"好自己,储存实力,保存潜力,以待来春,生发盎然。

总之,春生、夏长、秋收、冬藏。违背了春天的养生法则,肝气不能生发,则肝气内伤,肝伤则木病不能生火,故于夏令火旺之时易生寒病,夏天人就不能很好的长养;违背了夏天的养生法则,心气不能长养,则心气内虚,暑热内乘,到了秋天就容易生疟病,而致秋不能收成,冬天易生重病;违背了秋天的养生法则,肺气不能顺利内收,肺失所养则伤肺,肺伤则金不生水,故当冬令之时易致肾虚泻泄,冬天不能藏精。违背了冬天的养生法则,则肾不能藏精,肾气内伤来年春天肝木失其所生,肝藏血主筋,肝气虚不能养筋则易生痿厥。因此,顺应节气变化,遵守养生法则,才能保持健康身体,延年益寿。

第七节　排泄护理

排泄,指机体新陈代谢过程中产生的终产物排出体外的生理过程。生物代谢产生的废物必须排出体外,否则将破坏内环境的稳定,导致中毒。若患肾炎,排尿发生障碍,就会出现尿中毒的症状。

一、排便习惯养成

老年人多因体弱、活动过少、肠痉挛导致排便困难。

(一)养成每天定时大便一次的习惯

时间的选择上可以因人而异,但最好在每天早饭后排便,因为早饭后,食物进入胃内能引起"胃—结肠反射"促进胃肠蠕动,出现大蠕动波,易于排便反射的产生。

(二)不能忽视便意

经常忽视便意或强忍不便,导致粪便在肠道内滞留过久,大便干燥而造成便秘,同时久而久之也会使直肠感受粪便的功能下降,引起直肠性便秘。

(三)大便时别分心

养成大便时不看报纸、听广播等不良习惯,尽量缩短排便时间,但也要保证有能排净大便的足够时间。

(四)建立排便反射

排便是可以建立的条件反射。开始时,可能并没有便意,也没有粪便排出,只要坚持定时排便一段时间,即可逐渐建立起排便的条件反射,形成习惯后就能定时顺利快捷的排出大便了。

(五)空腹喝水

养成每天晨起空腹喝一杯凉开水的习惯,如果由于脾胃虚寒不能饮凉开水者,饮温开水亦可,可刺激胃肠蠕动,促进排便,能增加肠中水分,防止粪便干燥。

（六）食物不要过于精细，更不能偏食

养成能吃五谷杂粮，蔬菜果肉的习惯。因为粗粮、蔬菜中含有大量的纤维素。纤维素对形成粪便，吸收水分（保留粪便一定水分），防止粪便干燥，以及刺激胃肠蠕动，促进排便等均有重要作用。如果食物过于精细则易造成便秘。如果偏食，尤以过食辛温燥热之食品，如喜食辣椒等，可使肠胃积热，损伤肠中津液水分而造成便秘。

（七）适当运动

根据老年人身体状况，可选择散步、太极拳等活动。如果长期少动，则脾胃功能减弱，食少乏力，也易发生习惯性便秘。

（八）滥用泻药

不要一出现便秘就滥用泻药，因为滥用泻药会干扰或破坏胃肠道的正常活动和吸收功能，经常滥用泻药反而易形成顽固性便秘，或造成腹泻、大便失禁等。

二、异常排便

（一）大便异常

是指大便的次数、性状及颜色等方面异于平常

1. 大便鲜红呈糊状可能患急性出血性坏死性小肠炎，这是由于暴饮暴食或吃了不洁净的食物。

2. 大便表面附着鲜红血液，不与大便混杂常见于内痔、外痔和肛门裂。如果有血液附在大便表面，而且大便变成扁平带子形状，应去医院检查是否患直肠癌、乙状结肠癌、直肠溃疡等病。

3. 暗红色果酱样便、带黏液提示可能患有阿米巴痢疾。患细菌性痢疾的老人，排出的大便也有黏液和血，但不像阿米巴痢疾的大便那样有恶臭味。

4. 柏油样便，大便黑亮，提示食道、胃、十二指肠溃疡病出血。

5. 大便灰白像陶土颜色提示胆道系统疾病，胆汁进入肠道的通道被阻塞，消化道内没有胆汁，大便呈灰白陶土样。

（二）小便异常

正常排出的新鲜尿液呈浅黄色，正常人夜间排尿0-2次，夜尿增多

是指夜尿量超过白天尿量或者夜尿持续超过750毫升。夜尿可分为生理性和病理性两种类型。

1.生理性的夜尿常由于睡前大量饮水、喝茶、喝咖啡、吃西瓜等或由于服用利尿药物后引起。

2.病理性的夜尿常见于肾脏病变、心功能不全、高血压、糖尿病、尿崩症等疾病。

①精神因素导致夜尿增多,多以夜尿次数增多为主,量一般不多。严格地说仅排尿次数增加而尿量不增加者不属于夜尿增多范畴。

②排水性夜尿增多:由于体内水潴留,特别是心功能不全时,晚上平卧后回心血量增多,肾血流量亦随之增加,尿量亦增加。常见于各种心脏病伴发心功能不全的老人。

③肾病性夜尿增多:因各种原因造成的肾脏损害,使肾功能减退,肾脏不能在白天将体内代谢产物完全排出,需要夜间继续排泄,以致夜尿增多。常见于慢性肾功能不全的老人。

三、便秘护理

便秘主要是指排便次数减少、粪便量减少、粪便干结、排便费力等。老年人便秘多由于腹部、肛门直肠及骨盆底部的肌肉不协调导致。

(一)通便灌肠

(二)药物

药物使用,常用口服药物有果导片、番泻叶,外用开塞露,但老年人用药需谨慎,要在医师指导下使用。

(三)穴位按摩

1.双手握住小腿腓肠肌下正中的"承山穴"。拇指指腹由轻及重垂直点按承山穴,先柔后刚,先浅后深,当老人感觉到局部有明显的酸胀感为度。与此同时,将踝关节尽量用力背伸,配合按揉2~3分钟,然后再轻揉局部放松。重复按摩2~3次,每日1~2次。

2.双手放在脐部上方,作小圆形顺时针旋转按摩10~20次。

3.双手握拳,放在背部"大肠俞穴"第4腰椎棘突下,旁开5厘米,叩击20~30次。

四、尿、粪标本采集

(一)尿标本采集

为了保证尿液检验结果的可靠性,尿液标本需要正确、合理、规范化的采集和处理,不合格的尿液标本,其检测结果并不能反映老人的实际状态。方法如下:

1. 一般要求

(1)老人应处于安静状态,按平常生活饮食。

(2)用于细菌培养的尿标本须在使用抗生素治疗前采集,以利于细菌生长。

(3)运动、性生活、月经、过度空腹或饮食、饮酒、吸烟及姿势和体位等可影响某些检查的结果。

(4)清洁外生殖器、尿道口及周围皮肤,女性老人应特别避免阴道分泌物或经血污染尿液。

2. 采集步骤及注意事项

(1)嘱咐被采集者睡前少饮水。

(2)清晨起床后用肥皂水清洗会阴部。女性应用手分开大阴唇,男性应上翻包皮,仔细清洗,再用清水冲洗尿道口周围。

(3)开始排尿,将前段尿排去,中段尿约5~10毫升直接排入专用的无菌试管中,不少于1毫升,立即送检。

(4)女性月经期不宜留取尿标本。

(5)尿液中不可混入粪便。

(6)留取标本时注意无菌操作。

(二)粪便标本采集

粪便标本的采取直接影响结果的准确性,通常采用自然排出的粪便,标本采集时注意事项如下:

(1)粪便检验应取新鲜的标本,盛器应洁净,不得混有尿液,不可有消毒剂及污水,以免破坏有形成分,使病原菌死亡和污染腐生性原虫。

(2)采集标本时应用干净的竹签选取含有黏液、脓血等病变成分的粪便;外观无异常的粪便须从表面、深处及粪端多处取材,其量至少为指头大小。

(3)标本采集后立即送检。

(4)标本采集前三天禁服内含动物血的食物、某些蔬菜,铁剂和维生素C等对试验有干扰作用的药物。

(5)不应留取尿壶、便盆中的粪便标本,不应该从卫生纸或衣裤、纸尿裤等物品上留取标本,不能用棉签有棉絮端挑取标本。

五、小量不保留灌肠法

(一)目的
1. 软化粪便,解除便秘。
2. 排出肠道内的气体,减轻腹胀。

(二)用物准备
(1)治疗盘内备注洗器,量杯或小容量灌肠肛管,温开水5~10毫升,止血钳,润滑剂,棉签,治疗巾及橡胶单。
(2)常用的灌肠液:溶液温度为38℃。选用"1、2、3"灌肠溶液,即50%硫酸镁30毫升、甘油60毫升、温开水90毫升,或选用油剂,即甘油或液状石蜡50毫升加等量温开水;或各种植物油120~180毫升。

(三)操作步骤
(1)备齐用物携至床边,向老人解释,嘱其排尿,屏风遮挡。(2)老人取左侧卧位,双膝屈曲,露出臀部,垫治疗巾及橡胶单于臀下,弯盘放于臀边。不能自我控制排便的老人可取仰卧位,臀下垫便盆。盖好被子,只暴露臀部。(3)挂灌肠筒于架上,液面距肛门40~60厘米。(4)润滑肛管,将注洗器接于肛管,排气并夹紧肛管,插入肛管7~10厘米,放松夹子使溶液全部流入。灌毕再注入温开水5~10毫升。(5)捏紧肛管并拔出,嘱老人保留10~20分钟后再排便。(6)整理床单位,清理用物。

(四)注意事项
1. 注入速度不得过快过猛,以免刺激肠黏膜,引起排便反射。
2. 更换注洗器时,防止空气进入引起腹胀。
3. 如用小容量灌肠筒,液面距肛门低于30厘米。
4. 避免直肠内液体反流。
灌肠操作示意图1-43:

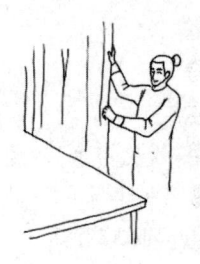

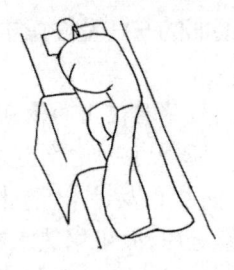

第一章 养老护理员职业礼仪与日常护理

遮挡老人,侧卧露出臀部,下垫橡胶单、布单

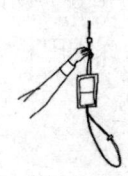

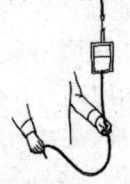

遵嘱备灌肠液,连接肛管,排气,夹管

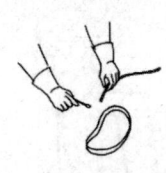

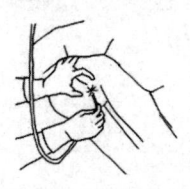

戴手套,润滑肛管前端,一手分开老人臀裂露出肛门,
一手将肛管插入直肠7~10厘米

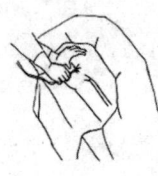

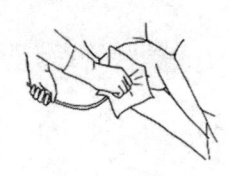

固定肛管,开放管夹,使液体缓缓流入,罐毕,夹管,用手纸
包住肛管拔出,清洁肛周

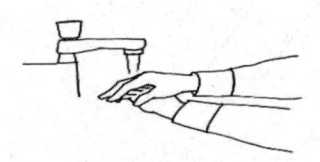

保留5~10分钟后协助排便,整理用物,洗手
图1-43 灌肠

087

六、各种便器的方法及注意事项

(一)便器、接尿器使用的注意事项

首先,除了便器、接尿器外还要准备手纸及防水布、毛巾等,事先在身体下面垫上防水布及毛巾,防止尿液漏出污染床单。此外,使用便器时,直接用会感觉凉,故可用热水冲一下以温暖较舒适。

协助时先让其屈曲双膝、将睡衣卷至腰部。将防水布及毛巾等垫在身下,脱去内裤放置便器。女性排尿时,事先在双腿内侧垫上2-3层折叠的手纸,就不用担心尿溅出来了。另外,保护隐私应在膝部盖上毛巾及布单,注意协助者暂时离开让其慢慢排泄。

排泄后尽快处理干净,注意通风换气。

便器使用操作示意图1-44:

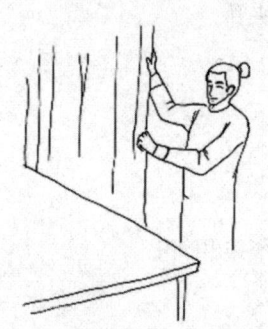

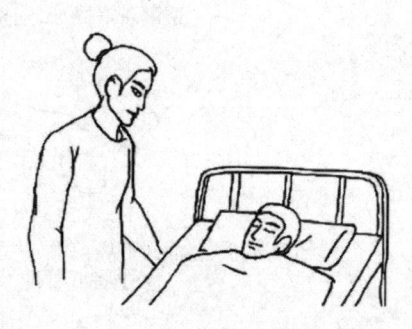

屏风或布帘遮挡,向老人解释

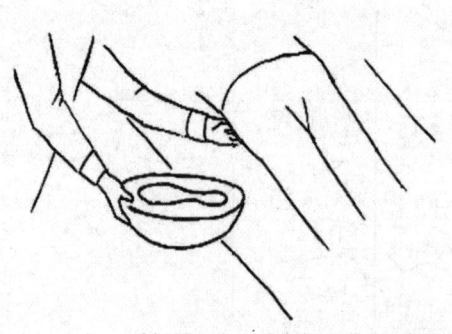

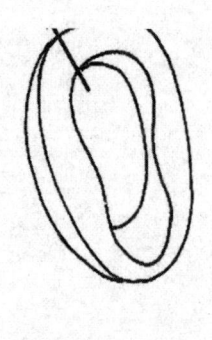

一手托臀,另一手拿便盆放下臀下,使便盆扁平部垫于臀下

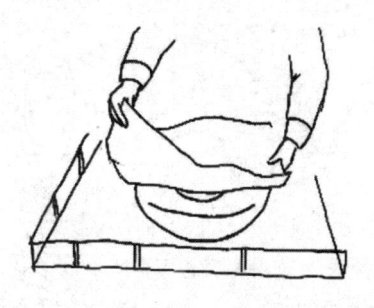

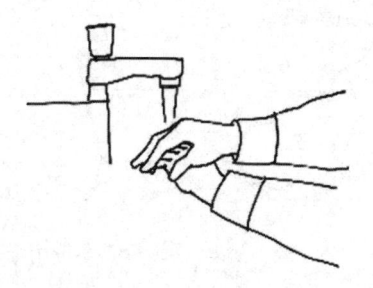

便毕,安置老人,处理便盆,通风,洗手

图1-44　便器使用

尿壶使用操作示意如图1-45:

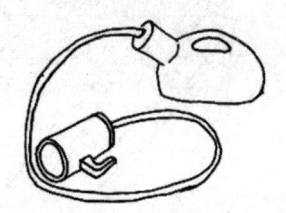

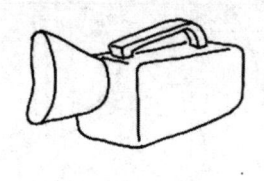

根据性别选用合适的尿壶

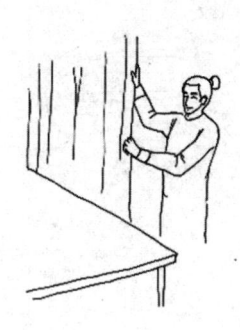

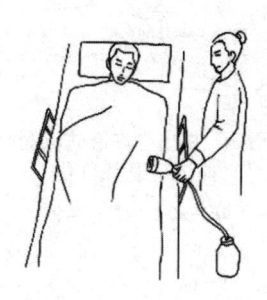

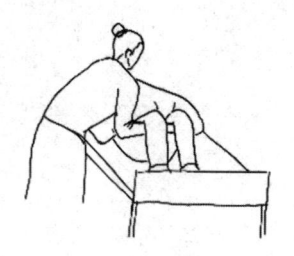

保护隐私,男性老人侧卧,女性老人仰卧屈膝,裤子退于臀下,协助放置尿壶,老人自行扶尿壶接口,排尿后整理

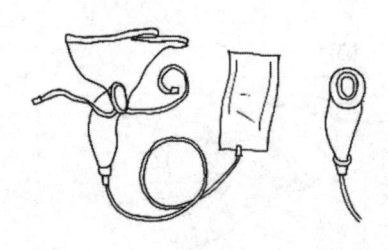

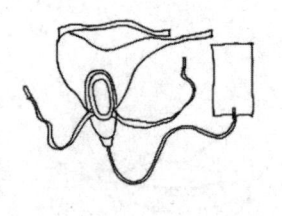

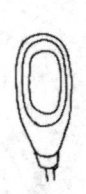

尿失禁老人，根据需要选用合适的接尿器，佩戴松紧长短合适

图 1-45 尿壶使用

简易通便操作示意图 1-46：

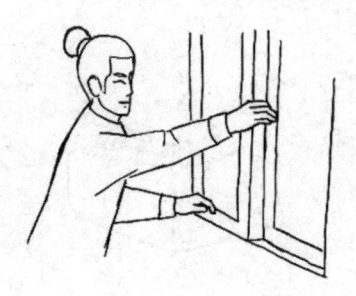

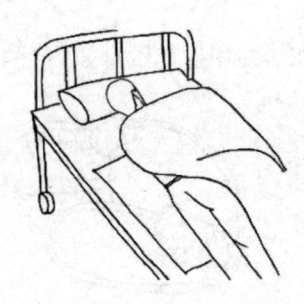

关门窗，向老人解释，布帘遮挡。协助左侧卧位，露出臀部，臀下垫中单

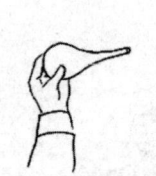

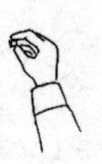

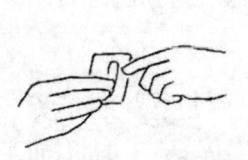

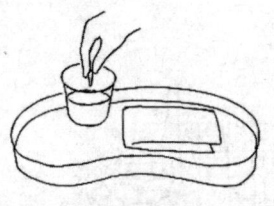

戴手套，开塞露取下盖子，挤出少许液体以润滑管口，甘油栓剥去外包装浸水润滑

图 1-46 简易通便

(二) 内裤、尿布

根据尿量选择内裤、尿布：

如果尿失禁量很少时建议穿"失禁用内裤"。有男用短裤、长短裤等多种类型，可根据情况选择。如果用失禁内裤时，建议与吸尿垫合用。尿垫的种类也很多，可根据自身状况分别使用。注重吸水性时，可用防水短裤。因为可充分吸收，尿量多时也可安心。此外，不愿意使用

失禁用内裤者也可用现有的内裤加上吸尿垫。

为了更增强防水性,尿失禁量稍多时建议用"内裤式尿布",因为加了皱褶很贴身,防止"漏出"。用起来感觉同穿普通内裤一样。

睡眠时间长、尿量多时建议用"内裤式尿布"及"开闭式尿布"。"开闭式尿布"由尿布套和纸尿布合为一体,有为适合身体在两侧用贴带固定的类型,可根据用途选择。

更换纸尿裤操作示意图1-47:

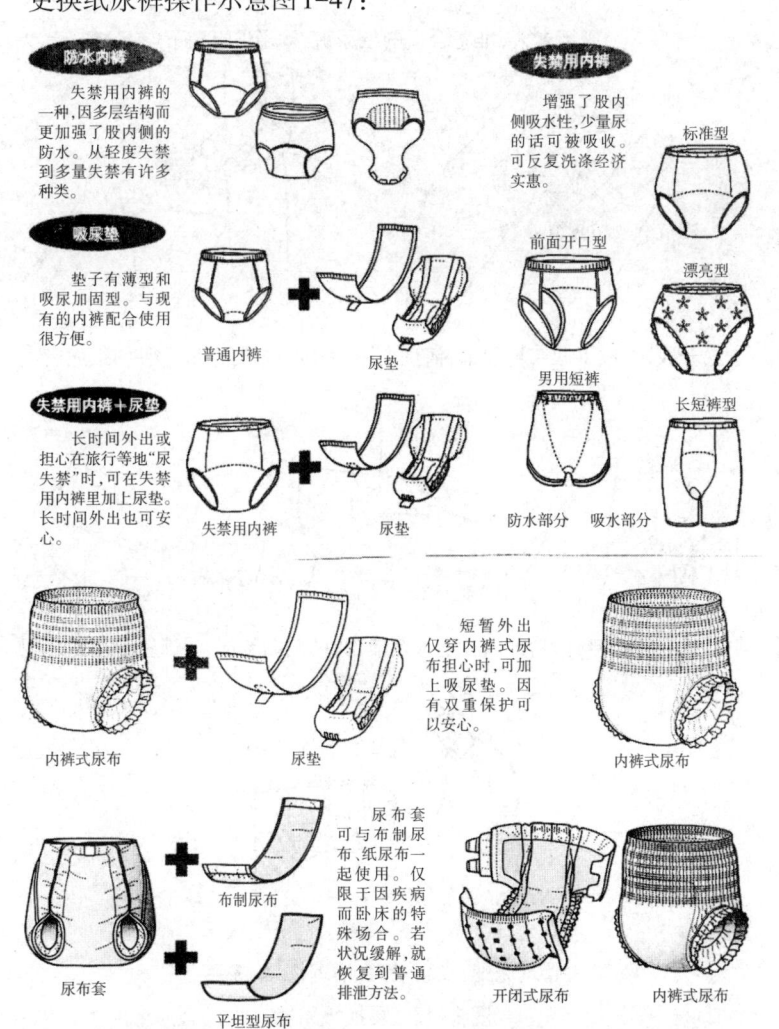

防水内裤
失禁用内裤的一种,因多层结构而更加强了股内侧的防水。从轻度失禁到多量失禁有许多种类。

吸尿垫
垫子有薄型和吸尿加固型。与现有的内裤配合使用很方便。

失禁用内裤+尿垫
长时间外出或担心在旅行等地"尿失禁"时,可在失禁用内裤里加上尿垫。长时间外出也可安心。

普通内裤 + 尿垫

失禁用内裤 + 尿垫

失禁用内裤
增强了股内侧吸水性,少量尿的话可被吸收。可反复洗涤经济实惠。

标准型

前面开口型

漂亮型

男用短裤

长短裤型

防水部分　吸水部分

内裤式尿布 + 尿垫

短暂外出仅穿内裤式尿布担心时,可加上吸尿垫。因有双重保护可以安心。

内裤式尿布

尿布套 + 布制尿布 + 平坦型尿布

尿布套可与布制尿布、纸尿布一起使用。仅限于因疾病而卧床的特殊场合。若状况缓解,就恢复到普通排泄方法。

开闭式尿布　　内裤式尿布

肿瘤康复与养老护理员培训教材

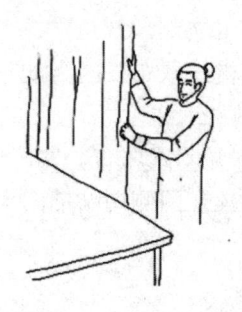

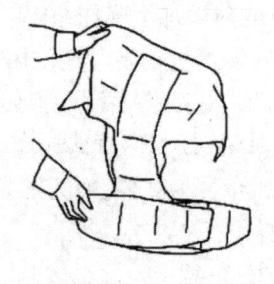

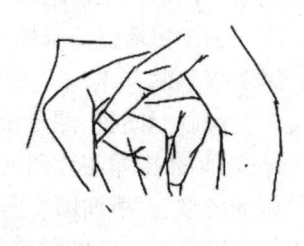

遮挡老人,准备合适的纸尿裤,裤子退至臀下

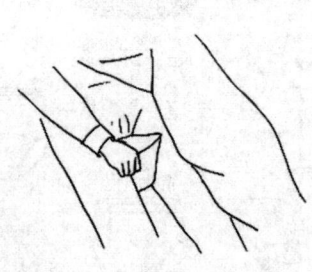

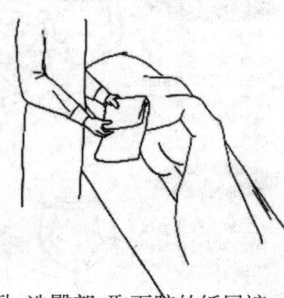

松开胶贴,放下尿布裤前部,清洗会阴;侧卧,洗臀部,取下脏的纸尿裤

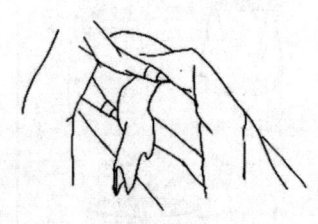

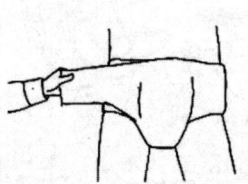

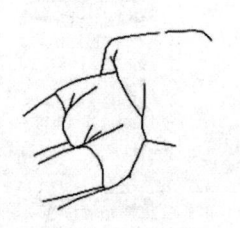

将新的尿布裤摊开,后部放在老人尾骶部,两侧贴腰部,前部置于两腿之间

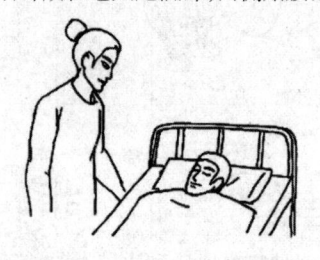

整理床铺,安置老人,清理物品,洗手

图1-47 更换纸尿裤

以排泄为中心的日程表（表1-4）

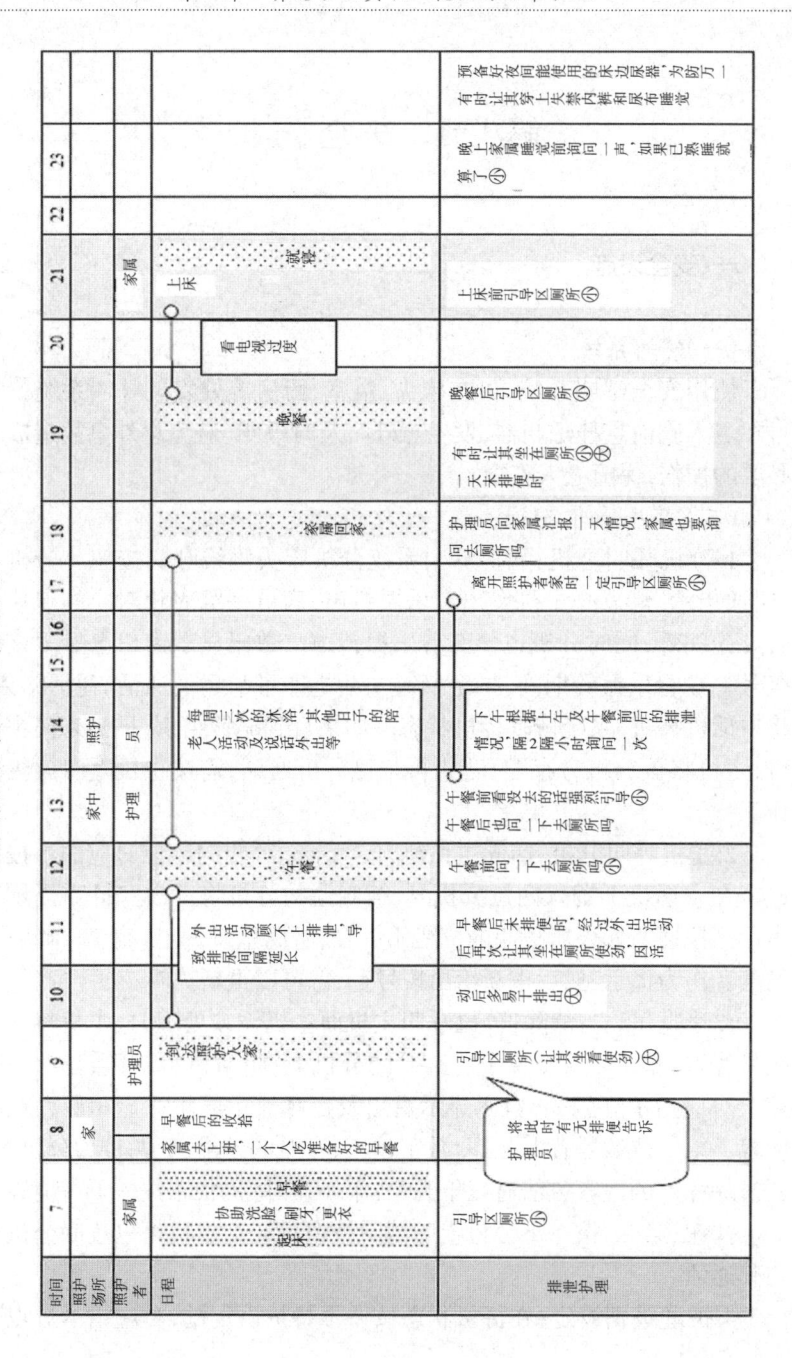

时间	7	8	9	10	11	12	13	14	15	16	17	18	19	20	21	22	23
照护场所	家属	家	护理员				家中护理	照护员							家属		
照护者																	
日程	协助洗脸、刷牙、更衣	早餐后的收拾、家属去上班，一个人吃准备好的早餐	到达照顾大妻家	外出活动顾不上排泄，导致排尿间隔延长		午餐		每周三次的沐浴，其他日子的老人活动及说话、外出等			家属回家		晚餐	看电视过度	上床 就寝		
排泄护理	引导去厕所①	将此时有无排便告诉护理员	引导去厕所（让其看使劲）②	早餐后未排便时，经过外出活动后再次让其坐在厕所使劲，因活动后易于排出②	午餐前问一下去厕所吗②	午餐前看没去的话强烈引导① 午餐后也问一下去厕所吗②		下午根据上午及午餐后的排泄情况，隔2小时询问一次②		离开照护者家时一定引导去厕所①	护理员向家属汇报一天情况，家属也要询问去厕所吗②	一天未排便时有时让其坐在厕所②	晚餐后引导去厕所①		上床前引导去厕所①		晚上家属睡觉前问一声，如果已熟睡就算了② 预备好夜间能使用的床边尿器，为防万一有时让其穿上纸内裤和尿布睡觉

093

第八节　安全防护

一、安全设施

（一）呼叫系统

使用安全呼叫系统,可在床头、浴室、厨房等处安装呼叫系统。也可在老人胸前悬挂呼叫器,发生意外时及时呼叫,避免意外事故造成不必要的损伤,保障老人安全。

（二）病房呼叫系统

1. 分机呼叫主机:病房呼叫系统分机床头垂线呼叫按钮。分机上"叫通指示"灯点亮主机发出音乐振铃声,病员一览表相对应的卡片上有灯光闪烁,同时分机也伴有音乐振铃声。数码显示窗口上显示该分机号。在音乐振铃期间,护士摘起主话机即可与病员通话,通话结束,将主话机挂机,系统恢复待机状态。如果直到振铃结束,护士未摘主话机,主机将该分机号存贮,若想再与该分机通话,需按主机呼叫分机操作。

2. 主机呼叫分机:摘起主话机,按一下欲呼叫的床位对应的小按钮或是在主话机上键入两位分机号,被叫通的分机将发出"嘟"声提示音表示已接通。如果所拨叫的分机不存在,听筒里将发出"嘀、嘀、嘀、嘀"的声音作为提示,然后重新给出拨号音,您可以重新拨叫。

3. 呼叫存贮与清除:分机呼叫主机而主机无人处理时,主机将该分机号存贮,最多可存贮9个。存贮的分机上"叫通指示"灯点亮。一览表上对应指示灯闪亮,数码显示窗口及走廊显示屏轮番显示所存贮的内容。第一位数是存贮顺序,数字越大,存贮的越早;后两位为分机号。欲清除存贮的内容方法有以下几个:第一、在待机状态按一下一览表上对应按钮;第二、按一下分机上的清除按钮;第三、主机可以拨叫分机并与其通话。

4. 护理级别设定:在待机状态按一下特护设定键,对应指示灯点亮表示已进入设定状态,再按一下特护设定按键,对应指示灯熄灭,系统进入待机状态,并将您设定的床位永久地保存(停电不丢失)。直到您下次重新设定。如果键入一次后1分钟内无新的键入主机将现有设定保存,并恢复到待机状态。

5.话筒统播:摘起主话机按一下"话筒统播"按键(或是在主话机上键入"77"键),对应指示灯点亮,数码窗口显示"77"即可。主要用于通知、找人等。挂机即恢复待机状态。

(二)床挡

1.目的:防止老人坠床,确保老人安全。

2.操作步骤:床挡分为多功能床挡和半自动床挡。半自动床挡使用时拉起即可,用毕后两边插入床沿。多功能床挡附加一小桌,以便患者在床上进餐,使用时拉起两边床挡,将餐桌两边凹槽横跨病床插入床挡即可。

(1)床的一侧靠墙→另一侧靠近床尾处用椅背拦挡→将床头柜下移至距离床头20厘米处→床的两侧分别用枕头或被子拦挡。

(2)可用帆布或木制床挡→放在床的两侧→用布带将床挡与床头和床尾捆绑固定→(为便于操作)床挡中部可安装活动门。

(3)也可使用多功能床挡→不用时将床挡插于床尾→(根据老人病情)使用时可插于床沿上部、中部、下部。

3.注意事项:床挡安装要牢固,确保老人安全;使用前向老人解释清楚,可用可不用的情况下,尽量不用;床挡要两侧同时使用;老人躁动时,可在床挡上加衬垫,或用软布缠绕,防止撞伤。

(三)约束带

1.目的:固定躁动老人手腕、踝、肩、双膝等部位,限制活动,确保老人安全。

2.操作步骤:

(1)手腕及踝部:用棉垫包裹手腕或踝部;用宽绷带打成双套结,套在棉垫外,稍拉紧(以不影响血液循环、又不能脱出为宜);然后将带子系在床缘上。

(2)肩部约束:老人两侧肩部套上袖筒;腋窝垫棉垫;两袖筒的细带在胸前打结固定,将两条长带系于床头;将软枕立于床头(防止老人躁动时撞伤头部)。

(3)膝部约束:老人双膝垫衬垫;将约束带放于两膝上;用宽带下的两头带固定膝关节;将宽带两端系于床缘。

3.注意事项:约束带是保护性制动措施,使用前必须尊重老人或家属的意愿;只能短时间使用,并经常更换卧位;使用时用衬垫,松紧适宜,并定时放松,进行局部按摩,以促进血液循环;使用时要注意老人的肢体处于功能位。

(四)无障碍扶手

主要使用在过道走廊两侧、卫生间、浴室等场所,是帮助老年人行走,确保老人安全的设施。

1.坡道、台阶及楼梯两侧应设高0.85米的扶手,设两层扶手时,下层扶手高为0.65米。扶手内侧与墙面的距离应为40~50毫米。扶手应安装坚固,形状易于抓握。

2.卫生间距洗手盆两侧和前缘50毫米应设安全抓杆。小便器两侧和上方,应设宽度0.6~0.7米、高1.2米的安全抓杆。坐便器高0.45米,两侧应设高0.7米水平抓杆,在墙面一侧应设高1.4米的垂直抓杆。安全抓杆直径应为30~40毫米。安全抓杆内侧应距墙面40毫米。抓杆应安装坚固。

(五)安全标识

保持房间、厕所及浴室地面干爽。浴室地面铺防滑地砖。用湿拖布拖地时,在潮湿处放置防滑标识,破损及不平的地面要及时修补。在潮湿、易滑倒、破损地面、斜坡、不平整的地面或阶梯处有防跌倒标识。标识要清楚、醒目。

二、助行器使用

(一)手杖

1.评估:手杖类型是否适合老人;手臂下垂时从地面到手腕的高度是否与手杖的长度一致;老人所选择的鞋是否防滑,衣服是否柔软;手杖下端是否有防滑橡胶帽。

2.使用方法:

(1)使用手杖自行行走方法:两脚并拢,重心移到健侧脚上,把手杖向前拄出一步远;向前迈出患侧脚,放平在地面上;重心缓慢移到患侧脚上;手杖支撑,健侧脚前移,两脚并拢。然后开始下一个循环过程。

(2)上、下台阶的方法:上台阶时,首先把手杖放在上一个台阶上,先上健侧脚,移动重心在健侧脚上,再跟上患侧脚;下台阶时,手杖先放在下一个台阶,先下患侧脚,再跟下健侧脚。

(3)过障碍物的方法:调整心态,不要着急;尽可能靠近障碍物;手杖拄到障碍物前方,先迈患侧腿,调整重心后,再跟迈健侧腿,与患侧腿并拢。

3.注意事项:

(1)无论向哪一方向移动,都要先移动手杖,调整好重心后再移动脚步。

(2)拄拐杖时,肘弯曲角度以150度为宜。手杖的下端着力点在同侧脚旁15厘米处。

(3)手杖与老人自行步调要协调,未完全适应手杖之前,要有护理员或家属的陪同。

(4)道路不平整时不宜使用手杖,移动距离较长时最好使用轮椅车。

手杖使用示意如图1-48:

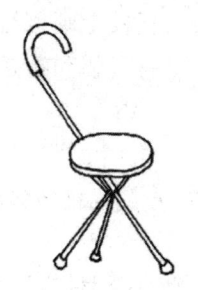

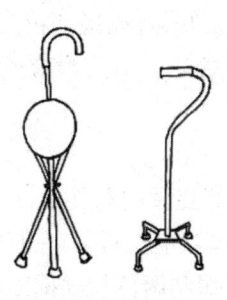

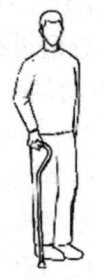

选择合适的手杖,调节高度

平地走:手杖-患脚-健脚

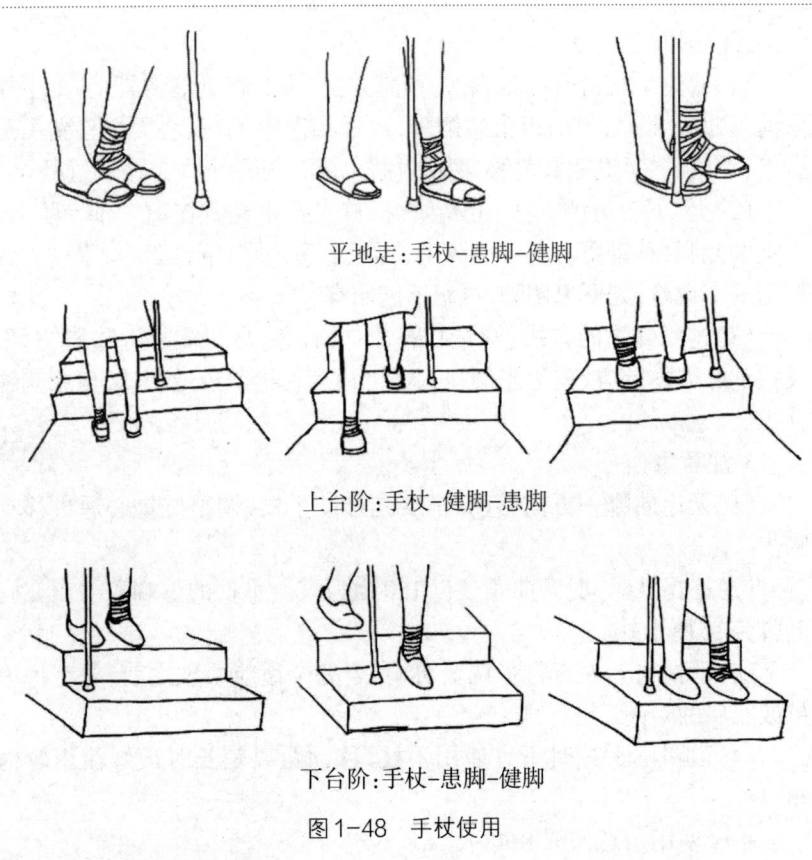

上台阶:手杖-健脚-患脚

下台阶:手杖-患脚-健脚

图1-48　手杖使用

(二)拐杖(腋杖)

1.评估:拐杖是否完好,各连接部位是否牢固;拐杖上端接触肘窝的部分是否有软垫,下端是否有防滑橡胶帽;选择的服装和鞋是否柔软、防滑;拐杖长度是否适宜。

2.使用方法:

(1)4点步行法:右侧拐杖向前移动;迈出左脚;左侧拐杖向前移动,与右侧拐杖相平行;右脚跟上左脚,与左脚向平行。

(2)3点步行法:患腿和两侧拐杖同时向前移动,用拐杖支撑;稳定后,再向前移动健腿。

(3)2点步法:右侧拐杖与左脚同时移向前方;稳定后,左侧拐杖和右脚同时移向前方。

(4)甩动下肢步行法:两侧拐杖同时伸向前方(身体重心移向前方);用拐杖支撑;悬空身体(借助人体重力两脚向前甩动约30厘米);着地平稳后;再同时移动两拐到身体两侧。

(5)上下台阶步行法:上楼梯时,扶双拐立于楼梯前,健侧腿先上台阶,将身体重量放在手上,双拐与患侧腿跟上,保持身体平衡。下楼梯时,双拐与患侧腿先下,再将健侧腿迈至下一台阶,患足与双拐始终在同一台阶上。

3. 注意事项:

(1)初次使用会因不适引起肩部或腋窝疼痛,应选择合适的拐杖及恰当的支托角度,以免摩擦腋窝导致皮肤损伤。

(2)告知老人使用拐杖时,拐杖距腋下约2指宽,用力点在手部,不可依靠腋窝用力,以免造成神经损伤。

(3)老人未达到熟练使用拐杖之前,要专人监护,以免跌倒受伤。

(4)定期复查,在医师指导下逐渐负重或减少扶拐时间。

腋杖使用示意图1-49:

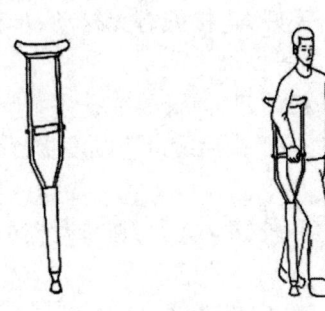

腋杖软垫、防滑胶头完好,调整好高度

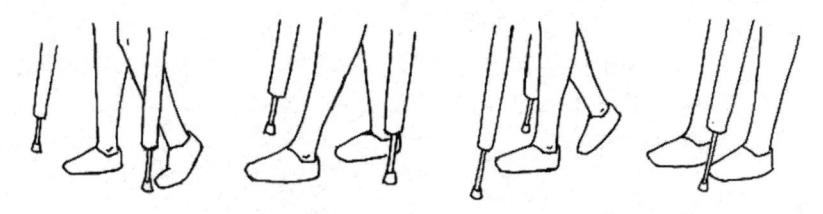

四点步:右腋仗前移,迈左腿,移左腋杖,右脚跟上

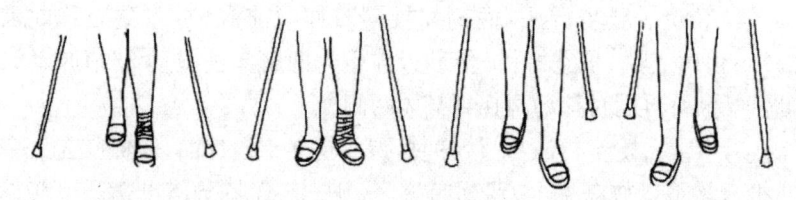

三点步:双腋杖与患脚同时向前,健脚跟上;二点步:右腋仗与左脚、
左腋杖与右脚同时移步

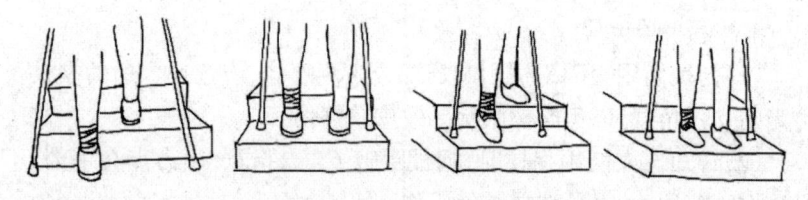

上台阶:健脚上-双腋杖与患脚跟上　　下台阶:双腋杖先下-患脚下-健脚后下

图1-49　腋杖使用

(三)步行器

1.评估:步行器是否完好,连接处有无松动;步行器的高度能否根据老人需求调节。

2.使用方法:老人平稳站起,前臂放在扶手上支撑部分体重;身体略前倾,减少下肢承重;身体平衡后缓慢小幅度步行。

3.注意事项:

(1)老人要有判断力和较好的视力,在步行器的支撑下能够行走,不会发生危险。

(2)步行器的高度一般以上臂弯曲90°为宜。

(3)使用步行器要有较强的臂力,循序渐进,逐步适应。

(4)避免在不平整的地面使用步行器,以防危险。

(5)使用带轮子的步行器时,如果身体重力过度向前推,步行器会向前滑动,失去平衡,使老人跌倒,因此要特别注意。

步行器使用示意图1-50:

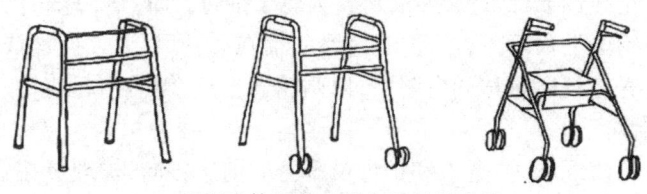

根据身体情况选择合适的助步器

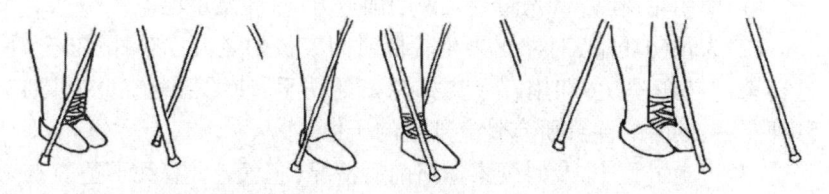

举起无轮助步器放前约15厘米,患脚前行,健脚跟上

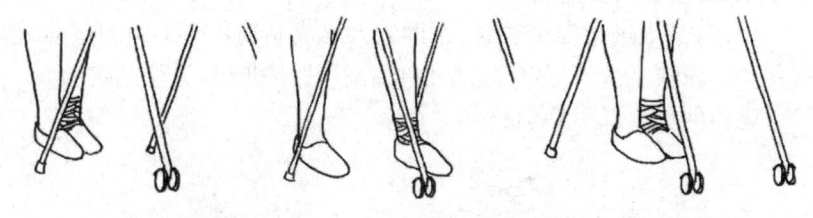

推动有轮助步器向前约15厘米,放稳、固定,患脚前行,健脚跟上

图1-50　步行器使用

(四)轮椅

1.评估:老人身体状况是否可以使用轮椅;轮椅性能是否良好,车胎是否充气;周围空间是否宽敞,有无杂物;外出注意保暖,带好必要物品。

2.使用方法:

(1)平地使用轮椅时,护理员站在轮椅车后面,两手扶住车把前进。老人端正坐姿,坐于轮椅正中部位,背向后靠并抬头,髋关节尽量保持在90°左右。自己不能保持平衡者,应加系安全带固定,以保证老人安全。

(2)轮椅上台阶时,应先将轮椅前面的小轮向上跷起,使轮椅向后倾,将小轮先置于台阶上,然后再将大轮子推过台阶。

(3)轮椅下台阶时,护理员在前,轮椅在后,叮嘱老人抓紧扶手。提起车把,轻轻把后轮移到台阶下,以两轮为支点,缓慢抬起前轮,再将前轮移到台阶下。

(4)轮椅下坡时,老人和护理员都背向前进方向,护理员在前,轮椅在后,嘱老人抓紧扶手,缓慢下坡。

3.注意事项:

(1)使用轮椅时,事先向老人说明前进方向、注意事项。

(2)为预防压疮,对外出乘坐轮椅时间较长的老人,应每隔30分钟进行臀部减压一次,即用双手支撑轮椅的扶手,使臀部悬空并保持15秒钟左右,同时要注意所有骨突部位的压力。

(3)行走过程中,及时观察道路前后情况,注意老人有无不适。

(4)轮椅要平稳移动,避免突然加速、减速和改变方向,避免车体大的震荡,防止老人发生意外。

(5)对老人进行安全教育,帮助老人养成制动轮椅手闸的习惯,加强保护。轮椅上适当部位(胸部、髋部)配用保护带,以方便固定老人。

轮椅使用示意图1-51:

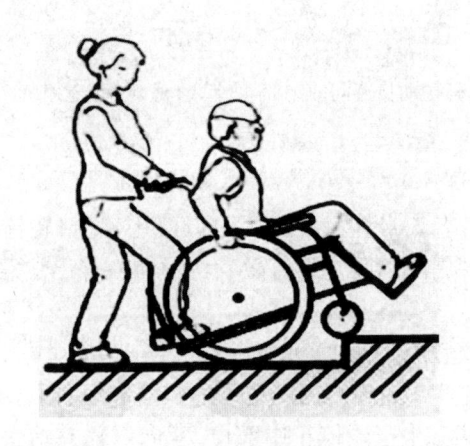

检查轮椅　　轮椅与床尾成30°~40°角　　伏颈肩、膝部、协助坐床边

正确床椅转移、调整位置、翻脚踏板、系安全带

上坡推行　　　　　　　　　倒退下斜坡

踩后倾杆上台阶　　　　　　扶椅背稳步下台阶

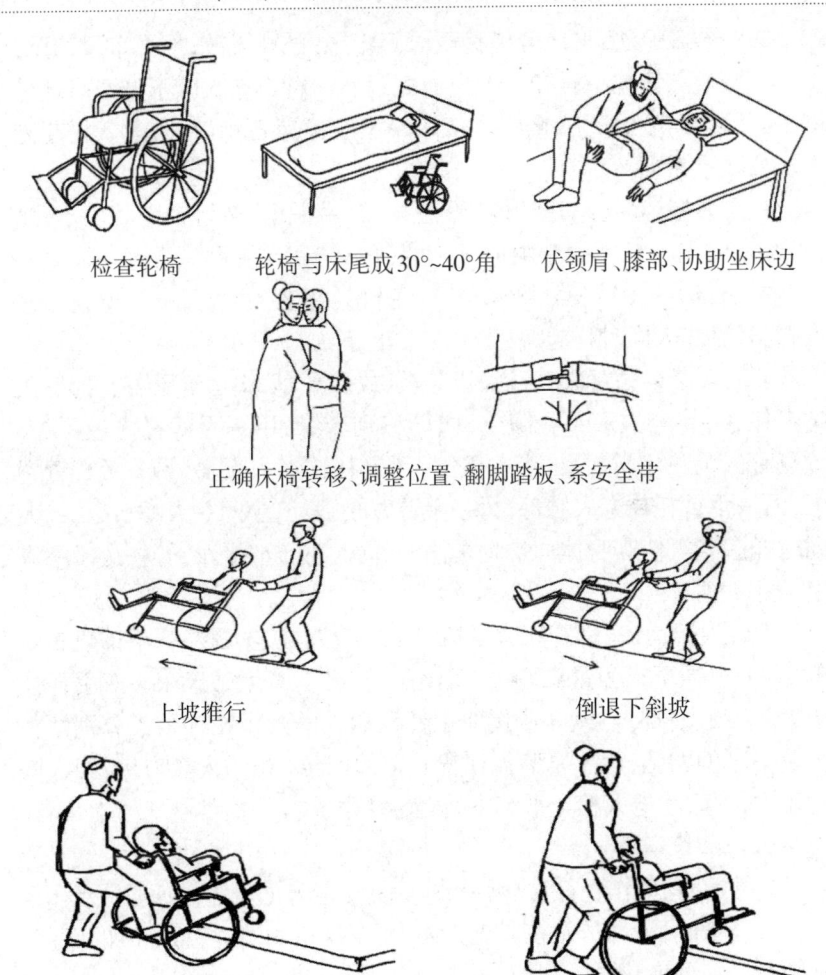

图1-51　轮椅使用

三、搬运方法

（一）方法

1.移动法：移开床旁桌椅，松开盖被，嘱老人自行移至床边；将平车推至床旁，护理员在平车旁抵住平车向床靠拢；协助老人按上半身、臀部、下肢的顺序向平车移动，卧于平车中间。

2.一人搬运法:将床旁椅移至对侧床尾,松开盖被;推平车至床尾,使平车头端与床尾成钝角,闸制动;搬运者一臂自老人腋下伸至肩部外侧,一手伸至老人臀下,嘱老人双手交叉于搬运者颈部;搬运者托起老人轻放在平车上。

3.二人搬运法:移床旁椅、松盖被、放妥平车;搬运者甲、乙二人站在床边,将老人双手置于腹上,协助其移动至床缘;甲一手臂托住老人头、颈、肩部,一手臂托住腰部;乙一手臂托住老人臀部,一手臂托住老人腘窝处;二人同时托起,移步走向平车,轻放于平车上。

4.三人搬运法:移床旁椅、松盖被、放妥平车;搬运者甲、乙、丙三人站在床边,将老人双手置腹上,协助移到床缘;甲一手臂托住老人头、颈、肩部,另一手臂置胸、背部,乙一手臂托住老人腰部,另一手臂置臀下,丙一手臂托住老人膝部,另一手臂置小腿处;中间一人喊口令,三人同时托起老人使其身体向护理员倾斜,同时移步向平车,轻松放于平车上。

5.四人搬运法:移开床旁桌椅,松开盖被,在老人腰、臀下铺帆布中单;将平车推至床旁紧靠床缘,将闸制动;搬运者甲站于床头双手托住老人头、颈、肩部;乙站在床尾双手托住老人的两小腿,丙、丁分别站在床及平车的两侧,双手紧紧抓住帆布单的四角;由一人喊口令,四人同时用力抬起,将老人抬至平车中间轻轻放下。

(二)注意事项

1.搬运时,动作轻稳,协调一致,尽量使老人的身体靠近搬运者。

2.推车时,护理员站在老人头侧,便于观察病情,注意老人的面色、呼吸及脉搏的变化。

3.平车上下坡时,车速适宜,老人头部应在高处一端,进出门时,不可用车撞门,以免引起不适。

4.搬运前后,应当固定好各种导管,防止脱落,如为骨折老人,应先在车上垫木板,并固定好骨折部位。

5.冬季注意保暖。

徒手搬运与平车使用示意图1-52:

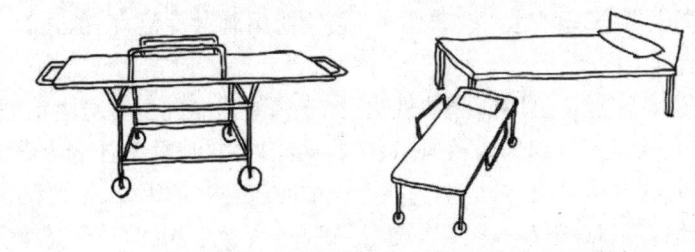

推平车到床尾,头端与床成钝角,放下扶手,踩下刹车

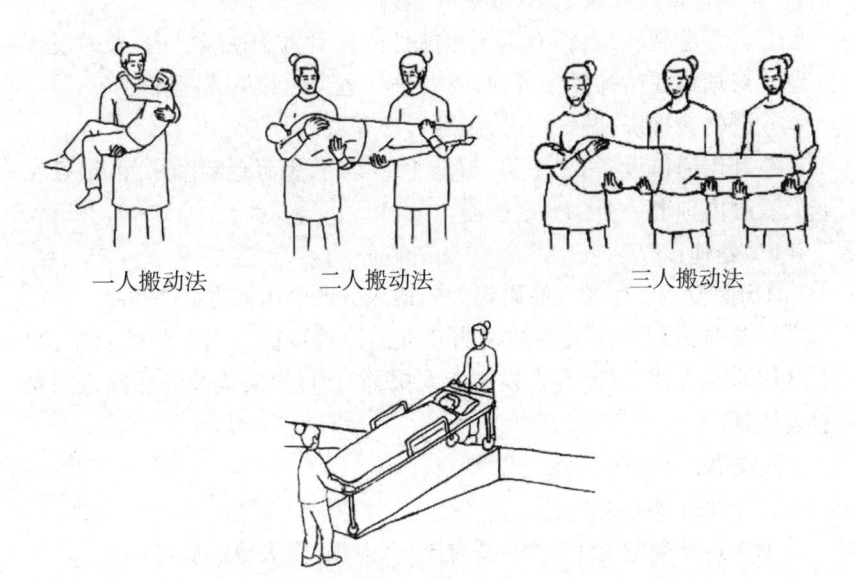

一人搬动法　　　　二人搬动法　　　　　　三人搬动法

拉好两侧护栏,松刹车,平稳推平车,上下坡时头部朝上

图1-52　徒手搬运和平车使用

四、意外事故的预防

1.走失:

(1)原因:老年痴呆症、精神疾病、从异地来、年纪大 等。

(2)预防:

①详细了解患者情况,对重点患者重点观察,反复向家属告知走失风险。

②及时发现患者的心理变化,了解患者的需要,满足患者的合理要

105

求,解决患者心理问题。改善服务,避免使用刺激性语言,加强对患者心理、精神上的支持。

③患者未经许可不能随便外出,如必须外出需向主管医生请假,同时向本人及家属告知病情及风险,由家属陪同方可;经常让老人背诵重要联系人的电话号码;告诉他与家人失散时应在原地等候,不要乱走。

④患者佩戴腕带。老年人随身携带联系卡片,上面写清楚老人的姓名、家庭住址及联系电话,放在衣袋内。

⑤经常巡视病房,将有走失可能性的患者置于视线之内,及时发现问题。对烦躁或精神异常者,必要时进行适当的约束或镇静治疗。

⑥严格交接班,做好记录,做到心中有数。

⑦利用通讯设备,如手机、智能手环等,若患有老年痴呆症,最好在老人衣服内别上一个GPS定位器。

(3)处理:

①组织人手,在老人最后走失的地点分四个不同方向去寻找。

②及时拨打"110",详细说明老人的体貌特征及当天穿的衣服,留下具体联系方式,以便有人发现老人报警时,接警员能及时和家人联系前去认领。

2.跌倒:

(1)原因:

①导致晕厥的老年疾病:高血压、低血糖、骨关节疾病等。

②药物的副作用,视、听觉、平衡障碍,脑血栓、帕金森病等。光滑的地面、松脱的地毯、过道障碍物、过强或过暗的灯光、浴室或楼梯缺少扶手、家具摆放不当等。

(2)预防:

①室内光线充足,走廊、房间设有地灯且电源开关容易触及,既不影响病人休息,又可保证夜间行走安全。地面应清洁、干燥、平整无杂物,物品摆放有序,通道无障碍物,沙发勿过度松软、凹陷,座椅应较高,使之容易站起。

②浴室和卫生间安置防滑脚垫,贴"防滑倒"标识。扶手位置合理,无松动。安装紧急呼叫系统。

③病房内应简化设施,暂时不需要的器械应移开,尤其注意不应放

置在患者经常活动的地方。床头柜上的东西应方便患者取用,陪护人员离开病房后,降低病床高度或在床前放上椅子,以便病人安全下床。

④睡觉时拉起床档。起床做到"三慢",即醒后在床上静躺数分钟慢坐起,坐起后停数分钟慢站起,站起后停数分钟慢行走。

⑤加强宣教,床头贴醒目标志,挂"防跌倒、坠床"标识,同时告知患者及家属。

⑥衣服应轻便合身,裤子不宜过长;外出时穿防滑胶底鞋,大小合适;避免到人多和湿滑场所;行走时尽可能贴近墙边和扶着栏杆,搭乘电梯时要扶好扶手;必要时选择合适的助行器,同时配以合适的眼镜、助听器来弥补视觉、听觉上的障碍。

(3)急救

(1)跌倒后不要着急扶起,分情况处理:意识不清者立即拨打急救电话:120;意识清楚者,如没有身体不适,稍事休息即可扶起;有外伤、出血者,立即用纱布、绷带就地包扎固定;呕吐者,头偏向一侧,清理口鼻呕吐物,保证呼吸道通畅,以免引起窒息;如有骨折,应避免移动伤肢,对伤肢加以固定(出血者先止血后固定),然后去医院诊治。

(2)迅速检查受伤部位

①观察皮肤有无出血、瘀血、肿胀等异常情况,询问老人是否有疼痛等不适感。可用手触摸受伤部位检查有无瘀血、肿胀、压痛或畸形。如果老人的肢体活动有异常,有可能发生了骨折。

②在检查肢体和软组织损伤的同时,注意是否伴有内脏的损伤。注意观察老人有无头痛、恶心呕吐、腹痛、胸痛等情况,发现异常要及时去医院就诊。

③局部的简单处理 发现伤口有大量的出血,首先要迅速止血,可采用压迫止血的方法;表浅的伤口最好应用生理盐水冲净表面的污物(没有生理盐水时也可以用流动的自来水冲洗),然后用75%的酒精消毒伤口皮肤,并予以包扎。较大的伤口经上述处理后要送医院做进一步的处理;发现有局部挫伤或扭伤时,局部要制动,早期给予局部冷敷。必要时去医院进一步诊治;出现骨折要及时予以固定。

跌倒处理示意图1-53:

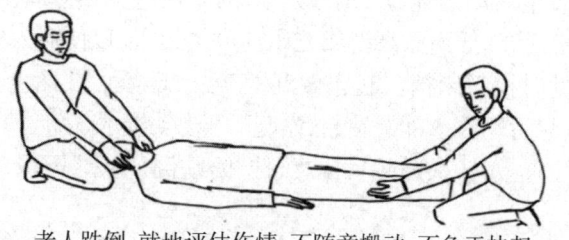

老人跌倒,就地评估伤情,不随意搬动,不急于扶起

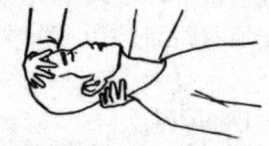

先检查意识,保持呼吸道通畅

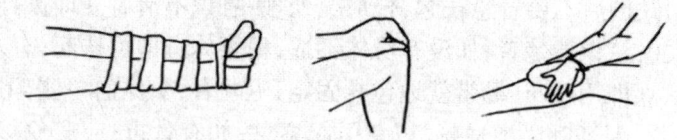

进行止血、固定、压迫、冷敷等对症处理,避免局部按揉

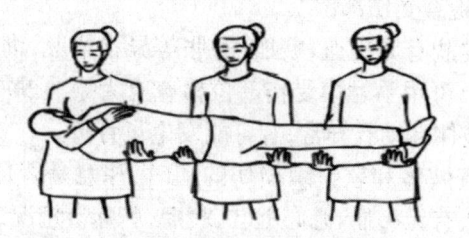

疑脊柱损伤者,搬运时避免脊柱扭曲

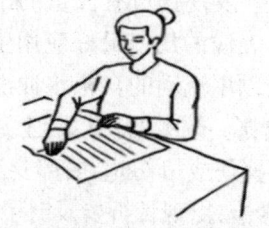

报告跌倒时间,跟进预防性干预

图1-53 跌倒处理

(三)烫伤

(1)原因:如沸水、热油、烧热的金属、高温蒸汽、火焰等。

(2)预防:

①病区备用灭火器等防火措施,加强烟火管理,如禁止吸烟、私自使用电器等。注意安全用氧、灯等,以免发生火灾。对于挥发性强的易燃药品,妥善储存保管。

②使用液化气、煤气及与电有关的用具时,应安装报警器或定时钟,随时提醒。患者饮用、洗漱用的热水不能超过43℃,使用热水袋时水温不能高于50℃,热水袋不要直接接触皮肤,应在热水袋外加布套,并注意观察皮肤情况。对意识障碍或肢体麻木的患者,热水袋应放置在离身体10厘米处。危重病人使用热水袋时,应床边交接班,并经常观察局部皮肤。

③食用热汤时,温度要适宜,必要时向患者说明,引起注意。

④患者洗澡时,先放凉水,后放热水,水温不宜过高、时间不宜过长。

⑤电暖器取暖时应放在离脚较远的地方,避免烧伤或烫伤。使用烤灯等热疗器时,应距皮肤45厘米,时间不超过15分钟,并注意观察皮肤情况。

⑥不可在床上吸烟,使用蚊香时,点着的蚊香不要靠近窗帘、床单、纸张等易燃物。

⑦患者应尽量避免使用电器,如必须使用时,应反复告知注意事项,并定期检查电器是否完好。

⑧手机充电时避免接打电话,充电结束,及时收取电线。

(四)噎食

(1)原因:老年人咀嚼功能不良,大块食物不易被嚼碎;在饮酒过量时,容易失去自控能力;食管病变多,弹性下降,进食时易造成食管痉挛;老人情绪容易激动,诱发食道痉挛;进食时谈话、说笑、注意力不集中。

(2)特征:轻者面色深紫,进食时突然不能说话,口中有食物,双目直瞪,表现痛苦表情,通常用手按住颈部或胸前,并用手指口腔;如为部分气道阻塞,可出现剧烈的咳嗽,咳嗽间歇有哮鸣音;重者意识丧失,呼吸停止,血压下降。

(3)预防:

①选择适合患者饮食的种类(普食、软食、半流质、流质),一般以软质、易咀嚼的食物为主。老年人要慢慢进食、细嚼慢咽,骨头、骨刺等要剔除。

②进食前活动肢体关节、颈面部肌肉、舌、咀嚼肌群及吞咽肌群等,伸展肌肉,防止噎呛。

③进食时调整好姿势,头不要后仰,一次放入口中的食物要适量,并细嚼慢咽。避免谈笑和进食过急。

④吞咽困难者选择流质饮食,由专人守护进食或喂食,必要时给予鼻饲饮食,待症状缓解后,再自行进食。有假牙的患者避免食用圆形、带黏性的食物。

⑤对暴饮暴食者,适当控制食量,逐步改进不良的进食习惯。

⑥预防脑血管疾病,治疗食道病变,保持情绪乐观。

(4)急救

(1)老人发生噎食时,应争分夺秒,就地抢救。

(2)当食物阻塞在咽喉部时,可试用汤勺柄刺激老人的舌根部,以引起呕吐,促使食物排出体外。

(3)如果食物阻塞在食道内,老人的意识仍清醒,可采用立位的腹部冲击法:救护者双手环绕老人腰间→左手握拳并用拇指突起部顶住上腹部→右手握住左拳→一下一下向上向后用力冲击挤压→可连续做6-10次→查看口腔有无异物排出→若有异物用手指抠出→待老人气道通畅后安置老人休息、漱口→洗手。

(4)若老人意识不清或抢救者身材矮小难以环腰立位冲击者,可采用卧位腹部冲击法:立即将老人翻身取仰卧位→救护者骑跨其双腿上→右手掌根压在老人上腹脐上2厘米(注意不要太靠上压住剑突,防止在冲击压迫时将其压断)→左手压在右手上→两手分指扣紧→两臂伸直→用力向上、向内冲击压迫→反复冲击6-10次→然后查看口腔→如有异物排出→可用手指抠出。

(5)解除食道梗阻后,有呼吸心跳停止的老人要迅速做心肺复苏。

噎食急救示意如图1-54:

立为腹部冲击法

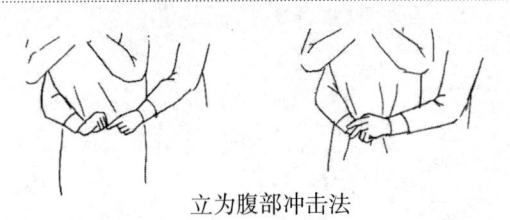

卧为腹部冲击法

图1-54 噎食

五、住处安全隐患的检查

(1)通道光线要充足,室外和室内的地面要平整,无坑洼不平。地面使用防滑材料,过道擦地后要等地面完全干后再通行。雨雪天气道路泥泞,行动不便的老人最好不要外出。必须外出时需穿防滑鞋并有人陪同。

(2)尽量减少台阶,做到无障碍设计,台阶高度要比一般住宅低,坡度要缓。上下楼梯处不要放置高的书架类家具和带锐利棱角的物品。

(3)居室地面无杂物,便于老人通过,并且做到防滑 室内家具无棱角,放置合理,不使用玻璃家具。不要突然开门以免撞倒老人。脚垫不易滑动,放置安全合理。

(4)厕所和浴室扶手位置合理,无松动,合理使用防滑脚垫。装有紧急呼叫按钮,以便老人洗澡过程中有不适能及时告知养老护理员。有排风装置。

(5)食堂换气排风装置完好,地面有水时要及时擦干,配有火灾感应报警器,规定紧急疏散路线。

(6)有可能发生危险的地方或装置,可做一些标志提醒老人,如台阶、煤气、电插头等处。

第九节 活动锻炼

一、活动计划与指导

老年人合理的活动锻炼,对于延缓衰老、防病治病、增进健康有积极作用。进入老年期后,各器官的功能逐步发生了老年性改变。科学研究证明,合理的体育锻炼,能促进全身血液循环,为全身的组织细胞提供更多的氧气和营养物质,从而减轻机体的老年性退变,使老年人的生理机能得到改善和提高,达到推迟衰老、增进健康的目的。

老年人参加体育锻炼,除选择较小负荷的项目以外,还应量力而行,持之以恒,遵循世界卫生组织发布的有关老年人锻炼的五项指导原则:

1.应特别重视有助于心血管健康的运动,如游泳、慢跑、散步等。老年人每周应进行3~5次,每次30~60分钟的不同类型运动,强度从温和至稍稍剧烈,这也就是说,增加40%~85%的心跳频率。

2.应重视重量训练,如举小沙袋、握小杠铃、拉轻型弹簧带等,而且每次不宜时间过长,以免导致可能的受伤。

3.注意维持体能运动的"平衡",体能运动的"平衡"应包括肌肉伸展、重量训练、弹性训练等多种方面的运动。至于如何搭配,则视个人状况而定。

4.高龄老人和体质衰弱者也应参与运动,对这样的人群来说,久坐不动即意味着加速老化。他们应尽量选择副作用较小的运动,如以慢走替代跑步,游泳替代健身操等。

5.关注与锻炼相关的心理因素,由于体质较弱、体能较差、意志力减弱或伤痛困扰,不少老年人在锻炼时往往会产生一些负面情绪(如急躁、怕苦等),由此使健身半途而废。护理员在对老人制定科学的健身计划时,还须同时关注他们可能出现的负面情绪。

(一)活动锻炼对老年人身体的好处

经常进行活动锻炼能改善老年人的脑功能,有助于神经细胞再生,让老年人保持思维清晰活跃,注意力不易分散,能减少老年痴呆症的发生。锻炼同时能增强老年人的免疫功能,减少感冒和因感冒诱发的气管炎、肺炎、肺气肿、肺心病的发生。适当的活动还可以增加老年人肌肉的力量,改善骨关节功能,从而延缓衰老。合理运动同时可以提高心脏功能,降低老年人心血管疾病的发生率,改善血液循环,防治老年性高血压、冠心病。

(二)老年人活动锻炼的方式

1.散步 散步是适合绝大多数老年人的活动锻炼,其安全、简单、锻炼强度容易控制。步行可以促进老年人体内的新陈代谢,调整神经系统功能,缓解血管痉挛状态,放松血管平滑肌。平时体育活动较少的老人,每天最好连续步行30分钟,或每天至少2~3次,每次快步10~15分钟,对身心健康很有益处。脉搏最好控制在170减年龄,或者比安静时的脉搏快20~30次,即安静时心率70次/分,走步过程中达到90~100次/分。

除饭后半小时以内不宜步行外,其余时间均适于步行,步行速度因人而异,以自感适宜为准;老年人步行不宜持续时间过长,步行场所可以根据条件,最好选择空气清新、环境安静的地方;步行时,步履轻松,精神从容和缓,沉心静气,不思考任何问题,同时选择厚2~3厘米、软底有弹性的鞋;拄杖走也是老年人很好的选择,可使下肢压力减小,速度加快,步伐稳健,安全感强。

2.慢跑 慢跑是老年人进行有氧运动中最简易的项目。慢跑相对于散步、步行而言运动量更大,不适合患有心血管疾病的老年人。

慢跑锻炼必须方法得当,坚持不懈。开始锻炼时,最好每天跑一次,每次跑5~10分钟,逐步适应后可增至15~20分钟;如每天跑有困难,可坚持隔天跑或每周跑3次,每次20分钟。体质差的老年人可以走、跑交替进行,先步行一段,然后慢跑一段,再步行一段,让身体逐步适应后,再逐渐增加慢跑距离,缩短步行距离,最后过渡到完全慢跑。锻炼时间最好安排在空气清新、精力充沛的清晨,容易适应锻炼时身体的变化。

3.老年健身操　有一些专门的用于老年保健的体操,如祛病延年二十式、练功十八法、降压舒心操、红墙健身十二式等,都有特定的针对性,且效果较好。老年人简单保健体操的方法:

(1)转头

取站位或坐位,双眼微闭,挺胸收腹,头部按顺、逆时针方向各转动10圈,每日次数不限。此方法有助于防止神经性头痛、颈椎骨质增生、颈肩综合征等功效,但颈性眩晕时要暂缓施行,否则会使眩晕症状加重。

(2)转肩

借助上肢运动,转动肩关节,运动时将上肢向前、后、内、外各摆动10~20次,以带动肩关节的运动。每天坚持摆动各3~4次,摆动范围由小到大,运动量可根据身体条件相应调整。

(3)扭腰

取站立位,两腿分开,双手叉腰,腰向前弯,按照顺逆时针方向各转动10圈。此法除了能增强腰部肌肉、关节的功能外,还对慢性腰肌劳损、腰椎骨质增生、椎间盘突出、风湿性腰痛等有防治作用。

(4)搓腹

不限体位,双手重叠、手掌置于腹上,先按照顺时针方向揉搓腹部50~100次,再换成逆时针方向按摩。此法可促进消化,防治便秘,预防痔疮等。

(5)转膝

取站立位,两腿并拢,身体向下蹲,双手扶住双腿膝盖,按照顺逆时针方向各转动膝关节10圈。此法能防治膝关节炎、下肢静脉曲张、坐骨神经痛等疾病。

(6)转足

双足交替向内和向外用足尖画圈,或者交替伸直并弯曲两侧踝关节,每次持续30秒。转踝能间接刺激足踝经穴,对胃、肠、心、肾等疾病均有防治作用。

4.太极拳　太极拳安全且效果好,有"老人健身宝"之誉,即使是一些体质弱、年纪大、有慢性病的老人都适宜。练太极拳可以增加心肺功能、促进消化、加速代谢过程;锻炼骨关节、提高肌肉功能;调节血压,减缓骨质疏松;调节神经系统功能,提高身体素质。

练习太极拳,老年人不需要追求动作标准,只需要练习简化类的一般太极拳即可。或者选择各单节动作进行练习(如云手、左右揽雀尾、野马分鬃等),太极拳动作柔美,姿势放松,意念集中,老年人练习时不用过分强调高难度和高强度。练习太极拳的时间应稍长,当觉得身体微微发热、微有出汗的感觉最合适。

(三)老年人活动锻炼注意事项

1. 根据自己身体情况选择适合的锻炼方式　通常来说,选择的运动项目要能够让各个关节和各部分肌肉得到比较好的锻炼,如步行、慢跑、太极拳等,而运动强度大、速度快、竞技类的项目显然都不太适合老年人。此外,小区内的一些健身器材也是比较适合老人用的。

2. 锻炼时要循序渐进　老年人应该有目的有计划地进行锻炼,按照原定计划循序渐进,最初锻炼时运动量比较小,等自己身体适应之后逐步增加运动量。锻炼动作可以由易到难,由慢到快,时间适当增加。锻炼后自己感受锻炼效果,运动后效果良好就按照计划继续坚持,如果不太舒服,则按照自身情况调整。

3. 锻炼要坚持到底　三天打鱼两天晒网,心血来潮就锻炼,不能坚持的话,是收不到效果的。最好每天坚持锻炼不少于30分钟,养成良好的锻炼习惯。

4. 穿着要适当　纯棉的衣服透气性好也更加舒适,天气好的时候锻炼最好。冬季的时候锻炼也不应穿得太厚,衣服太厚不易散热,出汗容易着凉。不要穿皮鞋锻炼,容易受伤。

5. 多个项目交换锻炼更好　常年锻炼同一个项目容易造成对运动缺乏兴趣,可以多选择一些自己喜欢的项目,在增添了锻炼兴趣的同时还能从各个方面锻炼身体的不同机能。

6. 保证安全　老年人锻炼的目标就是为了健康长寿,保证安全是十分重要的。心脏有问题的老人不适合单独进行锻炼。老年人锻炼时不要超过身体承受范围,技巧类锻炼时,动作的难易不要超过限度,运动量承受不了不要勉强自己。锻炼时要选择相对安全的地方和好的天气,天气不好的时候注意保暖、防滑等。

老年人什么时候锻炼比较好?根据人体生物钟节律,最佳时间是下午5点钟和接近黄昏的时间。因为此时,不仅绝大多数人的敏感度、动作和灵活性、协调性、准确性,以及适应能力均处于最佳状态;而且,人体内的糖分也增至最高峰,进行各种健身运动时,不会产生能量代谢紊乱和器官功能运转超负荷的现象。

护理员应在运动前、中、后进行密切观察,通过观察老人的食欲、睡眠和运动等,检查老人是否出现疲乏、心悸、气短、头痛等,如果老人心情较愉快、睡眠较好、食欲好,再经过休息就可恢复正常的状态,说明老人的运动量较为适中;而如果老人在锻炼后,出现食欲不振、睡眠不好等,说明老人的运动量过大,此时护理员应协助做及时地调整,以免造成不良后果。

二、健身器具的使用

1. 跑步机

跑步机是家庭及健身房常备的器材,而且是家庭健身器材中最简单的一种,是家庭健身器的最佳选择。跑步是目前国际流行并被医学界和体育界给予高度评价的有氧健身运动,是保持一个人身心健康最有效、最科学的健身方式,也越来越受到大家的喜爱。

运动时,跑步机上的电子表可帮助记下时速、时间、心率、热量、节拍、距离等指标,使运动者随时掌握自己的身体情况并进行调整。如果体能较差,开始时以每次消耗100~200千卡为宜,待体能逐步改善后,可增加至200~300千卡;中等体能者每次可消耗200~400千卡;体能较佳者可消耗400千卡以上(具体情况因人而异)。

2. 健骑机

健骑机又叫健身骑马机,集健身、娱乐、康复于一体,是家庭健身器中的精品。其主要功能是锻炼上下肢肌力,增强心肺功能和消除多余脂肪。它的缓冲设计,能有效地减低运动对踝部、膝部和背部造成的劳损,适合老年人。该机是目前占地面积最小的有氧运动器械。

3. 划船器

划船器适用于平日不大活动的人群,对老年人尤为有益。"划船"时身体每一个屈伸动作、每次的划臂动作,使大约90%的伸肌参与了运动,因此它对平时几乎不参与任何动作的伸肌来说,实在是受益无穷。划船动作对锻炼背部肌肉有明显效果,同时有效活动脊柱的各个关节,不但增强了弹性,也增加了韧性。练习"划船"时,要注意动作的连贯性,每一个蹬伸的动作不要出现停顿,划行过程中的动作尽量到位。

4.健身车

健身车具有自行车不可比拟的优点——可自由发挥骑行速度,利用它进行锻炼,不仅能有效地提高心肺功能,还有助于增强腿部肌肉和全面提高身体素质,对行动不便、体质较弱和康复老人尤其适用。

骑健身车几乎不需要任何技术,根据锻炼目的不同,骑行的方法也不同。较适宜老年人的是有氧运动骑行法,通过自由骑行、间歇骑行等方法,达到健身、辅助医疗、提高心血管功能等目的。

5.太空漫步机

太空漫步机是一种新出现的健身器械。它的独特之处在于活动式踏板的设计,是一种集漫步、慢跑、静止自行车运动为一体的健身器械,它的健身动作刚好与人的自然跨步相吻合,对人体关节不会产生大的冲击而损伤人体,能同时活动上下肢的肌肉群,尤其是腿部和臀部。对老年人非常适宜。

6.握力器

握力器是利用弹簧的反作用力增强握力和前臂肌群的专门器械。该器械小巧实用,操作方便,有独到之处。老年人锻炼时,可根据握力大小增减弹簧的数量。

三、休闲娱乐活动的计划和实施

(一)休闲娱乐活动计划

休闲娱乐活动具有群众性、娱乐性、科学性,以促进老年人共同康复为目的。为此,养老护理员应选择好老年人进行休闲、娱乐、健身活动的场地,还有符合老年人身心特征及需要的休闲娱乐健身活动用品、设施和设备,以开展适合老年人身心健康的休闲娱乐活动,努力满足老年人多层次的精神生活需求。在此基础上根据老年人的实际情况和个人喜好制订科学、规范、人性化的休闲娱乐活动计划并付诸实施。

1.年休闲活动计划

年休闲活动计划是养老护理员配合养老机构制定的一些大型的文体活动,如运动会、新年联欢会、中秋联欢会、春游、秋游、歌咏比赛、诗歌朗诵、除夕聚餐、公益活动等。可根据节日、节气等特点安排适宜的活动,可设计相应的计划表(见表1)开展活动。

表1 年大型休闲娱乐活动计划

责任者: 　　　　协助者: 　　　　制表时间:

月份	娱乐活动内容	月份	娱乐活动内容
1月		7月	
2月		8月	
3月		9月	
4月		10月	
5月		11月	
6月		12月	

2.月休闲娱乐活动计划

养老护理员应积极主动配合养老机构为自己护理的养老者制定个性化的月休闲娱乐活动计划。月休闲娱乐活动计划指每月每日进行的活动,如一次健康讲座、老年人生日会、小型运动体操、电影欣赏、主题茶话会、室内外游戏、手工绘画等。按照娱乐康复并重的要求及养老者个人的身体情况详细制定活动计划,并填入表格,并对每次活动后养老者的表现,身体在活动中的耐受情况进行回顾总结,以便更好地制定出个体化的活动计划表。(见表2)。

3.周休闲娱乐活动计划

周娱乐活动计划比较具体,是指一周中每日的具体休闲娱乐活动计划,如绘画、习字、作业活动(手指操、套圈、纺织等)唱歌、舞蹈、棋艺、球类、散步、医疗体操等。协调组织好各项活动,并制定好表格让养老者及家人一目了然。(见表3)

表2　月休闲娱乐活动计划（1月份）

日期内容 星期	日期	活动内容	日期	活动内容	日期	活动内容	日期
星期一							
星期二							
星期三							
星期四							
星期五							
星期六							
星期日							

表3　周休闲娱乐活动计划

星期	活动内容
星期一	
星期二	
星期三	
星期四	
星期五	
星期六	
星期日	

责任者：　　　　　　协助者：　　　　　　　　　制表时间：

4.日休闲娱乐活动计划

日休闲娱乐活动计划是指每天安排进行的各项活动项目、目标、场所、时间、参加人员、进程、组织者和协助者等(见表4)。

表4　日休闲娱乐活动计划　　　年　月　日

活动名称：	老年人参加人数：
活动目标：	
准备工作：	
活动场所：	
活动进程：	
开始时间：	结束时间：
责任者：	协助者：

(二)休闲娱乐活动计划的实施

各种休闲娱乐活动计划制订后,养老护理员要认真组织落实,全程陪同,负责实施,记录活动计划的实施过程,填写活动进程表的各项内容。活动过程中养老护理员要鼓励老年人积极参与,起好组织引导协调作用,营造良好的活动氛围,使老年人之间真诚沟通,互助互勉,快乐分享,达到娱乐康复的目的。

1. 休闲娱乐活动实施要点

(1)选择合适的时间和场所

应根据休闲娱乐活动项目选择合适的活动地点,空间环境要宽敞,时间宜安排在上午10点左右或下午午睡后进行。

(2)创造健康愉快的氛围

休闲娱乐活动力求形式多样、健康活泼,环境布置要温馨和谐而富有情调,养老护理员要热情投入、熟悉活动内容,并积极调动老人情绪,及时予以鼓励和表扬,使活动在轻松愉快的氛围中进行。

(3)坚持积极引导与自愿相结合

小型的休闲娱乐活动(一般为10人左右)应尊重老年人的兴趣特点和选择,自愿报名参加,然后组织开展专项活动。大型的联欢活动要激发老人活动的兴趣,积极引导全体参与。

(4)老人为主体与护理员指导相结合

在休闲娱乐活动中,老年人是"主角",始终要以老年人为中心,调动他们的积极性和自主性,这是激发老年人活动兴趣的可靠保证。活动中时刻关注老年人的情绪反应,尤其要注意老年人的感受。养老护理员作为"配角",要有目的、有计划的引导开展活动。

(5)采取多边活动形式

多人参加的休闲娱乐活动不是简单的"一对一"活动,应采取"网状式"的多边活动,使参与活动的每个老年人都积极行动起来,既满足老年人的交流沟通、经验分享,又达到放松身心和改善健康状况的目的。

(6)如实记录实施情况

每次活动均要详细记录活动项目、参加活动的人数、进展情况,开始、结束时间等。大型休闲娱乐活动则应更周密地组织,并在公告栏或其他媒体(如院报、短信、微信)上公示,征求意见,完善计划。

2.休闲娱乐活动的评估
(1)对计划的落实情况进行评估
计划实行后,应进行针对性总结,可从休闲娱乐活动是否按计划如期进行,活动参加人数是多少;有无中途退场或自始至终作为旁观者;老年人之间是否相互协作,沟通配合,在实施过程中有什么困难和问题等加以总结。
(2)对计划的实施效果进行评估
可对休闲娱乐活动整个过程进行分析,评估是否达到预期效果,项目内容的选择是否符合老年人的兴趣爱好和身体情况,满意度是否达到80%以上;活动参与者是否达到预期参加者的90%以上;还可与其他活动项目的参与率进行横向比较。
(3)针对不足提出改进措施
根据项目实施情况和评估结果进行客观分析,找出问题所在,提出改进措施,作为以后制订活动计划的参考,达到娱乐康复的目的。

第二章 护理技能

第一节 生命体征监测

概述：生命体征包括体温、脉搏、呼吸、血压，它们是维持生命正常活动的重要体征，不论哪项出现异常都会导致严重的疾病，同时某些疾病也可导致这四大体征的变化。

一、体温正常值

（一）正常值

人的正常体温是比较恒定的，正常人的体温在24小时内略有波动，一般情况下不超过1℃。

1. 口温：36.3℃~37.2℃。禁用于神志不清的老人和婴幼儿。
2. 腋温：36℃~37℃。是测量体温最常用的方法。
3. 肛温：36.5℃~37.7℃。多用于昏迷的老人或小儿。

（二）体温测量步骤

根据老年人的病情、年龄等因素，选择合适的测量方法：

1. 测口温：将口表水银端斜放于老人舌下3分钟，嘱闭唇含住口表，用鼻呼吸，勿用牙咬；口鼻手术或呼吸困难不能合作者不宜测口温。

2. 测腋温：将体温计水银端放于腋窝深处并紧贴皮肤，屈臂过胸，必要时托扶老年人手臂，测量10分钟；腋下出汗较多擦干汗液后测试，腋下有创伤、手术、炎症者，肩关节受伤或极度消瘦夹不紧体温计者不宜测腋温。

3.测肛温:老年人侧卧、屈膝仰卧或俯卧位,露出臀部,在肛表水银端涂润滑剂,轻轻插入肛门3~4厘米,测量3分钟;腹泻、直肠或肛门手术、心肌梗死者不宜使用。

二、脉搏正常值

(一)检查脉搏

通常用两侧桡动脉,正常脉搏次数与心跳次数相一致,节律均匀,间隔相等。

1.正常成人:60~100次/分。

2.老年人可慢至55~75次/分。

(二)脉搏测量步骤

协助老年人手臂放松,前臂向上,护理员将食指、中指、无名指的指端放在老年人的桡动脉(腕横纹上近拇指一侧)表面,测量30秒乘以2,危重者或脉搏异常者测量1分钟。

三、呼吸正常值

(一)呼吸是呼吸道和肺的活动 人体通过呼吸,吸进氧气,呼出二氧化碳,是重要的生命体征之一,一刻也不能停止。成人:16~20次/分。

(二)呼吸测量步骤

1.观察老年人的胸腹部,一起一伏为一次呼吸,测量30秒乘以2,呼吸异常者测量1分钟。(呼吸的速率会受到意识的影响,测量时不必告诉老年人)。

2.病情危重者呼吸不易观察时,可用少许棉絮置于老年人鼻孔前,观察棉花吹动情况,计数1分钟。由于呼吸在一定程度上受意识控制,所以测呼吸时不应让老年人察觉。

四、血压正常值

(一)血压

是衡量心血管功能的重要指标之一 当收缩压和舒张压均低于正常值下限(90/60毫米汞柱)时,应考虑可能为急性周围循环衰竭、心肌梗死、心脏衰竭等。成人正常血压值：收缩压为12~18.7千帕(90~140毫米汞柱)，舒张压为8~12千帕(60~90毫米汞柱)。

(二)测量血压步骤

1.协助老年人取卧位或坐位(被测肢体的肱动脉、心脏、血压计零点处于同一水平位置)，协助老年人暴露被测肢体。

2.打开血压计开关，驱尽袖带内空气，正确捆绑袖带于测量部位(袖带下缘距肘窝上2~3厘米，袖带松紧度以可以放入一指为宜)，听诊器胸件置于肱动脉搏动处，轻加压(测量者蹲下，使目光与水银柱平行)，松开气门匀速缓慢放气，同时听搏动音，双眼平视水银柱下降所指刻度，当听到第一声搏动，所指刻度数值为收缩压，继续放气当听到声音突然减弱或消失时，所指的刻度为舒张压。

注意事项：关闭血压计前，驱尽袖带内空气，将血压计稍倾斜，待水银完全归零后关闭血压计开关。

3.电子血压计：测量时，正确绑袖带于测量部位(袖带下缘距肘窝上2~3厘米，袖带松紧度以可以放入一指为宜，然后打开血压计开关即自动充气测量，测量完毕后血压计屏幕显示血压及脉搏数值。

注意事项：定点：在相对固定的安静地点环境测量(家中、办公室等)；定时：每日选择固定的时间段测量，一般血压高的老人每天测量三次。(晨起时，下午的14:00~16:00.晚上休息前1小时)。其他可以因时因地而宜。

五、异常值

(一) 体温异常

1.体温过高：由于致热源作用于调节中枢或体温调节中枢障碍等原因导致体温超出正常范围。37.3℃~38℃为低热，38.1℃~39℃为中度热，39.1℃~41℃为高热，41℃以上为超高热。体温升高多见于肺结核、细菌性痢疾、支气管肺炎、甲状腺功能亢进、中暑、流感以及外伤感染等。

2.体温低于正常：见于休克、大出血、慢性消耗性疾病、年老体弱、甲状腺机能低下、重度营养不良、在低温环境中暴露过久等。

(二)脉搏异常

1.脉搏增快(≥100次/分):生理情况有情绪激动、紧张、剧烈体力活动(如跑步、爬山、爬楼梯、扛重物等)、气候炎热、饭后、酒后等。

2.脉搏减慢(≤60次/分):颅内压增高、阻塞性黄疸、甲状腺机能减退,年老体弱者等。

3.脉搏消失(即不能触到脉搏):多见于重度休克、多发性大动脉炎、闭塞性脉管炎、重度昏迷等。

(三)呼吸异常

1.呼吸增快(>20次/分):正常人见于情绪激动、运动、进食、气温增高。异常见于高热、肺炎、哮喘、心力衰竭、贫血等。

2.呼吸减慢(<12次/分):见于颅内压增高、颅内肿瘤、麻醉剂、镇静剂使用过量,胸膜炎等。

(四)血压异常

1.高血压:是指收缩压和舒张压均增高而言的。成人的收缩压≥18.7千帕(140mm毫米汞柱)和舒张压≥12千帕(90毫米汞柱),称高血压。分为原发性高血压和继发性高血压。

2.低血压:是指收缩压≤12千帕(90毫米汞柱),舒张压≤8千帕(60毫米汞柱),多见于休克、心肌梗死、心功能不全、严重脱水、心力衰竭、低钠血症等。

六、处理

(一)异常体温的护理

1.体温过高的护理措施:严密观察病情,每隔4小时测体温一次。采用降温处理。

(1)物理降温:用冷毛巾、冰袋、化学制冷袋局部冷疗;温水擦浴、酒精擦浴全身冷疗。

(2)药物降温:对年老体弱及心血管疾病的老人,注意药物的剂量,防止虚脱。

(3)注意保暖:调节室温,适当穿脱衣服等。

(4)补充营养和水分:低脂高蛋白高维生素等食物,及时补充水分、电解质和营养物质。

(5)心理护理:消除老人紧张、恐惧心理,主动配合治疗。

2.体温过低的护理措施

(1)严密观察生命体征:监测体温变化,直到体温恢复到正常且稳定。

(2)积极保暖:适当给予热饮,保持环境温度在24℃左右。可酌情给予棉被、热水袋、电热毯等,注意防治烫伤。

(3)心理护理,与老年人多沟通,增强治病信心。

(二)异常呼吸的护理

1.密切观察:观察有无咳嗽、咯血、发绀、呼吸困难等症状。

2.休息与活动:为老年人创造一个良好的休息环境,病情允许增加适当活动量。

3.保持呼吸道通畅:及时清理呼吸道分泌物,鼓励老人咳嗽、咳痰。

4.心理护理:消除老人紧张、恐惧心理,主动配合治疗。

(三)异常脉搏的护理

1.密切观察老人脉搏的频率、节律、强弱以及其他相关症状。

2.做好心理安慰,消除老年人紧张情绪和内心顾虑。

(四)异常血压的护理

1.密切监测血压:定时间、定部位、定体位、定血压计。

2.观察病情:指导老年人按时服药,观察药物的不良反应,注意有无并发症的发生。

3.环境:安静、舒适、温湿度适宜。

4.休息与活动:注意休息,减少活动,保证充足的睡眠时间。

5.合理饮食:给予易消化、低脂、低胆固醇、高维生素,低盐饮食,避免辛辣刺激食物,保持大便通畅。

第二节　血糖监测

血糖是指血液中的葡萄糖,是人体需要的供能物质。

一、血糖正常值

(一)空腹血糖
一般空腹全血血糖为3.9~6.1毫摩尔/升。
(二)餐后血糖正常值
餐后2小时血糖<7.8毫摩尔/升。

二、高血糖

1.正常情况下,血糖浓度在一天之中是轻度波动的,一般来说餐前血糖略低,餐后血糖略高,但这种波动是保持在一定范围内的。
2.诊断标准:空腹血糖>6.1毫摩尔/升称为高血糖。注意:高血糖不是一个疾病诊断标准,而是一项检测结果的判定,高血糖不等同于糖尿病。

三、低血糖

1.男:血糖<2.78毫摩尔/升。
2.女:血糖<2.5毫摩尔/升。

四、异常血糖处理

(一)高血糖治疗
1.饮食调节　少吃甜食以及带有糖分的食物,多吃粗粮、豆制品、蔬菜等，每日摄入食盐量不超过6克。

2. 合理用药 进行合理药物治疗，如果药物治疗效果不好，尽早使用胰岛素，后期不能擅自停药，定期进行检查。

3. 多运动 特别是肥胖老年人，要多参加体育锻炼，老年人最好的运动是步行，每天步行2~3次，30分钟左右，体育锻炼加快新陈代谢，对降低血糖有一定帮助。

(二)低血糖治疗

1. 遵医嘱按时服用降糖药，不得随意增减降糖药的剂量，服药后按时进餐。

2. 轻者口服糖水或糖果。

3. 严重持久的低血糖需去医院输注5%~10%葡萄糖500~1000毫升治疗。

五、血糖仪操作

(一)步骤

1. 使用75%酒精消毒指尖，并待其完全干燥。

2. 取出一条血糖试纸，确认条码与血糖仪标签上的条码一致。

3. 手持试纸条两侧部分，按箭头方向插入血糖仪，此时仪器自动开机，屏幕上出现血滴符号闪烁。

4. 将采血笔深度调节至3或4位置，采血笔尖对准手指消毒区域采血，轻轻按摩手指根部，挤一滴血液，用棉签擦除，再挤一滴血液。

5. 血滴接触试纸通过虹吸作用到加样区，听到"滴"声移开手指。

6. 血糖仪屏幕上闪烁的横线消失后，显示的数字即为测试血糖值。

(二)对血糖仪准确度造成影响的因素

1. 检查机器和试纸是否匹配。

2. 使用含碘的消毒液进行消毒。

3. 血滴闪烁前滴血。

4. 血量不足。

5. 试纸保存不当，切勿冰箱冷藏，应该干燥、避光和密封保存。

第三节 给药原则

药物在治疗疾病的同时,都带有一定的毒性或副作用,如果应用合理,可以防治疾病,反之,则有可能危害健康。日常生活中有时候会发生用错药的现象。因此,了解一些安全用药的常识,安全合理的用药对于保障健康,促进康复有着重要意义。

一、老年人用药安全性分析及用药特点

1. 多种疾病,多处医治。老年人用药机会多、种类多、疗程长。
2. 一药多名,重复用药(包括复方制剂)。在工业化国家,65岁以上老年人的药品消耗量占总人群药品消耗量的1/4~1/2。英国医疗保健的药物开支,30%用于老年人,75岁以上的人中有3/4是常规用药者,其中2/3的人每天用药1~3种,1/3的人每天用药4~6种。
3. 特殊心态(认识偏颇、迷信)。
4. 看广告吃药。
5. 主观选择药物的要求高。
6. 个体差异大:缺乏按生理年龄分组的标准,也不可能像婴幼儿那样有各种年龄或体重折算用药剂量的公式。
7. 不良反应发生率高,>65岁老人有10%~20%出现药物不良反应;>80岁老人有25%出现药物不良反应。原因有多个方面:

老年人各脏器组织结构和生理功能逐渐出现退行性改变。

有效药物浓度的起效时间、峰值、维持时间变化影响了选择药物、剂量、用药的频率和疗效。

相互作用多:使用5种以下药物时不良反应发生率为4.2%,合用6~10种时发生率为10%,11~15种时为28%,16~20种时高达54%。

(一)掌握用药指征,合理选择药物

1. 用药前要有正确的诊断,明确的适应证,做到对症下药,应尽量

少用药或不用药。例如感冒发烧,就不一定要使用抗生素。只有当诊断为细菌感染时,才能使用抗生素。病毒感染有一个自愈的过程,一般可以不用药。老年人发热时,不要盲目使用解热镇痛药。在病因未查明前,用解热镇痛药,只能暂时缓解症状,并不能从根本上治病,相反还会掩盖了疾病的主要病因,会影响医生及时的诊断,从而耽误治疗。

2.另外要重视非药物疗法,这仍然是有效的基础治疗手段。如早期糖尿病可采用饮食疗法;轻型高血压可通过低盐、运动、减肥等治疗;老年人便秘可多吃粗纤维食物、加强腹肌锻炼等,病情可能得到控制而无须用药。

(二)掌握最佳用药剂量

老年人的用药剂量,应根据年龄、体重和体质情况而定。为确保用药安全,一般从最小剂量开始(采用成人常用量的1/3-1/2)。此外,老年人用药还必须根据老人的肝、肾功能进行调整,密切观察药物反应,跟踪治疗效果,进而选择个体的最合适药量,以获得最大的疗效和最小的副作用。老年人除维生素、微量元素和消化酶类等药物可以用成年人剂量外,其他所有药物都应低于成年人剂量。

(三)严格遵照医嘱给药

1.必须严格根据医嘱给药,仔细核对,不得擅自更改。老年人由于记忆力差,听力、视力均有所减退,对医生用药的嘱咐常有听不懂或记不清楚的时候,不能严格按照医生规定的药物品种、服药次数、服药时间、服药剂量准确用药,从而发生忘服、误服、重复服或多服的情况,影响了治疗效果或产生药物不良反应。所以,在用药前认真核对药名和医嘱,用醒目的字迹标明用药方法和次数,真正做到遵照医嘱,按时、按量和按次数服药。

2.按时用药:如一日三次,一般不是指准时三餐前服药,而是将一天24小时分为3段,每8小时服药一次。如果把药3次都安排在白天,造成血药浓度过高,给人带来危险,而夜间又达不到治疗的浓度。

3.给药要认真核对,以免用错药,造成错误引发严重的后果。

4.避开常见的服药七大误区:

(1)忽视服药时间

(2)睡前服药

(3)药量过大或偏小

(4)时断时续或疗程不足

(5)突然停药或当停不停

(6)忽视中药的副作用

(7)不合理的联合用药

(四)药品贮存说明

避光:指用不透光的容器包装,如棕色容器或黑纸包裹的无色透明、半透明容器。

密闭、密封:指将容器密闭,以防尘风化、吸潮、挥发、土或异物进入。

熔封或严封:指将容器熔封存或用适宜材料严封,以防空气与水分的侵入并防止污染。

阴凉处:指不超过20℃。

凉暗处:指避光并不超过20℃。

冷藏:指2℃~10℃。(说明书一般是2℃~8℃)

相对湿度:一般应保持在45%~55%。

二、严格给药

给药时严格执行查对制度,杜绝差错,做到"三查八对一注意"。三查:给药前、给药中、给药后;八对:床号、姓名、药名、浓度、剂量、用法、时间、批号;注意:注意用药后的反应。

严格执行查对制度,备药前查对药品的标签、有效期、批号、质量,一项不符合要求不得使用。

1.口服给药(片剂、胶囊、酊膏剂颗粒、粉、散剂丸剂、大丸剂、滴丸、蜜丸)。

(1)仔细核对医嘱和检查药物的质量,仔细检查药物的名称、剂量、时间、质量和有效期,对标签不清、变色、发霉、粘连、有异味等或超过有效期的药严禁服用。

(2)按时服药:由于各种药物的吸收和排泄速度不同,要做到延长药效和保持药物在体内维持时间的连续性和有效的血浓度,必须按时服药。为避免漏服,可自制口服记录单,如下表。

口服记录单

药名	日期	剂量(*粒/每次)	服药时间		
			早(6am)	中(2pm)	晚(10pm)

(3)取药前洗净双手,按照医生的要求取出服用的剂量,放入小杯或小勺内再服用,服用油剂或滴剂时应先在小杯或小勺内放入少量凉开水后,再将药滴入杯内服用,以保证所服药量的准确。

(4)服药姿势要正确:一般服药的姿势采取站立位、坐位或半卧位,因平卧位服药容易发生误咽呛咳,并使药物进入胃内的速度减慢,影响药物的吸收。

(5)服药要多喝水:任何药物都要溶解于水中才容易吸收产生药效,要多喝水以防药物在胃内形成高浓度而刺激胃黏膜;服药应用温开水,不要用茶水、咖啡或酒类服药;服磺胺药、解热药更要注意多喝水,以防因尿量少而导致磺胺结晶析出,引起肾小管阻塞,损害肾脏功能。

口服给药操作示意如图2-1:

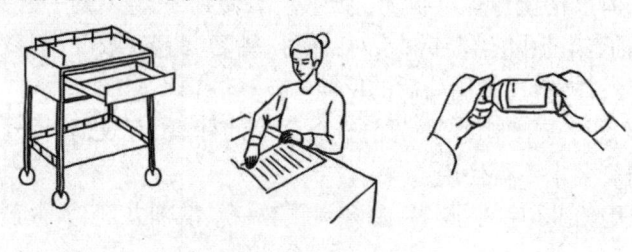

备齐用物,核对医嘱,检查药物

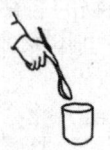

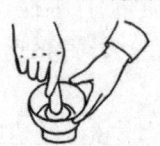

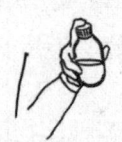

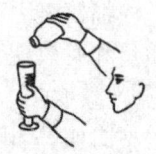

固体药用药匙取,必要时研碎;液体先摇匀,用量杯取后倒入药杯

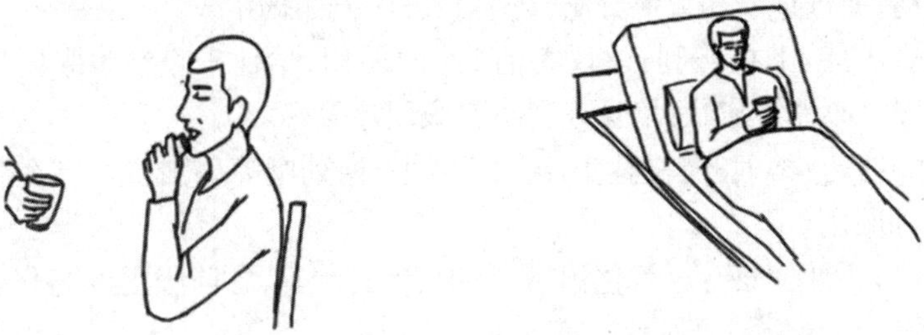

核对药物,协助坐位或半卧位服药

服药后饮水200毫升左右,再次核对,整理用物

图2-1 口服给药

(6)服用特殊药物注意事项

①服用铁剂、酸类的药物对牙齿有损害,要用吸管服用,服后要漱口以免损害牙齿。使用铁剂后,应注意老人大便颜色。

②使用降压药后应监测血压,观察老人有无头晕,防止跌倒。

③使用利尿剂后,应观察老人的尿量。

④使用降糖药后,应注意观察老人是否出现低血糖等症状。

④使用洋地黄类药物时,应监测脉搏。

⑤对老人难以下咽的片剂、丸剂可将药研细后加水调成糊状服用,不可将大片的药片掰成两半吃,这样容易造成食道损伤。

⑥止咳糖浆对呼吸道有安抚作用,服用不需要喝水。

(7)不能口服药物的情况:口服是最安全方便的用药法,也是最常用的方法,但遇有下列情形时不便采用:

①老人昏迷不醒或不能咽下。

②因胃肠道疾患,吸收障碍者。

③由于药物的本身性质不容易在胃肠中吸收或能被胃肠的酸性、碱性所破坏(如胰岛素等)。

④口服不能达到药物的某种作用(例如用硫酸镁口服,只能引起泻下,如需镇痉、镇静必须注射)。

(8)需要餐前空腹服用的药物

胃动力药、开胃药:吗丁啉、莫沙必利、龙胆、大黄,具有增强胃肠道蠕动,促进食欲和胃液分泌,餐前15~30分钟服用。

降压药:卡托普利:建议餐前1小时服用;倍他乐克空腹服用后能较快缓解心悸等症状;培哚普利空腹服用疗效好。

降糖药:格列齐特(达美康)、糖适平、格列吡嗪(美吡达)宜在餐前30分钟服用。

胃黏膜保护药:氢氧化铝、胃舒平、胃必治等,餐前服用可充分地附着于胃壁,形成一层保护屏障。

抗生素:阿莫西林、克拉霉素等杀灭胃粘膜上的幽门螺杆菌,加速溃疡的愈合和减少溃疡的复发。

(9)需要餐后服用的药物

对胃有刺激的药物(如阿司匹林)应在饭后服用,以减少刺激;二甲双胍应在饭后用药。

(10)五类药不宜碰热水:助消化药、维生素类、止咳糖浆类、活疫苗、含活性菌类。

(11)错误的服药方法:

①干吞强咽药物,对黏膜产生刺激和腐蚀作用。

②躺在床上服药。躺在床上服药,不论喝水多少,都只有一部分药片进入胃内,多半在食管中溶化,既对食管有害,又不能完全发挥药效。

③捏鼻子喂药。

④缓释或控释制剂咀嚼或研碎服用,破坏药物的长效目的。

⑤将胶囊剂分开服用。需要肠溶的药物在胃内溶解,不能很好地吸收,达不到预期的效果。

⑥普通片剂阴道给药,会刺激阴道。

⑦用果汁或茶水或牛奶送服药。

(12)口服药的贮存:密闭、阴凉、干燥、避光。

2.外用药

(1)滴眼药　一般分为消炎和缓解眼疲劳两大类。缓解眼疲劳的滴眼药,对睫状肌松弛有一些效果。缓解眼睛干涩的滴眼药,里面有些模拟泪液的成分,这些液体可以湿润你的眼睛。滴眼药是眼科常见的药物剂型之一,对于许多眼病,滴眼药都有直接、快捷的治疗作用。

滴眼药的操作示意图:

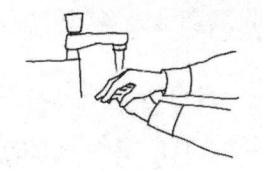

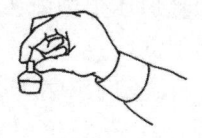

洗手,核对用法,检查药液

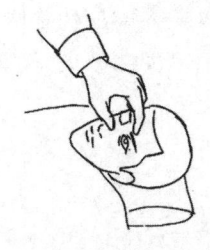

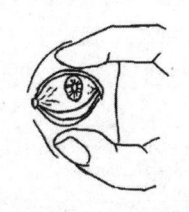

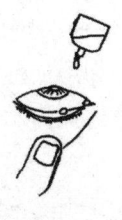

头后仰,眼睛向上方看,一手分开上下眼睑,一手持眼药水距离眼睑2厘米,将药液滴入1~2滴

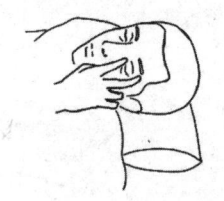

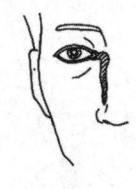

轻轻闭眼,按压内眦2~3分钟

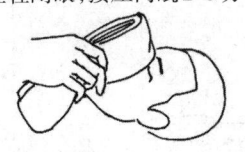

擦干外溢的药水,整理用物

注意事项:
①正确洗手,必须严格根据医嘱给药,给药前后均应仔细核对。
②药液用后妥善保管,避免与滴鼻药混放,以免误用。
③滴药时滴管应距眼睛2厘米左右,避免触及睫毛污染滴管或伤及眼球。需滴2种及以上眼药时,至少应间隔3分钟。

135

④滴完眼药后压迫内眦2~3分钟,防药液经鼻泪管流入鼻腔,以免增加吸收引起不良反应。

⑤冬天可将眼药水捏在手心片刻进行加温,减少寒冷刺激。

(2)滴鼻药是指药材提取物或药物适宜的溶剂制成的供滴入鼻腔用的液体制剂。是将药液直接滴入鼻腔内发挥局部或全身治疗作用的制剂。因为鼻腔黏膜上有很多细微绒毛,可以大大增加药物吸收的有效面积,能使药物迅速的吸收。滴鼻药多用于急慢性鼻炎、副鼻窦炎。滴鼻药分为溶液性、混悬型和乳浊型三种。

滴鼻药操作示意图:

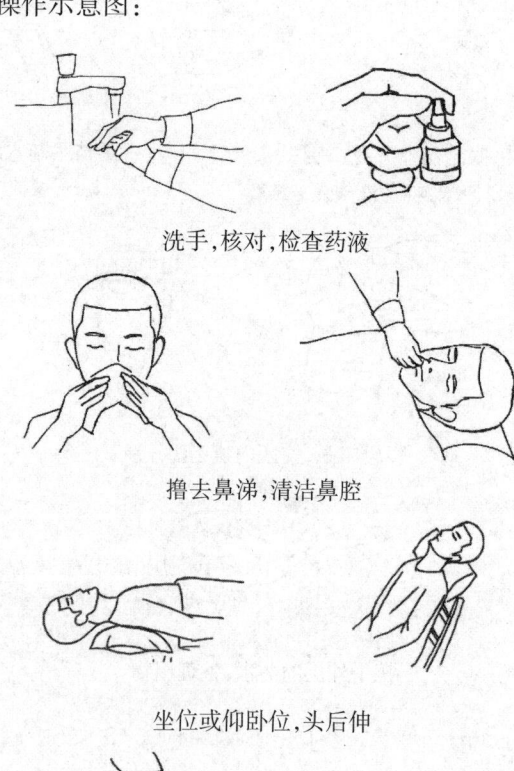

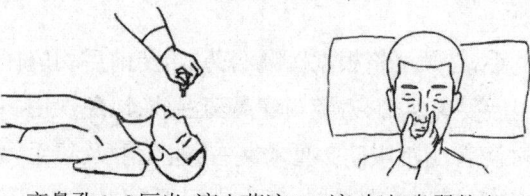

洗手,核对,检查药液

撸去鼻涕,清洁鼻腔

坐位或仰卧位,头后伸

离鼻孔1~2厘米,滴入药液3~5滴,轻捏鼻翼数次注意事项：

①正确洗手。动作轻、稳、熟练。

②遵医嘱用药，给药前应仔细查对药名、用法及有无过期、变色、沉淀等。滴药后再次核对。

③滴鼻药管不要碰到鼻部，以免污染药液和损伤鼻腔黏膜。滴鼻后轻捏鼻翼数次。

④不能擅自依靠鼻腔症状来改变滴鼻药，避免长期用药。

（3）滴耳药：一种简便易行的局部治疗方法，常用于化脓性中耳炎、外耳道炎、耳道霉菌病等耳病的治疗。

滴耳药的操作示意图：

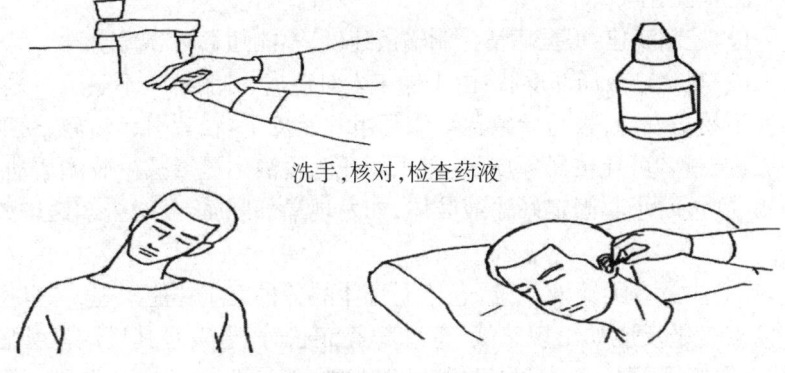

洗手，核对，检查药液

坐位或仰卧位，清洁外耳道

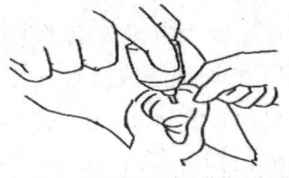

向后上方垂拉耳廓，滴入药液3~5滴

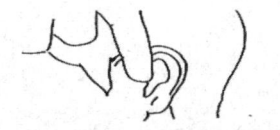

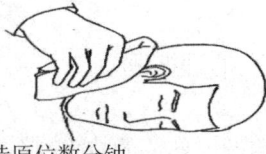

按压耳屏数次，清理用物，保持原位数分钟

注意事项：

①滴药前洗手，遵医嘱用药，用药前仔细查对药名、用法，检查药液是否过期、变色、沉淀、混浊及异味等。

②滴耳药的温度应与体温接近，避免过冷刺激耳膜。

③滴耳药的管头不要碰到耳廓及外耳道口，滴药时让药液沿外耳道壁注入耳道深部，按压耳屏数次，最好保持在原位5分钟，切记将药直接滴在鼓膜上。

④软化耵聍时，每次药量可适当增加，最好在睡前滴药。

⑤几种药物同时应用时应间隔1~2小时后交替滴入。

（4）外用药的贮存：一般在在30℃以下常温保存，防止重压，冬季注意防冻。

3. 静脉给药

（1）控制滴速：根据病情控制输液速度，不能随意调节滴速。

（2）观察输液局部皮肤：由于老年人对疼痛、肿胀感觉不敏感，一旦漏针不易被发现，极易导致药物渗到组织及皮下，轻者引起疼痛、局部肿胀，严重者可导致局部皮肤、组织坏死。输液中尽量减少肢体活动，如厕、吃饭时小心固定好输液肢体，如发现局部肿胀，及时告知医护人员。

（3）注意有无输液反应：老年人身体的各种反应功能减退，一旦发生输液过敏反应如出现寒战、荨麻疹等症状时，老人对其反应不甚敏感，常常等周围人发现时早已错过了前期抢救时机。

4. 舌下给药

舌下给药时身体应靠在座椅上取坐位或半坐位，直接将药片置于舌下或嚼碎置于舌下，药物可快速崩解或溶解，通过舌下黏膜吸收而快速发挥作用。口腔干燥时可口含少许水，有利于药物溶解吸收。应注意切不可像吃糖果似的仅把药物含在嘴里，因为舌表面舌苔和胶质层很难吸收药物，而舌下黏膜中丰富的静脉层有利于药物的快速吸收。

三、心理护理

给药时熟练的技术、轻柔的动作、和蔼的态度可增强老人的治疗信心。根据老人不同的心理状态给予解释、鼓励劝慰,消除老人对药物治疗的怀疑、恐惧及抗药心理,以取得主动治疗的效果。

第四节 热水袋、冰袋的使用

一、热水袋的使用

(一)目的
保暖、解痉、镇痛、舒适。

(二)操作步骤
1. 物品准备:热水袋、水袋套、热水、水温计、干毛巾。
2. 测量水温,正常成人调节水温至50℃~55℃,年老体弱、昏迷或温痛觉异常者水温应低于50℃。
3. 放平热水袋,去塞,左手提热水袋口边缘,右手灌入热水,随灌随提高热水袋口端使水不致溢出,热水灌入袋中1/2~2/3满。
4. 将热水袋口端逐渐放平排出袋内空气,拧紧塞子,以干毛巾擦干外壁,倒提热水袋轻轻抖动几次检查是否漏水,装入套中,把带子系好。
5. 放热水袋于所需部位,袋口朝身体外侧,时间不超过30分钟。
6. 用毕将水倒净,倒挂晾干后吹气,旋紧塞子,存放阴凉处,清洗水袋套。

(三)注意事项
1. 严密观察皮肤颜色。
2. 如皮肤发红应停止使用,并涂凡士林保护。
3. 如需保持水温,应及时更换热水。
4. 未明确诊断的急性腹痛、各种脏器出血者禁用;温痛觉异常意识障碍者慎用。

热水袋使用示意图2-2:

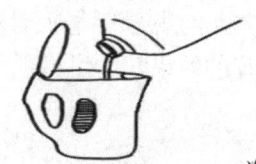

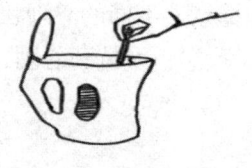

准备50~55℃热水

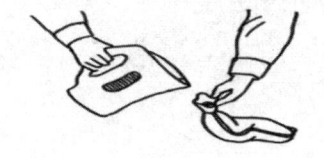

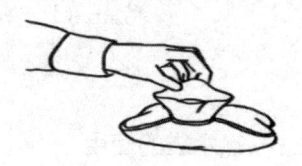

灌入热水约1/2满,排气

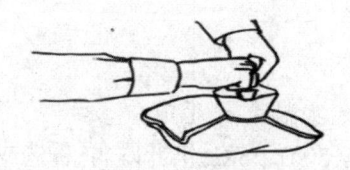

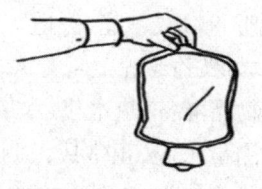

拧紧盖子,擦干水渍,倒提热水袋检查有无漏水

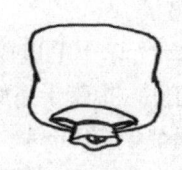

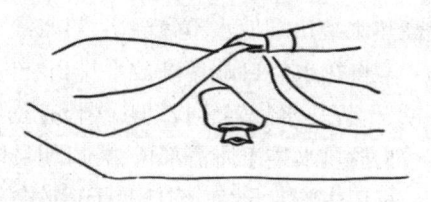

套好布套,放入所需部位,距皮肤10厘米。做好记录,定期检查

图2-2　热水袋使用

二、冰袋的使用

（一）目的

降低体温,局部消肿,减轻充血或出血,限制炎症扩散和化脓,减轻疼痛。

(二)操作步骤

1. 用物准备,冰袋或冰帽、冰囊、布套、脸盆、布袋、木槌、冰凿。
2. 开窗通风,使室温保持在25℃左右为宜。
3. 了解病情,检查冰袋、冰囊有无破损。
4. 把砸碎的小冰块放入凉水盆中,溶去冰块棱角。
5. 将冰袋斜放于桌面上放入冰块至1/2袋,再放入少许冷水。
6. 缓慢放平冰袋使液体接近冰袋口,排出冰袋内的气体夹紧冰袋口。
7. 擦干冰袋倒提抖动,检查有无漏水,套上布套,将冰袋置于老人身体所需部位。
8. 冰融化后须及时更换。
9. 用毕后将冰袋内的水倒净控干,挂起,冰袋、套洗净晾干待用。

(三)注意事项

1. 每10分钟观察用冷部位皮肤状况,若有苍白、青紫、灰白、颤抖、疼痛或有麻木感须立即停止使用。
2. 注意随时观察冰袋、冰囊有无漏水,布套湿后应立即更换。冰融化后,应及时更换。
3. 使用冰袋时间不宜过长,一般为10~30分钟。
4. 冰袋加冷水至1/2满。冰袋过满对冷敷局部的压力过大,影响局部血液循环。
5. 禁用部位为耳后、心前区、腹部、阴囊及足底处。
6. 降温的同时可在足心置热水袋,减轻脑组织充血,促进散热,增加舒适感。
7. 如用以降温,冰袋使用后30分钟需测体温,腋下冰袋降温后,腋温的测量不宜在50分钟内进行。因为局部冷刺激会使血管收缩,局部血液供应减少,细胞活动能力下降,温度降低,30~60分钟局部可恢复正常。

冷水袋使用示意图2-3:

肿瘤康复与养老护理员培训教材

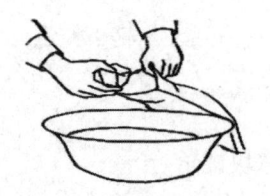

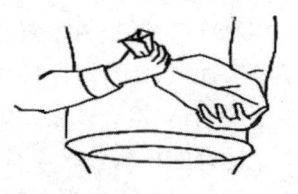

将冰块装入帆布袋内,用锤子敲成小块状

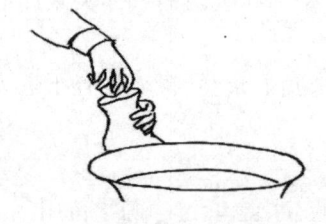

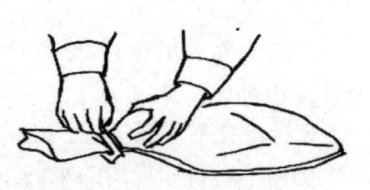

用水冲去冰块棱角,将小冰块装入冰袋,冲少量水,夹紧袋口

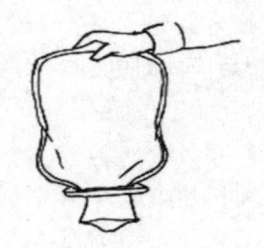

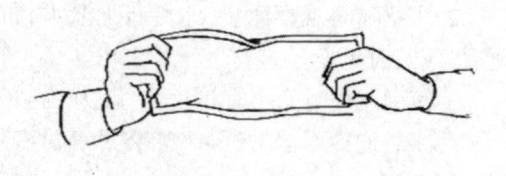

倒提冰袋无漏水,也可特制小冰袋置冰箱制冷后待用

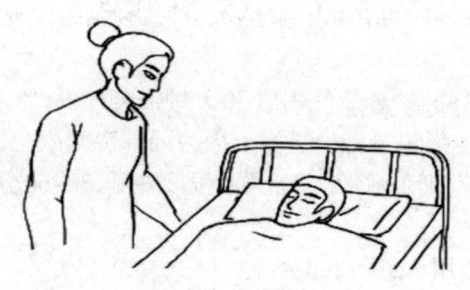

套好布套,放入需用部位,做好记录

图2-3 冷水袋使用

第五节　出入量计算

一、概述

液体是组成人体物质的体液部分,它构成人体的内环境,正常体液保持着恒定的动态平衡,是维持生命活动的必要条件,当人体出现呕吐、腹泻、高热、大汗、创伤、手术、感染、禁食、胃肠减压等各种病理现象时,均可能出现水与电解质代谢紊乱、酸碱失衡。

二、记录24小时出入量的临床意义

准确地记录24小时出入量是反应机体内水、电解质、酸碱平衡的重要指标,可直接反应老人的病情变化,及时了解病情、协助医师进行明确诊断、制定治疗方案、提高疗效。

适用范围　针对那些不能进食,需要通过补液维持生命的重症老人,以及有过多体液丧失需要及时补充和纠正者。

三、水的摄入与排出

正常成人24小时出入水量约2000~2500毫升。

（一）摄入量

饮水约1000~1500毫升、固体食物水约700毫升、代谢氧化内生水约300毫升,共计2000~2500毫升。水的摄入途径有饮水量、食物含水量、输入的液体量等。

（二）排出量

肾排出约1000~1500毫升、大肠排出约150毫升、呼吸蒸发约350毫升、皮肤蒸发约500毫升,共计:2000~2500毫升。

(三)水的排出途径

1. 显性失水：主要为尿量，其次包括大便量、呕吐量、咯血量、痰量、肠胃减压量、胸腹腔抽出液量、各种引流液量、伤口渗出量等。

2. 非显性失水：皮肤蒸发、呼吸蒸发等。人体在正常生理条件下，皮肤和呼吸蒸发的水分，每日约850毫升，因为是不显的，又称为非显性失水。在异常情况下，失水量可能更多，如体温增高可增加水分蒸发，体温每增高1摄氏度，每日每公斤体重将增加失水3~5毫升，明显出汗失水更多，汗液湿透一身衬衣裤约失水1000毫升，气管切开老人呼吸失水量是正常时的2~3倍。

四、出入量测量方法

(一)称重法

1. 固体食物含水量：用标准秤取得食物重量，参考食物含水量表即可。(符食物含水量表)

2. 尿量：使用尿垫的老人，称湿尿布的重量再减去干尿布的重量。

3. 伤口渗液或汗液。

4. 粪便量，呕吐物，咯血，痰液。(参考大便含水量来记录)

(二)量杯法

1. 饮水量记录，口服水剂药物，用有容量刻度标记的专用器皿记录老人饮水量，若为糊状食物或牛奶，应量好水量再加溶质仅记含水量。

2. 固体药片需水送服时饮水量及粉针剂需溶媒稀释的溶媒体含量等。

3. 留置导尿和使用尿袋的老人，需用量杯计量。

4. 胃肠减压抽出液量。

5. 胸腹腔抽出液量及各种引流管。

五、记录方法

记录同一时间的摄入量和排出量，在同一横格上开始记录；对于不同时间的摄入量和排出量，应各自另起一行记录。12或24小时就老人的出入量做一次小结或总结。需要时可分类总结,当天或开记录24小时出入水量医嘱的时间,不满24小时的,按照实际记录时间计算。如:中午12点入院开始记录,至第二天早上7点时,记作19小时总结。

六、记出入量的内容

1. 入量:即进入老人体内的量。包括饮食、水、输液量、输血量等。
2. 出量:包括尿量、呕吐量、大便、胃肠减压、抽出液体(如:腹水、胸水、胃液等)、各种引流量(如:腹腔引流液、胆汁、尿液)、出血量等。注意:出量记录除记录量外,还需要观察其颜色、性质并记录。如:化脓性感染的老人:可能引流液为黄色脓性液体,红色、淡红色血性液体等。如:消化道出血的老人,可能引流液为鲜血、咖啡色液体或草绿色胃液等。如:泌尿系手术后的老人,可能引流液为鲜红色血液、暗红色、淡红色血性液体或是引流液为清亮尿液等。不同性质的引流液反映病情的不同状态。护理记录单均应详细记录。

七、注意的事项

(一)出量小于入量
常见于肾功能不全、肾衰或者休克的老人,此时老人容易出现心衰、全身水肿或电解质紊乱,应测中心静脉压,观察全身水肿有无加重,呼吸是否浅快或伴有呼吸困难,是否伴有大量粉红色泡沫痰,行血气分析检查,同时及时报告医生。

(二)入量小于出量
常见于尿崩症(下丘脑病变)、利尿剂过量、大量呕吐或腹泻、过度换气,此时老人容易出现低血压甚至休克、血液黏稠、脑梗、心梗、肾梗或电解质紊乱,此时应测中心静脉压,观察皮肤颜色及弹性、眼窝是否凹陷、意识情况及肢体是否偏瘫、血压是否下降,同时及时报告医生。

(三)大便中的水分
1. 便秘:含水量约5%~15%。硬度类似老玉米粒。
2. 正常排便:含水量约20%~30%,硬度类似面团或香蕉肉。

3. 糊状便：此类型便含水约50%~80%。

4. 稀便（水样便）：含水量达80%以上。

八、常见食物含水量

1. 含水100%：鲜奶、饮料、茶水、水。
2. 含水>90%：粥、汤、豆腐、新鲜蔬菜和水果。
3. 80%±：酸奶、冰激凌、稠粥。
4. 70%±：米饭、薯类、新鲜鱼虾、肉、蛋、豆腐干、摊饼。
5. 30%±：馒头、饼、面包、火烧、面条、各种肉类熟食、粉丝、腐竹。

表2-1 常见食物含水量

食物名称	数量	含水量（毫升）
白米粥	50克	400~440
米饭	50克	120~130
麦片（生）	100克	9
面条（带汤）	50克	200~250
面条（不带汤）	50克	100
鲜牛奶	250毫升	220
酸奶	125克	100
豆浆	100克	85
馄饨	50克	350~400
饺子	50克	60~80
包子	50克	40~50
馒头	50克	20~25
烧麦	50克	30
面包	50克	20~25
蛋糕	50克	26~30
蒸水蛋	1个	150
煮鸡蛋	1个	25~30
橘子（不带皮）	100克	91
苹果	100克	85
香蕉	100克	77

梨	100克	89
葡萄	100克	88
黄瓜	100克	96
肉类(生重,不带骨)	100克	65~75
鱼类(生重)	100克	45~50
香干	100克	51
蔬菜类(煮)	100克	80~90
蔬菜类(炒)	100克	60~70

第六节 家庭氧疗

一、吸氧

临床上常见到一些老人因慢性阻塞性肺疾病或肺心病出现慢性呼吸功能不全,动辄气急、气短、面色青紫,需要进行长期氧疗。为节省费用,避免院内感染,在家中进行氧疗,因此称之为家庭氧疗。老年人适当使用氧疗手段,可以缓解症状,促进康复。

(一)目的

吸氧用于纠正缺氧,提高动脉血氧分压和氧饱和度的水平,促进代谢,是辅助治疗多种疾病的重要方法之一。如呼吸衰竭,慢性气管炎,脑血管病,冠心病等。

(二)种类

目前较常使用的家庭供氧装置有氧气袋、家庭制氧机、氧气罐。氧气罐便于携带,适合外出供氧,供氧时间为6~8小时。

1. 氧气瓶吸氧 氧气瓶吸氧装置如图2-4:

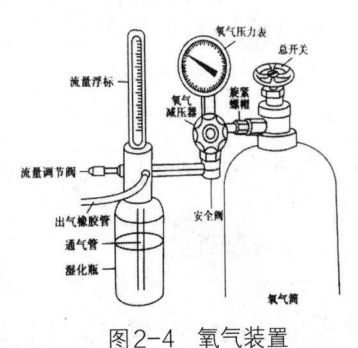

图2-4 氧气装置

（1）操作

①查看周围环境，无易燃物品及安全隐患等。

②除尘将流量表及湿化瓶安装在氧气装置上，连接橡胶管道。检查氧气装置有无漏气。

③吸氧前用棉签蘸清水清洁吸氧者鼻孔，注意不要把棉签掉在鼻孔内。

④打开流量开关，根据老人病情及缺氧程度，调节氧气流量至所需流量，连接吸氧导管或鼻塞，用凉开水湿润吸氧导管或鼻塞，同时确定氧气流出通畅。（如图2-5）

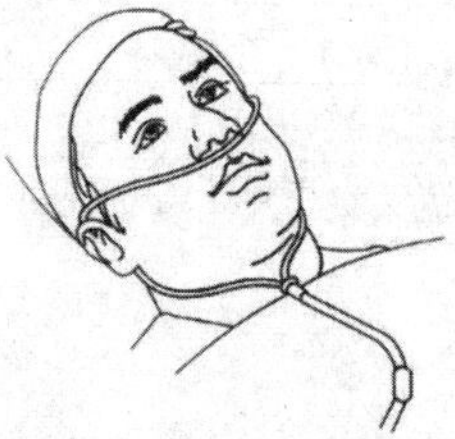

图2-5 吸氧

⑤停止用氧时，先拔除吸氧导管，擦净鼻部，再关流量开关。取下湿化瓶及流量表。

（2）注意事项

①合理选择吸氧浓度：对严重慢性支气管炎、肺气肿，伴肺功能异常的老人，注意控制氧气流量，一般调节为每分钟1~2升，因为高流量吸氧可加重慢性阻塞性肺气肿老人的二氧化碳蓄积，引发肺性脑病；对部分老人平时无或仅有轻度低氧血症，在活动、紧张或劳累时，短时间给氧可减轻"气短"的不适感。

②注意用氧安全：氧气瓶搬运时避免倾倒、撞击，防止爆炸；氧气瓶应放置于阴凉处，并远离烟火和易燃物品，至少距离火炉5米，距暖气1米。

③氧气瓶内氧气不能用尽，一般需留1千帕，以防再次充气时灰尘杂质等进入瓶内引起爆炸。

④鼻塞、面罩、湿化瓶等每次做完之后，把管道冲洗干净，用开水烫一下晾干就可以了，如长期不用时，使用前应该清洗、消毒、晾干再用。

2.家庭制氧机

（1）操作

①把主机装轮作落地式或装挂架贴墙悬挂在室外，装上采气过滤器。

②按需要在墙上或支撑物上钉上供氧器插扣板,然后挂上供氧器。

③用输氧管连接供氧器出氧接口,把供氧器的12伏电源线与主机的12伏电源线连接,如多个供氧器串联,只需增用三通接头即可,把管线用线扣固定。

④把主机的220伏电源线插入墙上插座,供氧器红灯亮。

⑤请在湿化杯内加纯净水至指定位置。再把它装到供氧器出氧口上。

⑥请将输氧管套到湿化杯出氧口上。

⑦按下供氧器启动按钮,绿色指示灯亮,制氧机开始进入工作状态。

⑧按医生的医嘱,调节流量至所需位置。

⑨按吸氧面罩或鼻吸管包装说明图解挂好鼻氧管或戴好面罩吸氧。

(2)注意事项

①购买制氧机的老人应仔细阅读说明书后再使用。

②使用制氧机时要避开明火,避免发生火灾。

③制氧机要放置平稳,否则会增加制氧机运转的噪声。

④湿化瓶中的水位不宜太高(水位以瓶体的一半为宜),否则瓶中的水易逸出或进入吸氧管。

⑤制氧机较长时间不用时,请切断电源,倒掉湿化瓶中的水,制氧机表面擦拭干净,用塑料罩罩好,置阴凉干燥处保存。

⑥制氧机开启工作时,切勿使流量计浮球置于零位上。

⑦用制氧机灌装氧气袋时要特别注意,氧气袋灌满后一定要先拔掉氧气袋插管,再关闭制氧机开关,否则湿化瓶的水将反吸入制氧机,造成制氧机故障。

⑧在运输和存放过程中,严禁横放、潮湿或阳光直射。

(三)针对老年人身体机能变化的特点,从防病治病的角度看可以以保健为目的吸氧。吸氧时掌握以下几个要领

1.时机:吸氧时间可以安排在临睡前、早起后、运动前后。

2.以防为主:有慢性病史的老年人应该掌握自身病症的发病特点进行有针对性的氧疗保健。关键是以防为主的吸氧而不是等到病症发

作后才想起吸氧。

3. 小流量:吸氧流量掌握在0.5~1升/分钟之间。

4. 结合气候变化:一日吸氧一次,有特殊情况如桑拿天、冬季等时候可以适当加吸一次。

5. 双侧鼻孔应交替更换,以减少对鼻黏膜的刺激和压迫。及时清理鼻腔分泌物,保证用氧效果。

二、氧雾化

氧气雾化吸入是借助高速氧气气流,使药液形成雾状,随吸气进入呼吸道的方法。

(一)目的

1. 治疗呼吸道感染,消除炎症,稀化痰液以利排出。

2. 解除支气管痉挛,改善通气功能。

(二)操作

1. 检查氧气雾化吸入器,将药液稀释至5毫升,注入雾化器的药杯内。

2. 连接雾化器的接口与氧气装置的橡皮管口。

3. 调节氧气流量,氧流量为6~8升/分钟,使药液呈雾状喷出。

4. 指导老人手持雾化器,将吸嘴放入口中紧闭嘴唇深吸气,用鼻呼气,如此反复,直至药液吸完。

5. 治疗时间10~15分钟,治疗完后,取出雾化器,关闭氧气开关。

6. 协助清洁口腔。

(四)注意事项

2. 操作中,避开烟火及易燃物,注意安全用氧。

3. 吸入过程中,喷管口应放在舌根部,尽可能深长吸气,使药液充分吸入以达治疗效果。

4. 氧气湿化瓶内不放水,以防液体进入雾化器内药液稀释。

5. 观察不良反应如头晕、口干、憋气、发绀、心慌、喘息加重等。

第七节 拍背咳痰

老年人由于咳嗽无力,痰液黏稠不易咳出而引起呼吸器官功能衰退。拍背能促进分泌物沿气管向上移动并通过咳嗽有效地排出,从而提高血氧饱和度,纠正缺氧。

一、拍背咳痰的准备

1.嘱咐老人平时多饮水,可减少呼吸道分泌物的黏稠度,使痰液稀释,便于咳出。
2.给予老人氧雾化,湿化气道,消除气道炎症,稀释痰液便于咳出。

二、拍背咳痰的手法

拍背者五指并拢呈杯状,叩击时应放松手腕,均匀叩击。(如图2-6)

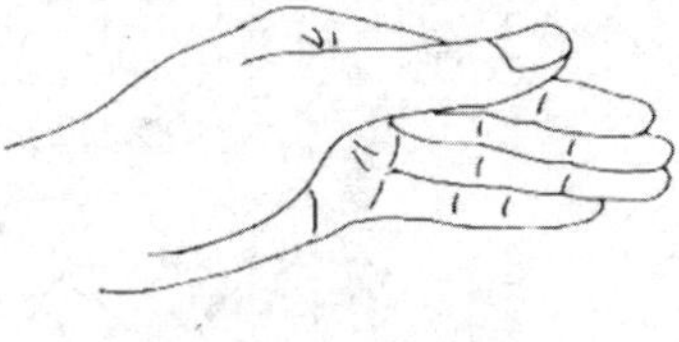

图2-6 杯状手型

三、拍背的顺序

应沿支气管走行方向,自下而上,由边缘到中央,有节奏地叩拍背部,同时让老人缓慢深呼吸。

四、叩击力度和时间

1.借助腕关节的力量轻拍背部两侧力度适中,振荡频率为每分钟60~80次。
2.每1~2小时一次,每次叩击时间以5~10分钟为宜,不宜时间过长以免老人疲劳。

五、注意事项

拍背咳痰操作示意如图2-7：

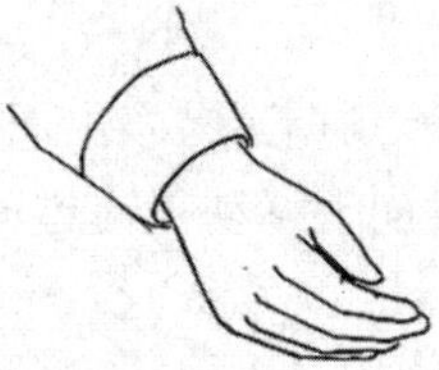

手成背隆掌空状，手腕用力叩击背部

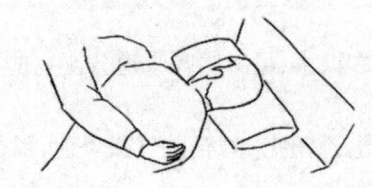

自上而下、由外向内叩打背部3分钟左右

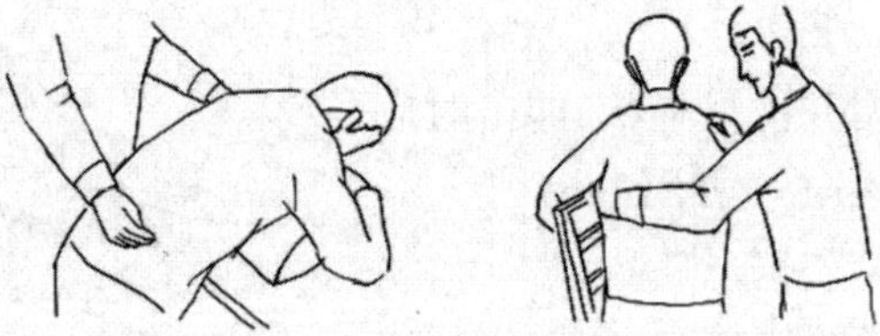

坐位时胸前抱小枕，护理员一手扶老人胸前，一手叩背

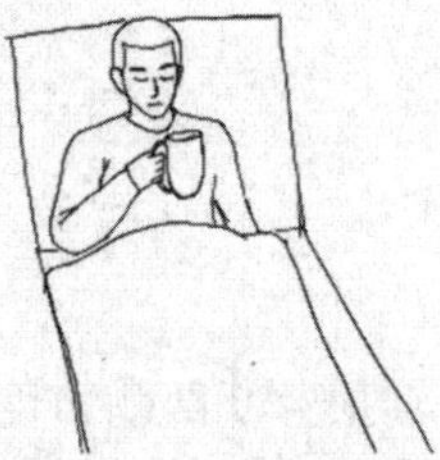

鼓励并协助老人多喝水

图2-7 拍背咳痰

1.进饭后拍背,以免引起呕吐。

2.拍背时老人侧卧位或半坐卧位有利于痰液排出。

3.帮助拍背咳痰时应站在老人侧面,防止痰液溅出造成污染,做好防护。

4.对伴有活动性内出血、咯血、气胸、肋骨骨折、肺水肿等症状的老人禁止拍背。以免加重病情,造成二次伤害。

第八节　卧床老人更换床单

1.目的

(1)保持清洁,使老人感觉舒适。

(2)预防压疮等并发症。

2.操作

(1)酌情关好门窗,移开床旁桌、椅距床20厘米。

(2)放平老人,松开床位盖被,帮助老人侧卧在床边,背向护理员。枕头与老人一起移向对侧。

(3)将污染的床单卷起。塞入老人身下,扫净垫褥上的渣屑。

(4)将清洁床单的中线和床的中线对齐,正面向上,将靠近侧的半幅床单展开,另半幅卷起塞在老人身下,自床头、床尾、中间、先后抚平拉紧塞入床垫下,帮助老人侧卧于清洁床单上,面向养护员,转至对侧,将污床单自床头至床尾边卷边拉出,然后将清洁床单拉平,同上法铺好,帮助老人取仰卧位。

(5)解开被套尾端拉链,从开口处将棉被一侧纵行向上折叠1/3,同法折叠对侧棉被,手持棉被前端,呈"S"形折叠拉出,放于椅上或置床尾,将清洁被套正面向上平铺于污被套上,将床尾被套开口端的上层向上打开至三分之一处将"S"形折叠棉被放入开口处,中线与被套中线对齐拉棉胎上缘至被套封口端,将竖折的棉胎分别向两侧展开,对好两上角,使棉胎平铺于被套内,逐层拉平被套和棉被。

(6)一手扶住老人的头颈部,另一手速将枕头取出,更换枕套,给老人枕好。

(7)移回桌椅,协助老人取舒适卧位。打开窗户。

卧床老人房更换床单操作示意如图2-8:

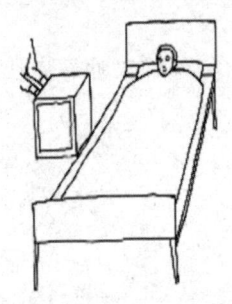

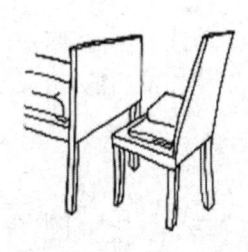

移开床旁桌椅

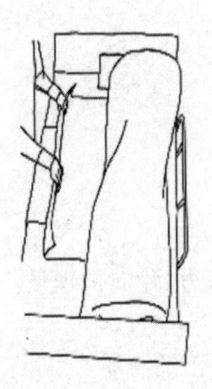

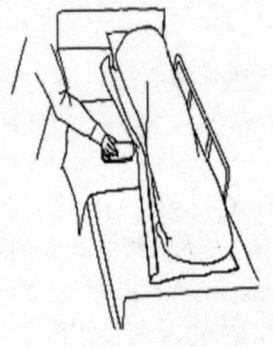

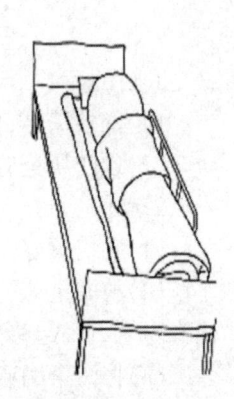

老人侧卧于对侧,松床基,中单向上卷至老人身下

刷净橡胶单

橡胶单搭于老人身上,向上卷起大单至老人身下

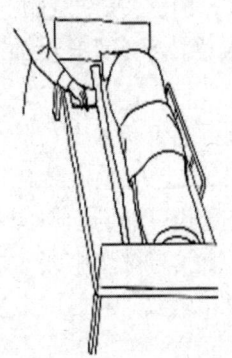

从床头向床尾刷净床基

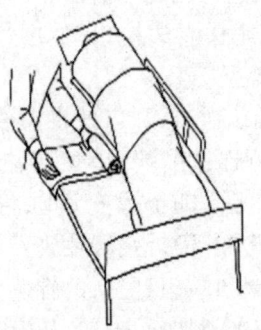

拉下橡胶单,铺好近侧中单,对侧下卷至老人身下

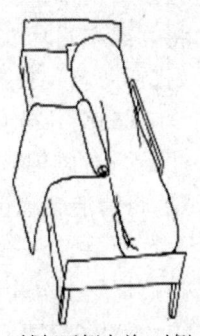

铺好近侧大单,对侧向下卷至老人身下

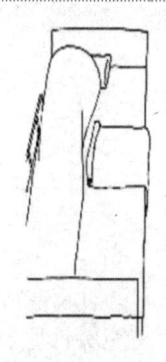

协助老人侧卧于近侧，转对侧，松床基　　撤下中单，擦净橡胶单　　撤下大单置污物袋内，刷净，依次铺好床基

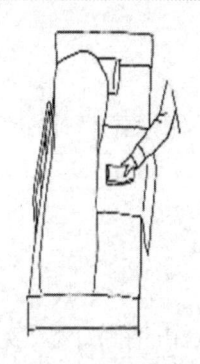

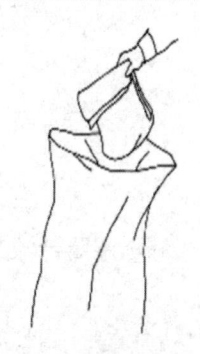

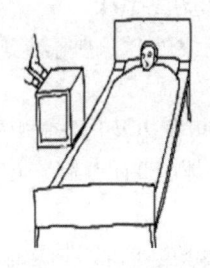

整理被套，铺好被筒，安置体位，移回床旁桌椅

图2-8　卧床老人更换床单

3.注意事项

(1)注意省时，节力。

(2)告知老人在更换床单过程中，如感觉不适要向护理员说明，防止意外发生。

(3)告知老人床单一旦污染，应及时通知护理员，请求更换。

(4)防止坠床。

第九节　各种管道维护方法

一、静脉留置针(如图2-9)

静脉留置针又称套管针,是由钢制针芯、软外套管及塑料针座、肝素冒组成。

静脉留置针的维护方法(如图2-10)
1. 观察穿刺部位有无渗血、渗液、红、肿、热、痛。
2. 导管有无脱出。
3. 透明辅料有无潮湿、松动、卷边及皮肤过敏现象。
4. 留置针应妥善固定于肢体,即U型固定(尖端高于穿刺点,管道与血管平行)。
5. 保持敷料清洁干燥。如需洗脸或洗澡时应用塑料薄膜包裹局部,防止打湿。
6. 穿刺侧肢体避免剧烈活动,防止肢体长时间下垂。

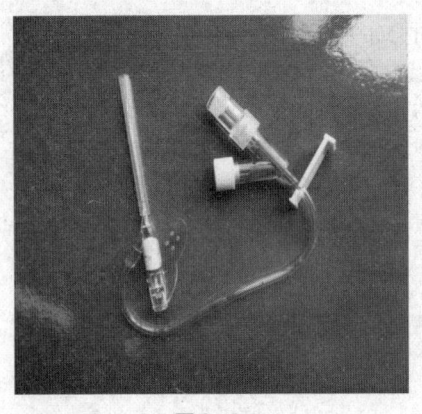

图2-9

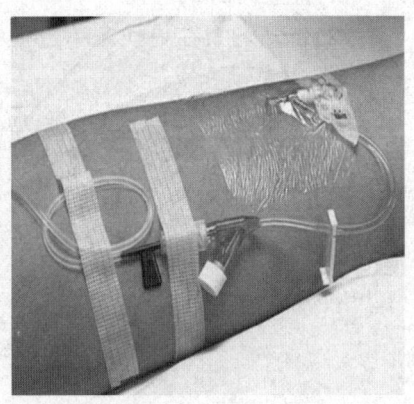

图2-10

二、PICC导管

PICC导管是一种经肘前外周静脉穿刺置入上腔中心静脉处的导管,根据导管质量的不同可以在体内留置3个月至一年,使用方便,可以有效地保护血管,避免刺激性药物对血管的损伤。

（一）PICC适应证

1. 需要长期静脉输液,但外周浅静脉条件差,不易穿刺成功者。
2. 需反复输入刺激性药物,如化疗药物。
3. 长期输入高渗透性或黏稠度较高的药物,如高糖,脂肪乳,氨基酸等。
4. 需要使用压力或加压泵快速输液者,如输液泵。
5. 需要反复输入血液制品,如全血,血浆,血小板等。

（二）PICC导管维护方法

1. 更换贴膜法（如图2-11）

（1）置管后24小时内要观察穿刺侧肢体有无肿胀,渗血等异常情况,置管处第一天更换敷贴一次,以后每周一次,并注明日期、时间、更换人签全名。

（2）每班认真交接班,观察敷贴有无潮湿、松脱或者卷边,应及时更换。

（3）每周更换正压无针接头。

（4）更换贴膜时应注意沿导管的方向由下向上揭去贴膜,以免将导管拔出,观察导管穿刺点周围有无渗血,渗液,红肿,分泌物等感染的征象。

（5）若发生感染,严格无菌操作,遵医嘱给予抗生素治疗,加强换药,分泌物细菌培养。

（6）发生静脉炎的处理：湿热敷20分钟/次,4次/日,或三黄膏局部涂抹1次/日。抬高患肢避免剧烈运动,若三

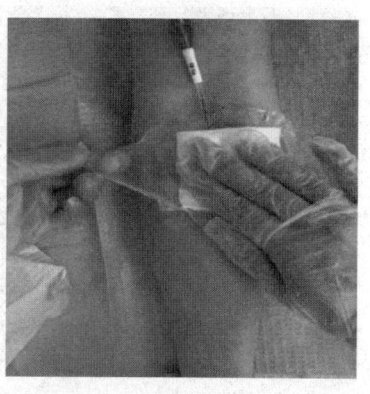

图2-11

天未见好或严重者应去医院处理。

2.冲管与封管(如图2-12)

(1)每次输液或输注TPN液后建议用20毫升生理盐水进行冲管,再用肝素盐水(将肝素12500万U加入100毫升中)3~4毫升脉冲式正压封管。

(2)每次输液前用生理盐水10毫升回抽见回血后方可输液,回抽时如可见血栓则不能推入,输液不通畅,抽回血有阻力时可用尿激酶溶栓或肝素溶解,必要时去医院处理。

(3)疑有感染时应拔出导管行细菌培养。

3.PICC带管沐浴时的要求(如图2-13)

(1)避免盆浴、泡浴。

(2)沐浴前:先用小毛巾包裹,再缠绕三层保鲜膜,将导管上下用医用透明胶布贴紧,防止水打湿贴膜。

(3)沐浴后:及时逐层揭开包裹的保鲜膜、小毛巾。检查敷贴有无浸湿、松脱,如有浸湿、松脱及时到医院找专科护士更换敷贴。

此外,留置PICC导管后,平时不宜穿容易脱毛、掉色的衣服且衣服的袖口也不宜过紧。舒适宽松的服装便于我们随时查看导管固定情况。

4.PICC置管后进行锻炼的要求

(1)禁止游泳。

(2)留置期间,不影响我们穿刺侧肢体的正常活动,可以从事一般

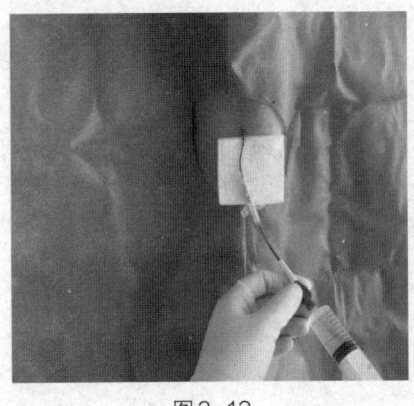

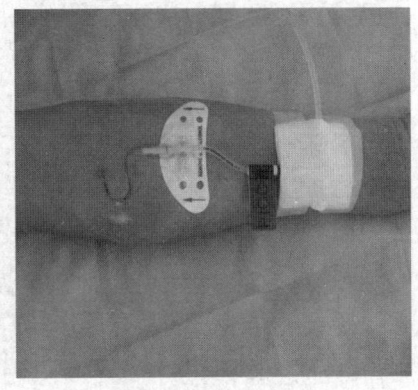

图2-12　　　　　　　　　　图2-13

性的日常活动。如：洗脸、刷牙、穿衣、梳头、煮饭、洗碗、拖地、吃饭、写字、玩电脑等。

（3）避免过度用力，如：引体向上、大范围旋臂运动（打球等）、举哑铃、拄拐等，置管侧手臂提重物<3kg。

（4）可以进行手臂运动及体育锻炼，如：

① 手指伸屈运动：五指依次伸屈活动，每日2次，每次3~5分钟。

② 旋腕活动：上下活动手腕，配合内外旋转运动，每日2次，每次10分钟。

③ 屈肘运动：肘部屈伸运动，每日2次，每次10分钟。

④ 上臂旋腕运动：上肢缓慢上举过头，同时配合手腕内外旋转运动，每日2次，每次10分钟。

三、各种引流管的护理

（一）胃肠减压管的护理（如图2-14）

1. 胃肠减压期间应禁食、禁饮、一般应停服药物。

2. 妥善固定：胃管固定要牢固防止移位或脱出。

3. 保持胃管通畅：维持有效负压，每隔2-4小时用生理盐水10-20毫升冲洗胃管一次，以保持管腔通畅。

4. 观察引流物颜色、性质和量

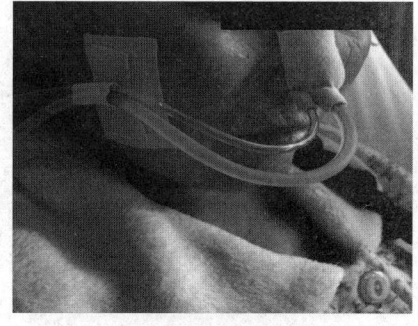

图2-14

并记录24小时引流液总量。观察胃液颜色，有助于判断胃内有无出血情况，若有鲜红色液体吸出，说明有出血应及时就诊。引流装置每日应更换一次。

5. 加强口腔护理，勤漱口，预防口腔感染。

6. 观察胃肠减压后的肠功能恢复情况，鼓励老人在床上翻身，有利于胃肠功能恢复。

7. 肛门排气后可拔除胃管。拔胃管时先将吸引装置与胃管分离，捏紧胃管末端,嘱咐老人吸气并屏气,迅速拔出。以减少刺激,防止老人误吸。

(二)鼻饲管的护理(如图2-15)

1.每次鼻饲前,均应检查胃管是否在胃内;每次注入食物或水分量不宜过多;鼻饲速度不宜过快,体位采用半卧位,头部抬高20°~30°;或采用左侧卧位,鼻饲后30分钟内禁止翻身和吸痰等操作,以防出现食物反流。

2.鼻饲完后用20~30毫升温开水冲洗管道。如使用药品应研成细末,打入后持续冲洗管道3~5次,喂完后再冲洗3~5次。平时将胃管末端反折并用无菌纱布包扎,固定于高于胃水平的位置,可防止食物停留在管内引起堵塞。

3.每次鼻饲可在20~30分钟完成,间隔时间不少于2小时;鼻饲后观察5分钟,保持溶液温度在30℃~40℃,以减少对胃肠道的刺激。

4.鼻饲液配置要使用专门的消毒工具,现用现配。出现腹泻时做好肛周皮肤护理。

(三)尿管的护理(如图2-16)

1.长期留置尿管的老人因为没有排尿反射,留置时间长了会出现尿液结晶形成尿结石附着于管壁,导致感染的发生,建议二周更换一次导尿管。

2.长期留置导管,膀胱可出现萎缩,需要经常性的定期夹闭导尿管,夹闭1~2小时后放开,反复这样可以训练膀胱的张力。

3.每天护理尿道口1~2次,预防泌尿系感染。

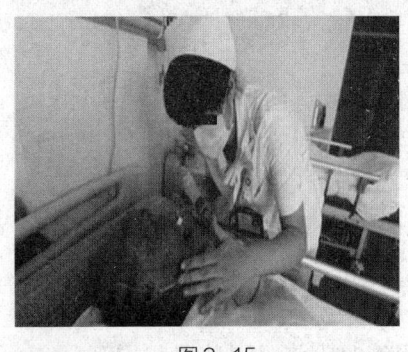

图2-15 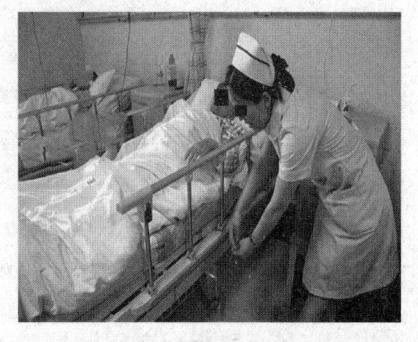　　　　　　　　　　　图2-16

4.留置尿管期间的健康指导:

(1)多饮水,每日饮水量不少于3000毫升,少吃辛辣食物及酒。

(2)在接触尿管或尿液的前后,注意手卫生。

(3)不能擅自调整尿管的长度,始终保持集尿袋低于老人的膀胱水平位置。

(4)集尿袋每日更换一次。

(5)每天使用干净的纸巾和聚维酮碘溶液(如果没有可以用肥皂水),清洗尿管周围的皮肤。

(6)出现疼痛或者血尿及时到医院处理。

(四)腹腔引流管的护理:(如图2-17)

1.妥善固定引流管和引流袋,防止老人在变换体位时压迫、扭曲或因牵拉引流管而脱出。另外,避免或减少因引流管的牵拉而引起疼痛。

2.保持引流通畅,若发现引流量突然减少,腹胀、伴发热,应检查引流管腔有无阻塞或引流管是否脱落。

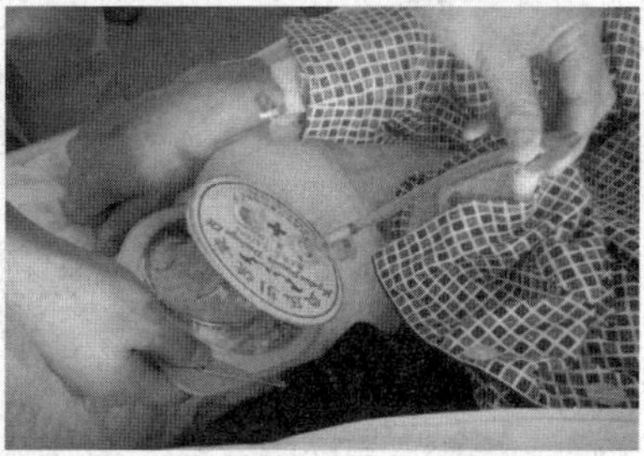

图2-17

3.注意观察引流液的颜色、量、气味及有无残渣等,准确记录24小时引流量,并注意引流液的量及形状的变化,以判断老人病情发展趋势。

4.注意观察引流管周围皮肤有无红肿、皮肤损伤等情况。

5.每一周更换2~3次无菌袋,更换时应注意无菌操作,先消毒引流管口后再连接引流袋,以免引起逆行感染。

四、造口护理(如图2-19)

"造口"即消化系统和泌尿系统疾病引起的,需要通过外科手术治疗对肠管进行分离,将肠管的一段引出到体表(肛门或尿道移至腹壁)形成一个开口。由于造口破坏了正常生理状态,大便或尿液改道从腹壁排泄,老人难以适应,自护不当,会使老人产生自卑心理。心理创伤超过生理创伤,老人拒绝治疗,羞于见人,不但影响了疗效,也未达到治疗的目的。通过健康教育,教会老人良好的自护能力,树立正确的态度,既不能无所谓,也没有理由恐惧,使老人克服心理障碍,积极、主动地配合治疗,不但提高了疗效,也提高了老人的生活质量。

(一)造口袋的更换流程(如图2-18、2-20、2-21、2-22、2-23、2-24)

1.排泄物达造口袋1/3或胀气时及时倾倒。一件式造口袋用喷壶装满清水清洁,并抹干,避免造口处用大量水清洗,以抹洗为主。两件式造口袋则拆除脏造口袋,换上清洁造口袋,再清洗污染造口袋,晾干备用。

2.除袋将底板连同造口袋除去,撕离时要用另一只手按着皮肤,以免损伤皮肤。

3.清洗用柔软草纸/抹手纸初步清洁后,再用柔软草纸/抹手纸蘸温水清洁造口袋及造口周围皮肤,抹洗顺序应从外倒内。清洗造口时用

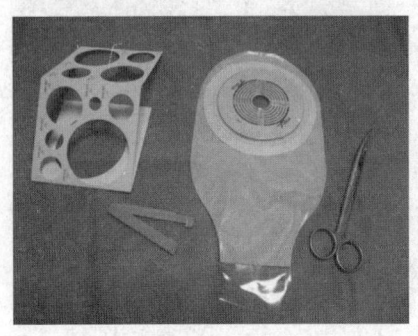

图2-18

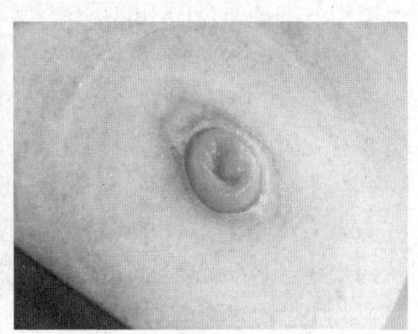

图2-19

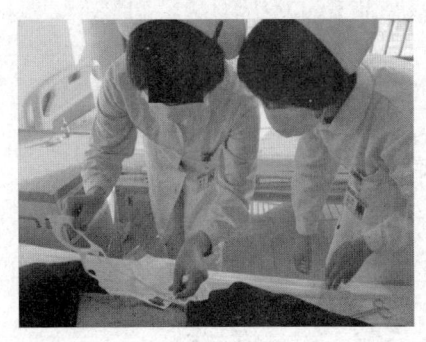

图2-20

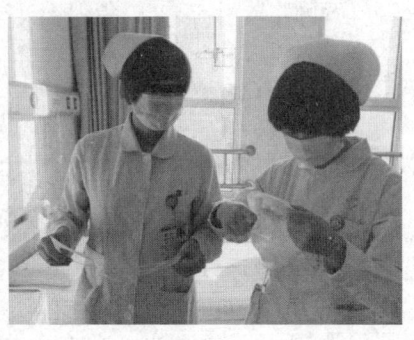

图2-21

力要轻柔,否则易引起出血。禁用消毒剂或强碱性肥皂清洗。

4.造口的大小,用造口量度表或尺子量度造口的大小,然后将尺寸用笔划在造口底板上,裁剪用剪刀尖端沿记号剪下(一般比造口大2~3毫米)粘贴自造口位置由下往上粘贴,轻压内侧周围,再由内往外加压,使造口底板能紧贴在皮肤上。

5.更换造口袋的时机选择,一般3~5天,出现渗漏随时更换。结肠造口在进食前或饮食后2小时换袋,根据老人自身排便习惯而定。

(二)造口患者的居家护理、日常生活护理(如图2-25)

1.穿着,最好避免穿紧身衣裤(裙)以免摩擦或压迫造口皮肤,避免皮带勒住造口,影响造口血液循环和排泄物排除,宜宽松上衣。

2.宜淋浴,造口底盘边缘或可贴防水胶布,一次性造口袋可拆除后淋浴,沐浴前排空造口袋;沐浴后抹干水珠。

3.饮食指导,肠造口者不必为饮食烦恼,如无糖尿病、肾病、胃病、

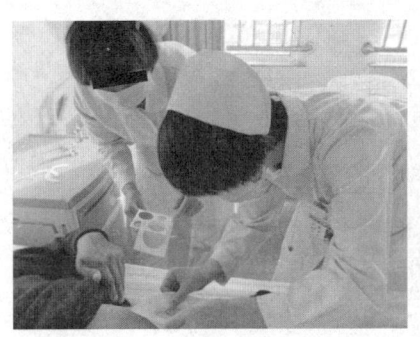

图2-22

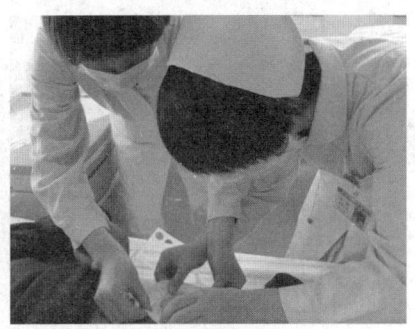

图2-23

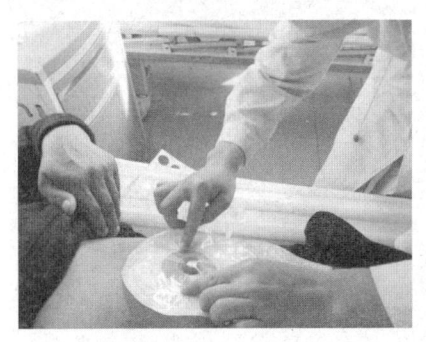

图2-24

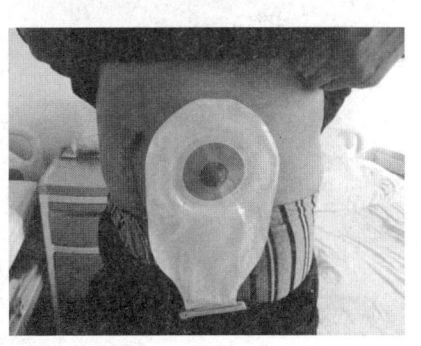

图2-25

心血管疾病等特别注意饮食限制外,只需在平时生活或饮食中稍加注意,掌握饮食规律,就能和正常人一样享受美味食品。如老人需要进食,应定量,防暴饮暴食,利于造口者的身心康复,适当避免进食易引起腹泻、便秘的食物,少食易产气及异味的食物。进食粗纤维食物应适量,要摄入充足的液量。

4. 做力所能及的家务,及时治疗咳嗽,保持大便通畅,避免增加腹压,如长期慢性咳嗽、搬、提、举、拿重物或抱小孩等,避免压迫造口。

5. 避免近距离接触性运动,如摔跤、游泳及仰卧起坐锻炼,适宜散步,做体操,八段锦等温和的运动,其中散步为最简单的锻炼。

6. 旅游、社交生活如常进行,外出或旅游准备足够的造口用品。肠造口术后3个月可适当地行房,性生活前排空造口袋内容物。

7. 随访。造口病人应终身随访,一般离院后1周、1月、3月、半年随访。

第十节　养老护理日志的书写

护理日志是养老护理员及养老院最重要的文字档案之一,是养老工作的制度规范、工作责任的可供历史检验的文件。因此,一定要写好护理日志。为此,要注意以下几点:

一、护理日志

是由养老机构统一制定的规范地供养老护理员和其他值班人员填写的文字资料护理日志。应逐天填写,记录护理过程中发生的重要事件,特别是养老者使用药品的名称、剂型和养老者的身体状况,以及养老者外出的状况。

二、认真填写护理日志

每一位养老护理员都要认真填写护理日志,填写的规定应由养老机构统一制定,培训后按标准填写。填写的护理日志必须是真实可靠的,这在万一发生事故的情况下,是重要的证据和材料。因此,要引起每一位养老护理员的特别重视。

三、护理日志的交接工作

每一位养老护理员在交班给下一位养老护理员前,要把所经手的护理日志检查一遍,签字后当面交给接班人。

四、重大情况要及时报告

养老护理员接班的时候,要认真阅读上一班养老护理员填写的护理日志。如发现不明情况、重大情况要及时向上级报告,并及时采取应对措施,以确保服务质量,特别是养老者的身体健康和人身的安全。护理日志要保管好,一般由工作人员阅读,最好不要给养老者或其他人员阅读。

第十一节 急　　救

急救强调的是"急""救"和"准确",在任何急救护理操作中都必须准确地配合、及时观察病情、及时预见到潜在的危险与突发变化。发生创伤时,急救人员要立即了解受伤经过,同时观察生命体征,对伤情做出正确判断。首先抢救生命,及时止血、包扎、固定,然后迅速稳妥搬运。

一、止血包扎

出血是创伤的常见并发症。当失血量达到总血量的300毫升时,将出现头晕、胸闷、血压下降、出冷汗等症状。如果失血量达到总血量的500毫升以上时,将会出现生命危险。因此,及时准确地判断出血部位,有效彻底止血(hemostasis),可以挽救生命。

(一)出血分类

(1)根据出血部位分类

内出血 血液流向体内或经过孔道流向体外,指各种内脏器官出血,如肝、脾破裂出血、胃出血、咯血等。

外出血 直接经伤口流出。

(2)根据出血的性质分类

动脉出血 血液呈喷射状流出,失血速度快,失血量大,血液颜色鲜红。

静脉出血 血液自伤口涌出或缓慢流出,与同等大小动脉血管相比,失血速度慢,失血量少,血液颜色暗红色。

(二)止血方法

1. 加压包扎止血法 是最常用的止血方法。适用于小动脉、毛细血管和一般静脉出血。用无菌纱布垫、急救包,在紧急情况下,也可用清洁的毛巾、布料等物品覆盖伤口,再用绷带或布条等作加压包扎,松紧要适宜,达到止血目的即可。

2. 填塞止血法 适用于伤口较深或者大腿根部、腋窝、肩部等处难以用一般加压包扎的较大出血。用无菌敷料紧急下也可用清洁布料填塞于伤口内,然后用绷带或三角巾加压包扎。该法在清创取出敷料时有再次出血的可能。

3. 指压止血法 是一种临时止血法,指压的同时必须做好进一步处理的准备。适用于头、面、颈部及四肢的动脉出血。根据动脉的分布情况,用手指、掌、拳将出血血管的近端用力压在其深面的骨骼上,阻断血液流通,达到临时止血目的。

(1)头面部出血 头部出血压迫颞动脉,取同侧耳前方,拇指压向下颌关节上方;颜面部出血压迫面动脉,拇指压向同侧下颌角处。

(2)上肢出血 压迫腋动脉,外展上肢90度,取同侧腋窝中点压向肱骨头。

(3)下肢出血 大腿出血压迫股动脉,取同侧腹股沟区中间用力按压;小腿出血压迫腘动脉,取腘窝中间向下按压,紧急止血并送医院。

4.辅助用具止血法 适用于四肢大动脉出血或采用加压包扎后不能有效控制的大出血。在紧急情况下,首选橡皮止血带,也可选用绷带、三角巾、布带等代替。

(1)橡皮止血带止血法 在出血部位上方10厘米处扎止血带加压止血。每半小时放松1~2分钟,放松止血带时,采用指压止血法压迫止血,扎止血带时间最长不超过3小时。

(2)勒紧止血法 在伤口上部用绷带、布带或三角巾叠成带状等勒紧止血。方法是将叠成带状的三角巾绕肢体一圈为衬垫,第二圈压在第一圈上面勒紧打结。

注意事项:①部位要准确:止血带要扎在伤口的近心端,尽量靠近伤口。上肢扎在上臂的上三分之一处,手指扎在指根部,下肢扎在大腿的中上段。前臂和小腿不宜扎止血带,因其动脉走行于两股之间,所以止血效果差。②压力要适度:止血带的松紧度刚好达到远端动脉搏动消失。如过松,动脉供血没有压住,静脉回流受阻,反复使出血加重;如过紧,容易发生组织坏死。③标记要明显:必须在伤员明显处做好标记,记录使用止血带的日期、时间和部位,便于观察。④时间掌握好:扎止血带的时间不宜超过3小时,并应每隔半小时放松一次,每次放松1~2分钟,再在稍高的平面扎上止血带,不可在同一部位反复扎止血带。

5.外用药物止血法 适用于较大创面渗血如用止血粉、止血纸等能加速创面血栓的形成。

(三)包扎

包扎是急救常用技术之一,它有保护伤口、避免再次污染、防止再次损伤、帮助止血、固定敷料以及减轻疼痛等作用。常用的包扎物品有绷带、三角巾等。

绷带包扎法

绷带包扎是包扎技术的基础,用于制动、固定敷料和夹板以及加压止血等作用。常用的绷带有棉布、纱布、弹力绷带和石膏绷带等多种类

型。由肢体远端向近端包扎,用力要适度、均匀。常用绷带包扎法有以下几种:

1.环形包扎法 用于各种包扎的起止点以及粗细相等部位,如额、颈、腕、手、足部位的包扎固定。方法:开始包扎时,绷带头端斜行放置环绕1圈,第2圈将绷带头折回一角,然后环形缠绕,继续包扎将该角压住在肢体某一部位环绕数周,每一周重复盖住前一周。包扎结束后用胶布固定,或将绷带末端中间剪开打结。

2.螺旋形包扎法 用于包扎直径大小基本相同的部位,如上臂、手指、躯干、大腿等。方法:先环形缠绕数周,然后螺旋向上继续缠绕,后一周遮盖前一周的二分之一到三分之一左右。

3.螺旋反折包扎法 用于包扎直径大小不等的部位,如小腿和前臂。方法:先环形数周,再按螺旋法,每周遮盖前周的二分之一到三分之一向上螺旋,向下反折,反折时用拇指压住绷带中间,另一手将绷带向下反折并缠绕,反折处需对齐,成一直线。

4."8"字形包扎法 用于屈曲的关节等部位,如肘、踝、肩、膝等处。方法:将绷带自上而下,再自下而上交叉缠绕,后周遮盖前周的二分之一到三分之一左右。

5.回返形包扎法 用于头部、指端、断肢残端的包扎。方法:先环形包扎,然后从顶端正中开始,分向两侧回返,二次回返时遮盖上一次的二分之一到三分之一,直至顶端完全盖住,再环形包扎将反折处固定。

三角巾包扎法

三角巾可根据包扎部位折叠成带状、燕尾状、蝴蝶式等形状,该法制作简单、使用方便灵活、容易掌握、包扎面积大、包扎速度快等优点。

1.头面部包扎法

(1)帽式包扎法 将三角巾的底边折叠约2指宽,中间放于前额眉上,顶角拉向枕后,然后将两底角经耳上向后拉并压紧顶角,至枕外隆突下交叉,再经耳前绕至前额打结,最后将顶角向上反折嵌入底边内。

(2)风帽式包扎法 将三角巾顶角和底边中间各打一结,顶角结放于前额,底边结放于枕外隆突下方,然后将两底角向前拉紧,包绕下颌,再绕至枕后打结。

(3)面具式包扎法 将三角巾顶角打结,套住下颌,底边及两底角向后上拉紧,再枕后交叉,再经耳上绕至前额打结。在眼、鼻、口部各剪一小口。

2.眼部包扎法

(1)单眼包扎法 将三角巾叠成4指宽的带状,三分之二向下斜放于眼部,从耳下绕道枕后,再经健侧耳上压住另一端至前额,绕头一周打结。

(2)双眼包扎法 将4指宽的带状三角巾中间斜盖住一侧眼部,下端经耳下绕枕后,经对侧耳上至眉间上压住另一侧,将上端反折向下,盖住另一眼,在绕耳下与另一端在对侧耳上打结。

3.肩、胸部包扎法

(1)肩部包扎法 ①单肩包扎法:三角巾折成燕尾式,夹角成80度,向后的角稍大于前角并压住前角,燕尾底边围绕上臂三分之一打结,两燕尾分别经胸部前后拉到对侧腋下打结。②双肩包扎法:将三角巾折成燕尾式,夹角成130度,夹角朝上,对准颈后正中燕尾过肩由前往后包肩至腋下,与燕尾底边打结。

(2)胸(背)部包扎法 ①肩开式包扎法:三角巾顶角绕过伤侧面肩部到背后,底边包胸到背后打结,再与顶角打结;②燕尾式包扎法:将三角巾折成燕尾状,并在底部反折一道边,横放于胸部,两角向上,绕肩与颈后打结,再用顶角上的带子绕至对侧腋下与底边打结。背部的包扎与胸部相反,打结在胸部。

4.腹、臀部包扎法

(1)腹部包扎法 三角巾折成燕尾状,前角大于后角并压住后角,底边朝上,并系带围腰打结,前角经两腿之间向后拉,包绕大腿根部,两角打结。

(2)臀部包扎法 ①单臀包扎法:三角巾折成燕尾,底边朝下包绕大腿打结,两燕尾分别过腹部、腰部至对侧髂骨上打结;②双臀包扎法:两条三角巾打结呈蝴蝶式,结放于腰部正中,上两底角从后向前腹部打结,下两底角由大腿内侧向前与底边打结。

5.四肢包扎法

(1)上肢悬吊包扎法 ①大悬臂带:三角巾底边一端平肩,屈曲患肘置于三角巾上,反折三角巾使底边另一端到伤侧肩部,在背后两底角打结,顶角折平,用别针固定;②小悬臂带:将三角巾折成带状,伤肢屈曲带巾悬吊。

(2)伤肢三角巾包扎法 将三角巾一个底角打结后套在伤手上,另一底角沿手臂后侧经后背拉到对侧肩上,顶角包裹上肢,前臂屈曲胸前,两底角打结。

(3)手、足包扎法 将手或足放到三角巾上,手指或足趾尖对顶角,顶角向上翻起盖住全手或足,向背部拉紧两底角并交叉绕手腕或足踝打结。

多头带包扎法

用于人体不宜包扎和面积过大的部位,包括腹带、胸带、四头带、丁字带等。

1. 腹部包扎法 缝制腹带,大小视需要而定。中间为包腹带,两侧分别有5条相互重叠的带脚。方法:先将包腹带紧贴腹部包好,再将左右带脚依次交叉重叠包扎,用别针固定。注意创口在上腹部时应由上向下包扎,创口在下腹部时应由下向上包扎。

2. 胸带包扎法 缝制方法同腹带,但比腹带多两条竖带。方法:先将两条竖带从颈旁两侧拉至胸前,然后同腹带包扎。

3. 四头带包扎法 取长方形布料,将两头自中间剪开至适当位置即可。

4. 丁字带包扎法 将布料制成"T"字形。横带置于腰后部,两端向前包裹于腹部打结,竖带经会阴由后向前拉紧,遇横带打结。常用于会阴部包扎。

包扎的注意事项

1. 包扎前要清创,然后覆盖无菌敷料,再行包扎。
2. 根据伤口选择不同的包扎用物。
3. 包扎时取较舒适体位,包扎部位必须采用功能位。
4. 包扎时需在皱褶、骨突等处加垫,以免发生压疮。
5. 包扎方法要正确 包扎应从远心端向近心端;末梢外露以便观察血液循环;打结或胶布固定应避开骨突、创口和受压部位;包扎要松紧适度,以免滑脱或影响循环。
6. 包扎后一定要注意观察血液循环的情况,若有缺血表现,应立刻解除包扎,检查原因,给予正确处理。

7.包扎的动作规范:即快、准、轻、牢。快——包扎动作迅速敏捷;准——包扎部位要准确;轻——包扎动作要轻,避免碰撞伤口,以免伤口疼痛和出血;牢——包扎牢靠,松紧适宜。

二、胸外按压和人工呼吸

(一)概述

心肺复苏(cardiopulmonary resuscitation,CPR)是对由于外伤、疾病、中毒、意外、低温、淹溺和电击等各种原因,导致呼吸、心搏骤停,必须紧急采取重建和促进心脏、呼吸有效功能恢复的一系列措施。

基础生命支持技术(basic life support,BLS)又称为现场急救,是指专业或非专业人员在事发现场,对老人进行及时、有效的初步救护,进行徒手抢救。一旦有意外发生时,可立即做出正确的判断与处理,为建立并恢复老人的循环、呼吸功能,保证重要脏器的血液供应,为急救赢得时间,为进一步治疗奠定基础。

据统计,在心搏骤停4分钟内进行基础生命支持,在8分钟内进行进一步生命支持技术(advanced life support,ALS),生存率可达43%。根据《2010美国心脏协会心肺复苏及心血管急救指南》建议,基础生命支持技术主要包括胸外心脏按压、开放气道、人工呼吸和电除颤。

(二)呼吸心搏骤停的原因及临床表现

1.原因

(1)意外事件 如遭遇雷击、电击、溺水、自缢、窒息等。

(2)器质性心脏病 急性广泛性心肌梗死、心肌炎等均可导致室速、室颤、Ⅲ度房室传导阻滞的形成而致心脏停搏。

(3)神经系统病变 脑炎、脑血管意外、脑外伤等疾病,致脑水肿、颅内压增高,严重者可因脑疝致心搏呼吸停止。

(4)手术、麻醉意外 麻醉药剂量过大、给药途径有误、术中气管插管不当,心脏手术或术中出血过多等,致休克。

(5)水电解质及酸碱平衡紊乱 严重的高血钾和低血钾,均可引起心搏骤停;严重的酸碱中毒可通过血钾的改变,最终导致心搏停止。

(6)药物中毒或过敏 洋地黄类、安眠药中毒;化学农药中毒,青霉素过敏等。

2.临床表现

(1)意识突然丧失或伴有短阵抽搐。

(2)脉搏扪不到,血压测不出。

(3)心音消失。

(4)呼吸断续,呈叹息样,后即停止,多发生在心搏骤停后30秒内。

(5)瞳孔散大。

(6)面色苍白兼有青紫。

3.基础生命支持技术

(1)判断意识

双手轻拍患者面颊或肩部,并在耳边大声呼唤。(无反应,可判断其无意识)

(2)判断搏动

以示指、中指指端先触及气管正中,男性可先触及喉结,再滑向颈外侧气管与肌群之间的沟内,触摸有无搏动。(图2-26)(在10秒内未扪及搏动,立即启动心肺复苏程序)

(3)立即呼救

求助他人帮助拨打急救电话,或协助救护。

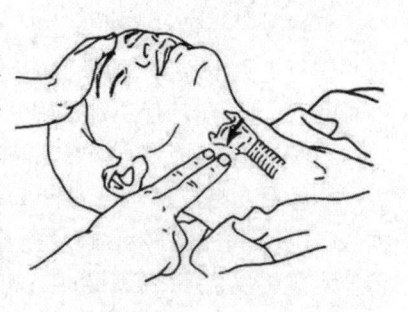

图2-26 触摸颈动脉搏动

(4)摆放体位

让患者仰卧于硬板床或地面上,如是卧于软床上,其肩背下需垫心脏按压板。去枕、头后仰,解开衣领口、领带、围巾及腰带。(注意避免随意移动)

(5)胸外心脏按压

① 抢救者站在或跪在患者一侧。

② 一手的掌根部放在按压部位,即胸骨中、下1/3交界处,在胸骨中线与两乳头连线的相交处;另一手以拇指根部为轴心叠于下掌之背上,手指翘起不接触胸壁(图2-27)。

③双肘关节伸直,依靠操作者的体重、肘及臂力,有节律地垂直施加压力,使胸骨下陷至少5厘米(成人),然后迅速放松,解除压力,使胸骨自然复位。(图2-28)

④按压频率:每分钟至少100次以上,但不超过每分钟120次。(按压力度适度,姿势正确,两肘关节固定不动,双肩位于双手臂的正上方;放松时手掌根部不离开胸壁,保证每次按压后胸廓回弹)

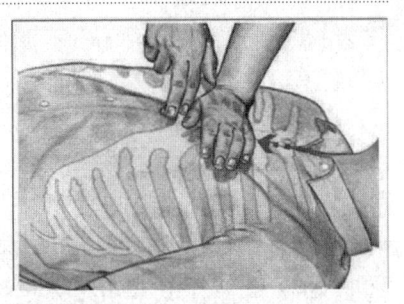

图2-27 胸外心脏按压的正确部位

(6)开放气道

清除气道内分泌物或异物,有义齿者应取下。(有利于呼吸道畅通,可在胸外心脏按压前快速进行)

开放气道方法

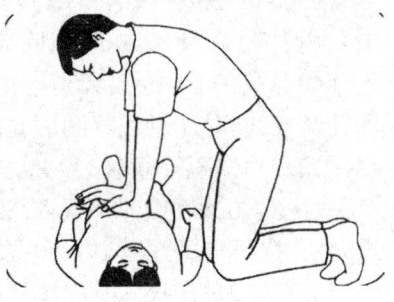

图2-28 胸外心脏按压的手法及姿势

① 仰面举颏法 抢救者一手放在患者前额,用手掌把额头用力向后压,另一手示指、中指置于患者的下颌骨下方,将颏部向前向上抬起。(图2-29)(注意手指不要压向颏下软组织深处,以免阻塞气道)

② 仰面抬颈法 使患者平卧,抢救者一手抬起患者颈部,另一手以小鱼际部位置于患者前额,使其头后仰,颈部上托。(图2-30)(头、颈部损伤患者禁用)

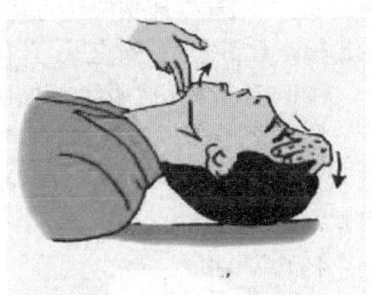

图2-29 仰面举颏法

③ 托下颌法 抢救者双肘置患者头部两侧,双手示、中、无名指放在患者下颌角后方,向上或向后抬起下颌。(图2-31)(适用于怀疑有颈部损

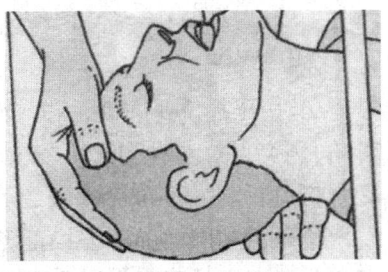

图2-30 仰面抬颈法

173

伤者;患者头保持正中位,不能使头后仰,不可左右扭动)

(7)人工呼吸

① 口对口人工呼吸法(首选方法)在患者口鼻部盖单层纱布或隔离膜;抢救者用保持患者头后仰的手的拇指和食指捏住其鼻孔;深吸一口气,屏气,双唇包住患者口部(不留空隙),用力吹气,使胸廓扩张;吹起毕,松开捏鼻孔的手,抢救者头稍抬起,侧转换气,同时注意观察胸廓复原情况(图2-31);频率:每6~8秒一次呼吸(每分钟8~10次呼吸),在置入高级气道之前,按压与通气比率为30:2。(防止交叉感染;防止吹气时气体从鼻孔逸出;首次吹气以连吹两口为宜,每次吹气时间不超过2秒;吹气有效的指标是看到患者胸廓起伏,且呼气时听到或感到有气体逸出)

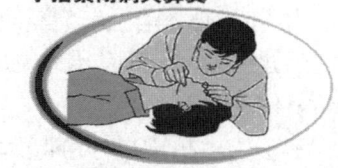

图2-31 口对口人工呼吸

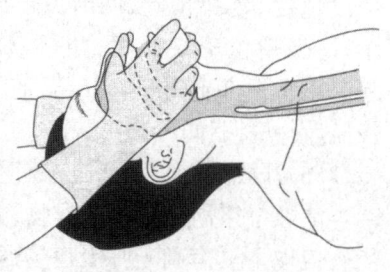

图2-31 托下颌法

② 口对鼻人工呼吸法 用仰面举颏法,同时抢救者用举颏的手将患者口唇闭紧;深吸一口气,双唇包住患者鼻部吹气。(用于口腔严重损伤或牙关紧闭患者;吹气方法同口对口人工呼吸法,防止气体由口唇逸出)

4.注意事项

(1)患者仰卧,争分夺秒就地抢救。在发现无呼吸或异常呼吸(叹息样呼吸)的心搏骤停者时,应立即启动紧急救护系统,马上做单纯CPR,不再需要做开放气道,给2次人工通气等较耗费时间的一系列动作。

(2)按压部位要准确,用力合适,以防胸骨、肋骨骨折。严禁按压胸骨角、剑突下及左右胸部。按压适度,过轻达不到效果,过重易造成肋骨骨折、血气胸、甚至肝脾破裂等。按压深度成人至少5厘米,并保持每次按压后胸廓回弹。姿势正确,注意两臂伸直,两肘关节固定不动,双肩位于双手的正上方。为避免心脏按压时呕吐物逆流至气管,患者头部应适当放低并略偏向一侧。

（3）清除口咽分泌物、异物,保证气道通畅。注意呼吸复苏失败最常见的原因,是呼吸道阻塞和口对口接触不严密。

（4）胸外心脏按压和人工呼吸同时进行,所有年龄段的单人施救按压与呼吸比为30:2;双人施救时成人按压与呼吸比为30:2;按压间断不超过10秒,检查脉搏不应超过10秒。

三、晕厥

（一）病因

大脑灌注压取决于体循环的动脉压,因此,任何引起心排出量下降或外周血管阻力降低的原因都可以引起晕厥。常见的原因有：

1. 自主神经调节失常,血管舒缩障碍

如直立位低血压时脑供血障碍可引起晕厥,体质差者多见;一次性大量排尿或连续咳嗽,可使回心血量减少引起晕厥。

2. 心源性脑缺血

这种原因的晕厥最严重,多见于严重的快速或慢速心律失常、心脏停搏。任何体位均可发生,缺血严重时可伴有四肢抽搐、大小便失禁。

3. 脑血管疾病

这种情况多为突然发生的脑干供血不足所致,因脑干网状结构上行激活系统缺血而不能维持正常的意识状态,应称为短暂性脑（后循环）缺血发作。

4. 其他

晕厥也可见于低血糖、重度贫血及过度换气者。

（二）临床表现

患者突然感到头昏、恍惚、视物模糊或两眼发黑、四肢无力,这就是晕厥先兆;随之意识丧失,摔倒在地,数秒钟至数分钟内即恢复如常,起立行走,有的半小时以内可有全身乏力感。许多情况下,患者较快软倒而不是摔倒,没有意识丧失,或是反复发生有了经验,及时蹲下,则症状很快消失。晕厥时心率减慢或增快,血压下降,面色苍白,可出冷汗。晕厥基本上都是站位或坐位发生,如于卧位发生应注意是否患有心脑血管病如心律失常、短暂性脑缺血发作或癫痫。

(三)鉴别诊断

应与眩晕相鉴别。晕厥和眩晕是完全不同的症状。晕厥发生时意识丧失。而眩晕发生时,无论多么严重,持续时间多长,不应有意识障碍。

(四)救治

无论何种原因引起的晕厥,要立即将患者置于平卧位,取头低脚高位,松开腰带,保暖。目击者也可从下肢开始做向心性按摩,促使血液流向脑部;同时可按压其合谷穴或人中穴,通过疼痛刺激使患者清醒;晕厥者清醒后不要急于起床,以避免引起再次晕厥;如考虑患者有器质性疾病,在进行现场处理后如低血糖则给予补充糖分、咳嗽晕厥的给予止咳等,要及时到医院针对引起晕厥的病因进行治疗。

1. 检查呼吸

将手放在患者鼻子前,或把脸贴近其鼻子,检查其口鼻是否还有呼吸,胸廓有无起伏,如呼吸暂停,要马上对其进行人工呼吸。

2. 检查脉搏

用中指、食指和无名指触摸患者的颈动脉或桡动脉,如搏动停止,要立即对其进行胸外心脏按压,以恢复其生命体征。

3. 检查意识

如突然晕倒,应立即呼唤,与其对话,如无任何反应,要继续呼唤或轻拍患者身体。如仍然没有反应,表示其神志不清、意识丧失。当发现其不仅没有意识且呼吸停止时,应马上开放气道,若患者神志不清,但呼吸仍然继续时,应让患者保持原有状态,对其进行观察。

4. 检查瞳孔

正常人的瞳孔是两个大小相等的圆形,当受到强烈的刺激时,会出现瞳孔散大或缩小的现象,短时间内即可恢复。

5. 摆放体位

应使患者平卧,解开其衣服和腰带,不要随意翻动患者,如出现呕吐等表现,应将其头部偏向一侧,以防异物呛入窒息。

（五）常见晕厥的原因

1.严重的心律失常：通常较凶险

进入老年后，心血管系统开始出现不同程度的老化，如大动脉粥样硬化、狭窄、心肌纤维化、收缩无力，传导纤维功能减退导致传导阻滞，窦房结功能异常引起心律失常甚至停搏。这种类型的晕厥通常比较凶险，如不及时治疗会有生命危险，是猝死的主要原因，意识恢复的时间视心律恢复正常或心跳恢复的时间而定。

2.体位性低血压：常发生于有多系统萎缩或服降压药的老年人

多系统萎缩是一种缓慢发展的中枢神经系统变性病，晚期可以影响自主神经系统中枢对血压的调节，尤其是在应激状态下的反应能力，不能很好地调节血压。使老年人在改变体位的过程中，血压无法及时调整提高，而影响大脑的有效供血。一般这类老年人还伴有帕金森样症状、智力减退、尿便障碍、阳痿或肾上腺功能减退。服降压药的老年人有时会出现药物过量，同样可以引起体位性低血压。

3.颈部受挤压：常发生于喜欢穿硬领、高领等束领服装的老年人

这是因为颈部有颈总动脉及其分支通过，在血管的分叉处存在着感受压力的结构叫"颈动脉窦"。颈动脉窦也会因年老失去弹性而变得对压力变化过度敏感，当束领服装对其造成挤压时，会给大脑传递"血压过高"的错误信息，使血管扩张，脑血流下降。这种类型常发生在老人转颈、后仰或低头等动作时，但一般摔倒后意识很快就恢复。

4.低血糖：常发生于有饥饿史、腹泻史和糖尿病史的老年人

因为上述的原因造成葡萄糖摄入不足或降糖药使用过量，会引起血糖降低，大脑因缺乏足够的代谢能量支持而出现晕厥。其特点是，多发生在清晨和餐前，晕厥发生前有出汗、乏力、心跳加速等自主神经反射亢进的伴随症状，如果救治不及时会造成大脑不可逆损伤，导致永久性昏迷或植物状态。

5.中暑：常发生在夏季

中暑也称为热休克。由于老年人自身调节体温的能力减退，假如长时间暴露在高热潮湿的环境中，体温调节中枢无法让体内多余的热量通过出汗、皮肤散热的方式转移出去，就会发生晕厥，如果处理不好或不及时还会危及生命。

（六）高龄老人排尿性晕厥的预防

1. 睡前摄入水分不宜过多　老年人常在晚饭后至睡前的时间大量饮茶,极易造成夜尿增多如厕频繁。因此,高龄老人如无特殊需要,在睡前3小时内饮水量尽量不超过500毫升,注意在睡前要排空膀胱。

2. 减少高龄老人起床如厕小便次数　老年人感觉不灵敏,尤其有前列腺肥大者残尿较多,一旦感到膀胱胀满时,尿量多已超过正常容积,易使膀胱压力增高而发生排尿性晕厥。因此,高龄老人睡前应将尿壶置于床旁易拿取的位置,减少起床如厕小便次数。

3. 高龄老人改变体位时动作宜缓慢　老年人在夜间平卧时间较长改为坐位或站位时都应有一个缓慢的适应过程。醒后尿意急迫时,先坐片刻,反复深呼吸数次后排尿。

4. 根据老人健康状况制定家庭预防护理措施,有效预防并发症　心功能差的老人排尿时应有人在旁陪护协助,避免屏气,也不要骤然起坐和站立。有排尿性晕厥史或小便时曾有头晕恶心或胸闷史的老人,睡前常规服用安眠药镇静药者及前列腺肥大者,为发生排尿性晕厥的高危人群。应避免独自如厕。如厕时尽量采取坐位,不能关厕门,便池旁装配扶手及椅子,以防摔倒。

5. 发生排尿性晕厥后及时正确救治　一旦高龄老人发生排尿性晕厥,家人在通知医护人员的同时,护理员应立即将老人平卧,放低头部,抬高下肢15分钟,以增加回心血量,解开衣领及腰带。如果恶心呕吐则将头偏向一侧,以免呕吐物吸入引起吸入性肺炎。当老人意识恢复后,可扶起坐位继而慢慢站起,避免直立过快而再次晕厥,一般需休息半小时方可使老人重新站立。如并发室颤,应立即就地进行人工呼吸和胸外心脏按压、除颤。

四、呕吐

（一）概念

呕吐是胃内容物反入食管,经口吐出的一种反射动作。可分为三个阶段,即恶心、干呕和呕吐,但有些呕吐可无恶心或干呕的先兆。呕吐可将咽入胃内的有害物质吐出,是机体的一种防御反射,有一定的保护作用,但大多数并非由此引起,且频繁而剧烈地呕吐可引起脱水、电解质紊乱等并发症。

呕吐可分为中枢性和周围性两种。中枢性呕吐是由于中枢神经系统发生病变,呕吐前无恶心,呕吐呈喷射状,并伴有头痛和颈部僵硬。周围性呕吐见于胃肠疾病、晕车晕船等。

(二)病因

除饮食不当、消化性溃疡、胃炎等会导致老年人恶心呕吐外,还可见于以下几种情况:

1. 有些老年人容易受外界因素的影响,出现精神紧张、焦虑、多疑、失眠等,均可引起大脑皮层的功能失调,从而兴奋延髓的呕吐中枢,出现恶心、呕吐。

2. 肾脏疾病导致肾功能不全、尿毒症,老人常在早晨起床后、进餐前发生呕吐,急性心肌梗死发作时,除有胸痛、胸闷、出汗等症状外,常伴有恶心、呕吐;脑血管意外、高血压急症等均可引起呕吐。

3. 老年人长期服用某些药物,如阿司匹林、消炎痛、地高辛等,也可能引起胃肠道反应发生呕吐。

4. 高血压病的老人,突然呕吐伴剧烈头痛,是高血压脑病或脑出血的征兆。此外,青光眼、脑震荡、脑瘤、外伤所致的颅内血肿等均可有呕吐伴头痛。

5. 糖尿病老人若出现恶心呕吐、呼吸深快、呼气有烂苹果味,则可能是并发了酮症酸中毒。

6. 特别要提醒老年人注意的是,急性心肌梗死初期可表现为剧烈呕吐伴上腹疼痛,易被误诊为急性胃肠炎或其他急腹症,须引起重视。

由于引起呕吐的原因很多,对出现呕吐的老人不能一概止吐,如急性胃肠炎,应待胃内毒物呕出;各种梗阻引起的呕吐,以解除梗阻最为重要,必要时须做手术治疗;高血压所致的呕吐,应设法降低血压;糖尿病酮症酸中毒者,则需注射胰岛素。

(三)呕吐的鉴别诊断

注意呕吐发生的时间、呕吐胃内容物的性质和量,以往有无同样发作史,与进食、饮酒、药物、精神刺激的关系。有无恶心、腹痛、腹泻与便秘,头晕、眩晕等症状。

妊娠呕吐常发生于清晨。

胃源性呕吐常与进食、饮酒、服用药物等有关,常伴有恶心、呕吐后感轻松。

呕吐物如为大量宿食,提示幽门梗阻、胃潴留或十二指肠淤滞。

呕吐物含有大量胆汁者,说明有胆汁逆流入胃,常为较顽固性呕吐,可见于高位小肠梗阻、胆囊炎、胆石症。

呕吐物带有粪臭者,常见于小肠下段梗阻。

腹腔疾病、心脏病、尿毒症、糖尿病酮症酸中毒、颅内高压或颅脑外伤等所致呕吐,常有相关病史。

与神经密切相关的呕吐,进食后可立即发生,呕吐常不费力,每口吐出量不多。

嗅到不愉快的气味或看到厌恶的食物而引起也属神经官能症范畴。

吐泻交替者,须注意食物中毒、霍乱或副霍乱、急性中毒等。

呕吐伴高热者须注意急性感染,呕吐伴耳鸣、眩晕者,须注意迷路疾患、晕动病。

(四)检查

注意血压、呼吸气味、腹部有无压痛、反跳痛、胃肠蠕动波与肠型、腹部肿块、肠鸣音、振水音等。必要时做神经系统、前庭神经功能与眼科检查等。

根据老人病情,可选择进行血常规、尿常规、尿酮体、血糖、电解质系列、血气分析、尿素氮、脑脊液常规、呕吐液的毒理学分析等。

有指征时,做腹部X线透视或平片、胃肠钡餐造影、纤维胃十二指肠镜、心电图、腹部或脑部B型超声、CT或磁共振、脑血管造影等。

救护措施:

1. 禁食、禁饮水4~6小时,以防误入气管。呕吐停止后逐渐进食。

2. 昏迷老人头偏向一侧,及时擦净口腔内呕吐物,禁止用毛巾堵住鼻、口腔。警惕呕吐物呛入气管。

3. 一般呕吐可给予镇静药、止吐药治疗,如安定、胃复安、阿托品、吗丁啉等。

4. 呕吐过后,最重要的是多饮水,水中应放入适量的糖和盐,保证每日尿量不少于500毫升。有些人担心再次呕吐而拒绝饮水,是不可取的。如果确实不能饮水,则需静脉输液。

5.剧烈呕吐的老人应尽快送医院检查处理。

五、应急联系方式

报警求助	110
火警	119
医疗救护	120
交通事故	122

1.常用报警电话。

2.以上电话免收电话费,投币、磁卡等公用电话均可直接拨打。

3.保持镇静,讲话要清晰、简练、易懂。电话拨通后,应再确认一下,以免打错误事。

4.发生一切紧急情况都可拨打110。若有交通事故也可拨打122,火警拨打119,医疗急救拨打120。

5.必须说清事件主要情况以及老年人的年龄、性别、主要症状或伤情,便于准确派车;说清现场地点及等车地点,便于确定行车路线;同时说清自己的姓名、电话号码等,便于进一步联系。

6.要尽量提前接应急救车辆,见到警车应主动挥手示意;拨打120后等车时不要急于将老人搀扶或抬出来,以免影响救治。

7.等车地点应选择路口、公交车站、高大建筑物等有明显标志的地方。

8.注意为老人带齐病历和备用物品等。

9.为保证报警系统畅通有效,不可随意拨打无效或骚扰电话。

第十二节　常见老年疾病的护理

一、老年性便秘

便秘是由多种原因引起的粪便在肠道内滞留时间过长、水分被过多吸收而造成粪便干结、坚硬和排便不畅或排便困难。在对老年性便秘养老者的护理中应注意：

第一，调整饮食结构。增加纤维类食物，如粗粮、蔬菜、水果等，可适当促进胃肠蠕动、加速粪便在肠道移动、预防便秘。

第二，适当补充液体。适当增加饮水量，增加大便的含水量，预防老年性便秘．多采用以下两种补液方法：一是每天早晨起床后空腹喝一杯300~500毫升加一勺蜂蜜的温开水，这样不仅能够促进肠道蠕动，如果持之以恒，还能够起到美容、抗衰老的作用；二是水果汁，如梅子汁对大多数人而言是一种天然的缓泻剂，经常饮用可以起到预防和治疗便秘的作用。

第三，运动防便秘。适量运动，如饭后散步半小时。可指导养老者做增强腹肌的运动，其方法是：嘱咐养老者平卧或站立，尽可能地收缩腹肌10秒钟，然后放松。每个动作做5~10次或10~20次，每天3~4次，长期坚持。患有高血压、冠心病的养老者应慎做此项活动，以防意外。让卧床的养老者在床上按揉腹部，以促进肠蠕动。

第四，养成良好的排便习惯。

第五，药物的应用，如开塞露、中药番泻叶等。

二、慢性支气管炎

本病因好发于老年人，故又称"老年性慢性支气管炎"。以咳嗽、咳痰和伴有喘息及反复发作的慢性过程为特征，是一种危害老年人健康的常见病、多发病，若反复发作可发展为肺气肿、肺心病。护理患慢性

支气管炎的养老者要注意以下几点:

第一、注意保暖,及时添加衣被,预防感冒,有条件的养老者可接种流感疫苗。

第二、戒烟。

第三、初春时节应尽量少到花丛中活动,在春夏开花季节通过戴口罩等方法避免接触花粉。

第四、坚持适量的运动,提高身体素质。

第五、加强营养,根据养老者的健康状况,制订科学的营养膳食方案,宜以低盐、低脂、低糖的清淡饮食为主.

第六、督促发展期的养老者根据医嘱按时服药、打针治疗并观察治疗反应。养老者剧烈咳嗽时要帮助其拍背并安抚。最好为养老者准备一个痰盂。

三、骨关节炎

本病多发生于老年人,一般无全身症状,表现为关节疼痛、肿胀、畸形、运动受限。有些老年人有腰腿疼和肩颈痛,其护理尤为重要。疾病发作时要注意休息,加强对腰或颈部的保护,防止腰、颈的突然用力和大范围的活动。腰腿疼和肩颈痛的恢复为慢性过程,需要信心和耐心。在医生的指导下进行必要的功能锻炼,应鼓励其建立恢复,还可帮助老年人进行按摩,以减轻疼痛。

四、高血压

高血压(hypertension)是指以体循环动脉血压(收缩压和/或舒张压)增高为主要特征(收缩压≥140毫米汞柱,舒张压≥90毫米汞柱),可伴有心、脑、肾等器官的功能或器质性损害的临床综合征。高血压是最常见的慢性病,也是心脑血管病最主要的危险因素。高血压的护理要点:

1. 对血压130~139/85~89mmHg正常高值阶段、超重/肥胖、长期高盐饮食、过量饮酒者应进行重点干预,定期健康体检,积极控制危险因素。

2. 合理饮食　低盐低脂、粗细搭配、荤素搭配,多吃新鲜蔬菜及水果,每餐7分饱。遵行早餐要吃好、午餐要吃饱、晚餐要吃少。

3. 限制饮酒　长期大量饮酒可导致血压升高,限制饮酒量则可显著降低高血压的发病风险。

4. 禁烟　吸烟可导致血管内皮损害,显著增加高血压老年人发生动脉粥样硬化性疾病的风险。

5. 心理以及精神　是高血压的直接或者是间接病因之一,尤其是对于高血压老年人来说,精神以及心理压力过大,会增加心脑血管疾病最终引发的概率,因此,对于这方面的控制,以及调节情绪,是预防及降低并发症的主要因素之一。

6. 按时服用降压药物　养老护理员要注意,高血压疾病需要长期服用降压药物,所以养老护理员要定期帮助养老者监测血压,并根据血压情况及时调整药物。降血压药物的服药时间也很关键,养老护理员要按照医生医嘱严格给养老者服药。

五、冠心病

冠心病是冠状动脉粥样硬化引起心脏病,也是中老年人最常见的一种心血管病。临床表现为:心前区疼痛、心律失常,严重者可发生心肌梗死,使心肌大面积坏死,危及生命。

对冠心病的护理要注意以下几点:

(1)少食油腻、辛辣、生冷食物,控制总热量的摄入,多吃能降脂的蔬菜,如芹菜、萝卜、西红柿、黄瓜、苦瓜、大蒜、香菇、海带等。

(2)不吸烟、不酗酒。

(3)生活要有规律,进行适当的体育锻炼,保持足够的睡眠。

(4)保持情绪稳定,切忌急躁、激动或闷闷不乐。

(5)如果出现心前区疼痛,立即舌下含服硝酸甘油1粒,若症状不见缓解时拨打120送医院治疗。

六、糖尿病

糖尿病是一种因胰岛素分泌缺陷或胰岛素作用障碍所致的以高血糖为特征的代谢性疾病。临床表现为：烦渴、多饮、多尿、多食、疲乏、消瘦、尿糖等表现，并可在动脉硬化及微血管病变基础上产生多种慢性并发症，如糖尿病性心脏病、糖尿病性肢端坏疽、糖尿病性脑血管病、糖尿病性肾病、糖尿病性视网膜病变及神经病变等。养老护理员的护理工作应注意以下几点：

1.饮食护理严格按糖尿病饮食进餐。

2.运动治疗的护理

(1)要求养老者坚持长期而有规律的体育锻炼。

(2)采取的锻炼形式应为需氧活动，如步行、骑自行车、健身操及家务劳动等。

(3)作用及其预防：

①常见副作用：包括低血糖、高血糖和酮症、心血管意外和运动系统损伤。副作用的发生主要与活动强度、时间、活动前进餐时间、食品种类、活动前血糖水平及用药情况有关。

②副作用的预防：1型糖尿病人在活动前须少量补充额外食物或减少胰岛素用量。活动量不宜过大，时间不宜过长，以15~30分钟为宜。

此外，为避免活动时受伤，应注意活动时的环境。活动时最好随身携带甜点心及病情卡，以备急需。

3.药物护理

(1)口服降糖药物护理

①教育养老者按时按剂量服药，不可随意增量或减量。

②观察药物的疗效及不良反应。通过观察血糖、糖化血红蛋白等评价药物疗效。

口服磺脲类药物应观察有无低血糖反应。

(2)胰岛素治疗的护理

胰岛素治疗的不良反应包括低血糖反应、胰岛素过敏和注射部位皮下脂肪萎缩或增生。低血糖多见于1型糖尿病病人。发生低血糖时，患者出现头昏、心悸、多汗、饥饿甚至昏迷。一旦发生，应及时检测血糖,并根据病情进食糖类食物或静脉推注50%葡萄糖。胰岛素过敏的表现以注射部位局部瘙痒、荨麻疹为主。为避免因注射部位皮下脂肪改变而导致胰岛素吸收不良,应有计划地改换注射部位。

4.预防感染

(1)加强口腔护理,预防口腔感染。

(2)进行皮下注射时,严格无菌操作,防止伤口感染。

(3)预防糖尿病足关键是预防皮肤损伤和感染。

5.并发症的护理

(1)酮症酸中毒的护理:养老护理员应准确执行医嘱,以确保液体和胰岛素的输入。应密切观察病人的意识状况,每1~2小时留取血、尿标本送检尿糖、尿酮体及血糖、血酮体等。

(2)低血糖护理:当养老者出现强烈饥饿感,伴软弱无力、恶心、心悸甚至意识障碍时,或于睡眠中突然觉醒伴皮肤潮湿多汗时,均应警惕低血糖的发生。发生低血糖时,采取的措施包括:有条件应先做血糖测定,然后进食含糖食物,必要时入院静脉推注50%葡萄糖和肌注胰高血糖素。

七、腰椎间盘突出

腰椎间盘突出是由于腰椎间盘各部分(髓核、纤维环及软骨),尤其是髓核,存在不同程度的退行性改变后,在年龄增长、劳损或外力的作用下,椎间盘的纤维环破裂,髓核组织从破裂之处突出(或脱出)于后方或椎管内,导致相邻的组织如脊神经根、脊髓、马尾等遭受化学刺激或物理性压迫,进而表现出腰骶部酸痛、下肢疼痛、麻木,甚至大小便失禁、双下肢不全性瘫痪等一系列神经症状。临床表现主要症状:腰部疼痛、一侧或是双侧下肢放射痛、下肢麻木及感觉异常、肌力减弱或瘫痪、间歇性跛行、马尾神经症状。养老护理员针对此类养老者要掌握以下知识要点:

(1)保守疗法是治疗腰椎间盘突出症的首选方法,对于中早期腰椎间盘突出效果明显,包括牵引、理疗等都手段都是对症有效的手段。

(2)约90%的颈椎病、腰椎病的患者是不需要手术治疗的,但手术是最后一道防线,有一定的风险,需要慎重地对待与选择手术。

(3)腰椎间盘突出手术的条件是:a.腰椎间盘突出症诊断明确,经连续保守治疗6个月无效者。b.反复发作症状严重者,患者要求手术。c.突发性腰椎间盘突出症根性疼痛剧烈无法缓解,并持续加剧着;各种原因的椎管狭窄。d.椎间盘突出合并神经根功能丧失或马尾神经功能障碍者,即大小便失禁,有下肢瘫痪风险的。

(4)腰椎手术后功能锻炼的原则是以主动活动为主,循序渐进,以养老者不感疲劳疼痛为主。

(5)术后1~3天,取舒适体位,练习股四头肌训练,踝关节的主动屈伸练习;术后2~3天,在床上行直腿抬高,以防止神经根粘连;术后一周,切口愈合良好,病情允许佩戴腰围下地活动,可练习踢腿、屈膝屈髋、下蹲、腰部左右摇摆等联系。

(6)腰椎间盘突出症恢复期的锻炼:

a.五点式 仰卧,两下肢伸直,两脚后跟、两肘几头后部着地,尽力挺胸3~5秒,重复10次。

b.半桥式 仰卧,两腿弯曲90°,两上肢自然放松伸直,然后将髋、背抬起5~10秒,重复10次。

c.飞燕式 俯卧,两下肢及上肢伸直并连头部同时抬起3~5秒,重复5次。

d.下蹲式 站立,两上肢自然放松或两手抱住头后部,然后下蹲3~5秒,再站立,重复5次。

e.弯腰式 站立,双手叉腰,向下弯腰,最大程度为90°,重复20次。

f.后伸式 站立,双手叉腰,做腰背后伸,重复10次。

第十三节 危重症老人的护理

重症养老者的护理是养老护理员应掌握的难点。老年人基础病复杂,多脏器功能都在减退,重症的比例是相当高的。养老护理员制订重症养老者护理计划应从下几点入手:

(一)在医生的指导下制订重症养老者的护理计划

第一,养老护理员即使很优秀,在重症养老者面前还是不太具备完全护理能力的,因此,要根据医生的建议制订重症养老者的护理计划。重症养老者的护理方案应与医师商议,批准后实施。重症养老者的情况是多样化的,病情也是复杂的,养老护理员要多向医生学习,求得医生的支持和帮助,才能做好护理工作。有关护理中的重大病情变化,要及时向医护人员通报,不得擅自处理。实际上,优秀的养老护理员应经过医疗专业知识方面的学习和培训,才能承担重症养老者的护理工作。

(二)发动其他养老护理员帮助自己制订重症养老者的护理计划

一个人的能力毕竟是有限的,养老机构的优势就在于有较多的养老护理员,可以发挥大家的力量来做好护理工作。

(三)养老护理计划要征求养老者的亲友的意见

养老者的亲友对重症养老者的养护是很有发言权的,养老护理员的护理计划要征求他们的同意和尊重,这是比较重要的。重症养老者有家人或亲友陪伴会有很多好处,如养老者需要提供特别的照顾,甚至有可能在出现紧急情况时要留遗嘱之类,有陪伴在场就比较好处理。

(四)24小时值班制度

对重症养老者要实行24小时值班制度,参加值班的相关人员应相互配合,才能把工作做好。对24小时需要监护的人,要有详尽的值班计划,按值班计划进行护理,就能保证护理质量。养老护理员对重症养老者的全天候护理与一般医院的重症护理相似,但是,养老护理员应做出比医院更加细致的工作方案.因为医院的特点是重在医,养老院的特点是重在护,因此,养老护理员的护理总体上的要求应比医院更高,才能达到好的效果。

(五)要与重症养老者的家人保持紧密的联系

当重症养老者急需和家人取得联系时,要能做到随叫随到,以便于处理紧急情况,关键是要根据不同的重症养老者制订出不同的护理方案,以保证万无一失。重症养老者的医疗和护理是密不可分的两个方面,医疗和急救缺一不可,这种情况下要特别注意以下几点:

1.要制订好重症养老者的急救方案,随时备用

这个方案要征得养老院相关部门的同意和支持,以备各部门互相

配合。

2. 要联系好抢救就医的医院、

养老院一般会和一家或几家医院建立长久的合作关系,但是,对养老者的抢救应有更充分的准备,不同的城市和不同的地区,能抢救危重病人的医院条件是不一样的,不同的养老者病情和状况也是不同的,所以,抢救的医院应多准备几家,以保证抢救及时。

3. 交通工具的准备

有条件的养老院应有自备的救护车。规模大的养老院应有两三辆救护车,以保证重症养老者的抢救之用.

4. 要有多人参与救护

重症养老者的救护需要多部门的配合,养老院要投入较大的精力,配合医院全力抢救重症养老者。

5. 要有备案

也就是说要准备第二套甚至第三套方案,保证对重症养老者的抢救万无一失、尽职尽责、竭尽全力,不管出现什么情况,只要养老护理员尽了最大努力,事情就好办了。

6. 要有医生的参与

在现代文明、科学和民主的条件下,养老者如果去世,或突然发病去世时没有医生在场也是一个很尴尬和无奈,很不应该出现的状况,所以养老护理员在重症养老者可能发生生命危险,或突发疾病时,都要尽快地联系医生,积极参与抢救,至少能向养老者的家人及亲友有一个好的交代。

一、瘫痪养老者的护理

重症养老者与瘫痪养老者包含的内容有很相近的地方。比如说,重症养老者的病症是很多的,瘫痪养老者实际上也属于重症养老者的护理种类.为此,要注意以下几点:

(一)在医生的指导下护理瘫痪养老者

从医疗的角度讲,瘫痪也有各种各样的情况,也有病情轻重之分,对他们的护理,要有特别的护理计划。

（二）要求得瘫痪养老者家人的支持

瘫痪养老者雇佣养老护理员,总体来说是减轻了养老者家人护理上的困难,如瘫痪养老者长期在医院住,不是一般的家庭在经济上能承受的,同时也要派人照料和陪伴。雇佣养老护理员照料老人,在经济上比医院节省,这对养老者的家人是有利的,因此,养老护理员为了提高护理质量,要取得瘫痪养老者家人的积极配合和支持。

（三）对瘫痪养老者的护理要取得医生的支持

瘫痪养老者由于不能自主起床活动,身体的重量长时间压迫局部的组织,使该处的皮肤、皮下组织长期得不到动脉血液的供给,而导致组织缺血、肿胀、破溃、坏死等一系列变化,因此,在照顾瘫痪养老者时应注意以下几点:

1. 常翻身,适当地按摩

养老护理员要经常协助养老者翻身,以减轻局部组织的受压;对不能自己翻身的养老者,一定要定时翻身,以预防褥疮的发生。瘫痪养老者会因不能自主活动而产生失用性神经肌肉萎缩,甚至致死,所以要经常、定时地给瘫痪养老者做按摩,这需要按照医生专门指定的方案进行。

2. 经常变换体位

由于卧床时间太长,会引起排痰不畅,以及坠积性肺炎的发生,所以,养老护理员要经常不断地为养老者变换体位。患者经常采用的体位主要有仰卧位、侧卧位、半坐位、端坐位、俯卧位、头低脚高位、头高脚低位、膝胸卧位等。不同的体位有不同的作用。像出现了坠积性肺炎的患者,可以采取头低脚高位,以利于肺内分泌物的引流。如出现了臀部的褥疮,可以采取俯卧位或侧卧位。

3. 注意安全和卫生

瘫痪养老者的安全是非常重要的。比如,因瘫痪养老者手脚不灵便,会造成窒息而亡,这是要特别防止的,还有就是卫生问题,不能因为不卫生而给瘫痪养老者带来身体危害。应勤换洗养老者的被褥,衣服及其他床上用品。要保持床铺的平整、松软,床单的干燥,皮肤的清洁,最好能够每天用温水擦浴局部皮肤,使局部的血液循环得到改善,室内要定期开窗换气,以保持适当的温度和湿度。床上的温度也应注意不要太高或太低,特别要预防热水袋的烫伤。在帮助患者翻身、按摩、使用床上便器时,要注意不要推、拖、拉,以免损伤局部的皮肤,因为皮肤损伤后不容易愈合,容易诱发褥疮。

4.保证营养供给

由于这种长期卧床的患者,需要摄入含有丰富的蛋白质、脂肪、糖、维生素等营养的食物,尤其是蛋白质的补充更为必要,因为它是组织生长、修复所必需的营养素。要注意的是,由于患者长期卧床,活动量小,肠蠕动减少,很容易引起便秘,所以在补充营养的同时,要注意粗纤维食物的补充。

5.一定要全天看护

瘫痪养老者是时时刻刻不能离开护理人员的,但是护理人员也有很多事情要做,所以说在条件许可的情况下,一定要有家属陪伴协助养老护理员做好护理工作。在家属不能陪伴的情况下,养老护理员应全天候看护。

二、高血压重症养老者的护理

在老年人的死因中,高血压占有相当高的比例,作为养老护理员而言,高血压病人是高危患者。主要从以下几方面考虑:

第一,高血压病人的病情,表面是很难看出的,所以养老护理员要做特殊的观察和看护,不能因此放弃重症监护而带来难以想象的后果。

第二,高血压病人在血压没有控制稳定前,每天要按医生的规定测量3~4次血压,特殊情况下还可以多测几次,直到血压控制正常。因为有的高血压病人表面上和常人差不多,实际上有严重的高血压并发症。高血压是一种慢性疾病,往往不被重视,但其并发症却是发生率高、发病快、病情凶险、致残率和死亡率高,稍不注意就会带来危险的结果。

第三,高血压病人平时要注意备好常用药品,以备急救之用。关键是高血压引起的并发症是非常危险的。如脑出血之类都是来得很突然。

第四,在冬天也要特别注意高血压病人的护理。冬天气候变化较大,是高血压患病的高峰期,要特别注意天气预报,不要天气变化而引起血压出现较大波动。

第五,要指导和告诉高血压重症养老者,除了在医生的指导下坚持用药以外,还应做到以下保健工作:

其一,生活有节,起居有常。根据人体的生物钟节律要求,必须养成按时睡眠、按时起床、按时就餐的良好习惯,才有益于健康,对高血压病人,生活有规律是稳定血压、恢复健康的保证。

其二,养精神,调意志。良好而稳定的情绪是血压稳定的重要因素。

其三,限盐,补充维生素。

其四,锻炼减肥。减肥是降血压的良方之一,减肥不但可以降低血压,而且可有效地预防动脉粥样硬化。

其五,禁烟酒。

其六,合理安排活动和休息,注意劳逸结合。

总之,高血压病人必须接受治疗,长期坚持服药,并在医生的指导下适当进行体育锻炼,防止体重超标,减少盐的摄入,注意劳逸结合,保持良好的心理状态,则心、脑、肾的并发症是可以预防和避免的。

三、心脏病重症养老者的护理

心脏病是老年人的常见病、多发病,重症心脏病是养老者突发死亡的常见原因。对心脏病重症养老者的护理,要注意以下几个方面:

第一,心脏病养老者和高血压养老者有类似的特征,外在观察看不出什么异常,往往容易引起人们忽视,而不注重对心脏病养老者的护理。正常情况下,心脏病养老者的生活是能自理的,但是一旦发作就非常严重,所以养老护理员要特别重视。

第二,心脏病的种类有很多,养老护理员要根据医生的诊断和养老者的病情制定专门的护理措施,以保证心脏病养老者不会因为护理不当而发生意外。

第三,心脏病养老者随时要带好急救药。急救药一般是养老者护理员备份一份,这还不够,应是养老者、养老护理员都要各备两份,如救心丸之类的急救药,以防止养老者心脏病发作,在手忙脚乱之中一时找不到急救药而造成生命危险。

第四,对心脏病养老者的体育锻炼要特别安排。千万不能做剧烈运动以防止引发心脏病。心脏病养老者进行体育锻炼前要检查一般生命体征,如脉搏、血压、心率、体温、达标后方可进行锻炼、锻炼的动作以"轻柔圆润"为原则。并要注意避开心脏病发作的"清晨峰",锻炼宜安排在晚上或下午为好。

心脏病康复的核心就是运动锻炼。近年来国内外医学专家研究证明,按照医生根据患者具体情况制定的运动处方进行锻炼,对心脏病患者是安全的,对生存有良好的影响,但是,怎样运动才安全呢?专家提醒心脏病患者,加强日常身体活动水平,对心脏病的恢复有利,但在锻炼时要根据病人的心脏功能决定,防止劳累,避免加重心脏负担。

第五,要特别注意心脏病养老者的心情。养老者心情的起伏波动很大,因某些事件突发而引起过度的激动,很容易引发心脏病养老者的发病。因此,养老护理者要很细心地观察心脏病养老者的生活情况,特别注意养老者家庭和周围发生的突发事件。如遇突发事件发生,养老护理员应对心脏病养老者加强护理,最好的办法是养老者撤出现场,以避免养老者心情过于激动而引发疾病,带来不必要的危害。

第六,饮食护理,因老年人胃肠蠕动减慢而影响食物的消化与吸收,一般给予易消化的低盐饮食,尤其对水肿病人要观察尿量。同时养老机构或家中应常规备有氧气,对严重呼吸困难病人给予氧气吸入,对不同原因的呼吸困难应给予适当浓度和流量,如对肺心病、心力衰竭引起的缺氧给予低流量持续吸氧。应少吃多餐,不宜过饱,禁用易引起腹胀的食物及刺激性的食物,同时要保持大便通畅,防止便秘。

第七,预防肺部感染。心脏病养老者容易患感冒,会加重心脏负担,故在护理中要随时增减医务,预防感冒,严密观察病情,注意生命体征变化,同时观察神志情况,以及是否有肺部感染。

四、癌症重症养老者的护理

恶性肿瘤是一个范围较广的疾病的概念。恶性肿瘤的发生部位很多,常见的有十几种到几十种,因此,对癌症重症养老者要做好护理,是一个比较复杂的工作。

对癌症重症养老者的护理应注意以下几点：

（一）需要特别关心

在我国很多城市，都有肿瘤患者协会之类的团体。在以前恶性肿瘤被视为不治之症，其实根据现在的医学科学发展的水平，可以说大多数肿瘤都是可以治愈或控制的。关键的问题是，癌症要"早发现、早诊断、早治疗"，但如果是发现较晚，就给治疗和控制带来了较大的难度。养老护理员要告诉养老者的家人、亲友及周围的人，对肿瘤重症养老者要十分关心，鼓起他们战胜肿瘤、勇于生活的勇气。

（二）心理安慰的重要

有人以为患了肿瘤就宣判了死刑，这实际上是一个错误的理解和认知。事实证明肿瘤患者只要保持良好的心理状态、积极配合医生的治疗，会有效地提高养老者的生活质量。

（三）要根据医生的意见，针对不同的肿瘤患者制订针对性的护理方案和措施，以配合医生的治疗

比如鼻咽癌、胃癌、肠癌的人如果医治及时，到后来和一般的人或没有得过癌症的人的身体状况，特别是寿命的长短是没有多大区别的。

（四）要组织肿瘤养老者做适当的体育锻炼，增强抵抗力

适度的体育锻炼对肿瘤患者是非常重要的，在体育锻炼的过程中，可以调节肿瘤重症养老者的心情，这是有利于健康的。

（五）恶性肿瘤养老者的重度症状的后期护理也特别重要

现在的情况下，多数肿瘤患者在医院做了治疗以后都回家休养治疗。住院期间往往有护士进行专业护理，但是，出院回到养老院后该怎么办？养老护理员与患者长年朝夕相处，有必要学一点护理知识，以便患者得到更好的照料、尽快恢复健康。肿瘤的护理可分为饮食护理、心理护理、治疗护理、疼痛护理等方面：

其一，饮食护理、恶性肿瘤患者因放疗、化疗、情绪严重波动，会引起食欲不佳；同时，肿瘤患者又因为放疗、化疗、药物等因素对身体的不可避免的伤害，因此，需通过饮食这个基本的渠道来补充营养，增强身体的抵抗力，所以，饮食护理非常重要。但是，肿瘤包括数十种，养老护理员要根据医生的指导，针对不同的养老者，制订特定的饮食方案，并

认真实施。

　　除饮食外,饮水也很重要。多饮水还有利于体内毒素、代谢产物的排泄,可以改善人体内环境,有利抗癌。

　　其二,心理护理、肿瘤与心理因素有关,不良心理因素可导致肿瘤发生,也可导致肿瘤加重,因此,肿瘤患者的心理护理是十分重要的一个护理内容。恶性肿瘤的养老者,一是年龄大,一是认为得了"不治之症",人人都有巨大的心理压力。优秀的养老护理员应给养老者较多的心理支持,关心、温暖患者,使其得到来自亲人的爱,引导其正确认识疾病、积极配合治疗。只有心理平衡,才能维持各系统的正常功能,增强应激反应能力,提高免疫功能,战胜肿瘤。

　　其三,治疗护理、治疗是肿瘤护理中的主要方面。癌症患者都要进行各种治疗,如手术、放疗、化疗等等。手术前应安慰患者,使其增强信心。手术后回到养老院,护理人员应随时观察患者的生命体征,做好记录,准确地向医生报告,得到合理处置。对放疗、化疗引起的各种反应也要认真观察,准确记录,报医生处理。

　　其四,疼痛护理、多数肿瘤患者会发生一定程度的疼痛,解除疼痛是护理中的一个重要内容。药物止痛是主要方法。非药物止痛也是养老护理员应掌握的方法。这是优秀养老护理员必须掌握的重要方法之一。通过交谈、讨论共同感兴趣的话题,如音乐、体育、集邮、美术、旅游等,分散、转移患者对疼痛的注意力,消除患者的焦虑、紧张,也可以减轻疼痛。冷敷、温敷疼痛部位也是有效的方法。

五、阿尔茨海默病重症养老者的护理

　　老年痴呆的规范名称是"阿尔茨海默病"。因"老年痴呆"这个名称带有歧视性色彩,对患者和家属都是一种精神上的伤害。阿尔茨海默病是一种病因不明的渐进性脑病,何时起病不容易察觉,从诊断到死亡历时3~25年不等,视为不治之症,目前尚无法阻止其恶化。诊断标准是在无意识障碍的情况下,病人记忆、认知、语言、视觉空间能力和人格五项心理活动中,至少有记忆、认知和其他一项明显缺失,并且持续6个月以上者。在对其护理中应注意:

第一充分了解和理解患阿尔茨海默病的老人,与老人建立起良好的护患关系,赢得老人的信任。

第二,帮助患阿尔茨海默病的老人形成有规律的生活,督促老人按时起床、洗漱、吃饭,避免昼夜颠倒的生活。

第三,让老人熟悉环境和居室设施,在养老院能够辨认出自己的居室,在居室内能够找到自己需要的物品和衣物。

第四,指导老人进行日常生活能力的训练,尽可能地保持生活自理能力。

第五,引导老人适当用脑、强化记忆,多陪老人聊天、回忆过去的生活往事。

第六,请老人参加文体活动(如听音乐、跳舞、打太极拳、打门球)、社交活动,阅读活动等,延缓老人的社交能力减退。

第七,做好患阿尔茨海默病的老人的"五防",即防自我伤害、防跌伤骨折、防意外事故、防药物中毒、防走失。

第八,对日常生活完全不能自理的患阿尔茨海默病的老人,要照顾好其饮食起居,让其定时排泄、保持个人卫生,同时要注意防止褥疮和呼吸道感染。

第十四节 特殊养老者的护理工作

一、对精神病养老者的护理

在我国传统的处理精神病患者的过程中,都是由民政部门出资设立的精神病专业医院进行治疗和护理,但社会上一些精神病老年人,因为病情的要求,没有住进精神病院,养老护理员在护理此类养老者时,要了解以下几方面:

1.精神病养老者的病情往往是间歇式的,或因年纪增大,即使发病对他人也不会造成危害,所以可以住在养老院集中养老。开设精神病养老者的专用区域,主要是防止病情突发,给他人造成不必要的危害。

2.对精神病养老者要采取先治后养等措施。对公办养老院不接受的精神病养老者,民办养老院要尽可能地把他们收养起来,采取先治后养或边治边养的措施。要取得医生的支持。老年精神病患者发病的比例有相对增高的趋势,养老护理员要根据医生的指导意见,对这些养老者进行有效的养老护理。

3.要取得政府有关部门的资助。优秀的养老护理员要学会在养老院相关部门的配合下向政府有关部门汇报,求得他们的帮助,把精神病养老者的护理工作做好。

二、对聋哑养老者的护理

新中国成立以来,逐步建立了一些特殊教育学校,其中最为成功的就是聋哑学校。改革开放以来,我国的特殊教育有了很大发展,但是,聋哑人老了以后怎样进行养老也是一个社会问题,是各方面都需要考虑的问题。为此,要注意以下工作:

第一,对聋哑养老者也可以配备专门的养老区域,或几个专门的养老房间,供聋哑养老者使用,这会有很多便利,特别是在沟通方面障碍的突破是非常容易的。

第二,养老护理员要学会用哑语和聋哑养老者交流,以提供更好的服务。这需要养老护理员做一些特别的准备和培训,准备好了再接收此类养老者。

第三,聋哑养老者的养老也应得到残联等政府有关部门的支持和帮助,特别是经济上和优惠政策上的支持和帮助.

第四,要得到聋哑养老者的家人的帮助。

三、对智障养老者的护理工作

由于社会经济的不断发展,特别是在环境保护不太好的时期,环境污染给人们带来的危害,智障老年人有增长的趋势。智障养老者和所谓的"老年痴呆"养老者的区别还没有一个相对完整的标准,应该说老年人随着年纪的增大,记忆力严重衰退到了难以找到回家的路,或不能准确地说明自己的亲人叫什么名字,这和一般的智障患者是没有多大区别的。在条件许可的情况下,这些老年严重智力退化者都应送到养老院集中养老,为此,养老护理员要注意以下事项:

第一对智障养老者要制订专门的方案。

第二,要根据医生的要求对智障养老者进行护理。一般情况下,智障到了老年阶段治愈的程度或希望是很小的,关键是怎样保证他有正常和良好的养老环境,也可以用一些辅助药物起到缓解作用。

第三,要把智障患者的养老护理提到养老院的工作日程。因为老年人的智力减退是一个不可抗拒的过程,重要的是要保护老年人的安全,通过一些护理手段减缓他们智力衰退的速度,以安度晚年。

三、对肢残养老者的护理

肢残养老者在残疾人中占有相当高的比例,一些退伍军人或曾在工厂、矿山、林业等部门工作的人,都容易因受伤而造成肢体残疾,特别是近年交通事故发生率不断地上升,肢残人数也随之迅速增加。肢残人怎样养老也是社会和谐发展必须高度重视的问题.为此,养老机构要做以下工作:

1. 对肢残养老者进行特别护理

不同的肢残养老者受伤或残疾的状况不一样,程度也不一样,所以对每个肢残养老者都应有特别的护理方案,这样才能做好护理工作。

2. 要和政府有关部门特别是残联协调,取得他们的支持和帮助,这里特别值得一提的是,一些退伍军人在产生轻度、中度的肢残以后,到了养老阶段是会有各种各样的具体困难的,养老院在接收到这样的养老者后,要积极地和武装部取得联系,取得他们的支持和帮助。

3. 要取得肢残养老者的家人的支持和帮助

肢残养老者也特别需要养老者的家人从各个方面支持和帮助,才能过好自己的养老生活。

四、高原病养老者的护理

根据新中国成立以来一贯的政策和传统,高原工作者在工作一定期限后,许多会返回内地退休养老。过去的情况是高原工作者多数是多子女,以居家养老为主,高原地区的政府有关部门也在高原工作者居住比较集中的地区,建有后方退休养老基地。养老护理员对此类养老者要特别注意,因为高原病养老者病情易突发,所以要像防止高血压、心脏病养老者的病情突发一样,防止高原病养老者的病情突发,做好各项有效的预防和抢救的准备措施。

第三章　心理、康复护理

第一节　心理护理

一、老年人身心特点

(一)生理特点

当人步入老年期后,身体各器官、系统就逐渐发生器质性和机能性的变化,生理机能逐渐衰退。

1.生理机能逐渐地衰退:老年生理机能的衰退,是人体自然发展的生理现象。主要表现如下:

(1)脑细胞减少带来的脑萎缩,导致脑功能的衰退。表现在神经中枢的兴奋性降低而抑制性的增强;神经细胞的恢复过程也有所延长,整个大脑的调节控制能力都降低。

(2)感受能力衰退,表现在视力下降,看书报文章都要戴老花眼镜;听力减弱,特别是抗干扰能力低下,需要大声说话才听得到,并且说话的频率要慢,才听得清楚;嗅觉下降,易疲劳;味觉降低,味蕾萎缩,常常饮食无味;触觉的灵敏度降低,对温、冷觉和压觉反应缓慢,动作迟缓;运动分析器老化,平衡能力降低,容易摔跤;操作能力也随之降低,手脚都会打战。

(3)注意力下降,表现在注意力涣散,不易集中;注意力转移缓慢,甚至呆滞,易钻"牛角尖",注意分配往往顾此失彼,顾东扔西。

(4)记忆力减退,表现在近期记忆、机械记忆、瞬时记忆很差,过目就忘;对远期记忆还可以,不过有时也会卡壳。如原来很熟悉的亲友、战友、同事的名字突然记不出来,但过后偶然又想起来了。

(5)思维能力降低,表现在思维的强度、速度和灵活性方面,都不如中青年时期。特别是抗干扰能力和调控思路的能力明显降低,思路易打乱,常常难于连贯地思维;思路定势后,不易转向思维,常常固执己见。

(6)想象能力减退,主要是对原有事物的表象,往往记忆不清楚,而对新的事物的接受能力又降低,信息的贮备量明显减少。

(7)操作能力降低,主要是手脚协调性差,特别是动作缓慢,不灵巧,有时手握物不紧,脚站立不稳,甚至震颤。

2.智力的衰退:老年人智力的衰退远比生理机能衰退要晚。特别是那些勤用脑的人,他们的智力不仅不减退,而且与中青年时相比,还有所增强。

(二)心理特点

1.认识能力低下 老年人身体机能衰退,大脑功能发生改变,中枢神经系统递质的合成和代谢减弱,导致感觉能力降低,意识性差,反应迟钝,注意力不集中等。

主要表现两个方面,首先是感觉迟钝,听力、视觉、嗅觉、皮肤感觉等功能减退,而致视力下降,听力减退,灵敏度下降;再有是动作灵活性差,动作不灵活,协调性差,反应迟缓,行动笨拙。

2.孤独和依赖 孤独是指老年人不能自觉适应周围环境,缺少或不能进行有意义的思想和感情交流。孤独心理最易产生忧郁感,长期忧郁就会焦虑不安,心神不定。依赖是指老人做事信心不足,被动顺从,感情脆弱,犹豫不决,畏缩不前等,事事依赖别人去做,行动依靠别人决定。长期的依赖心理,就会导致情绪不稳,感觉退化。

3.易怒和恐惧 老年人情感不稳定,易伤感,易激怒,不仅对当前事情易怒,而且容易引发对以往情绪压抑的怒火爆发。发火以后又常常感觉到如果按自己以前的性格,是不会对这点小事发火的,从而产生懊悔心理。恐惧也是老年人常见的一种心理状态,表现为害怕,有受惊的感觉,当恐惧感严重时,还会出现血压升高、心悸、呼吸加快、尿频、厌食等症状。

4.抑郁和焦虑 抑郁是常见的情绪表现,症状是压抑、沮丧、悲观、厌世等,这与老年人脑内生物胺代谢改变有关。长期存在焦虑心理会使老年人变得心胸狭窄、吝啬、固执、急躁,久则会引起神经内分泌失调,促使疾病发生。

5.睡眠障碍 老年人由于大脑皮质兴奋和抑制能力低下,造成睡眠减少、睡眠浅、多梦、早醒等睡眠障碍。

二、老年人心理调适

(一)与老人沟通技巧

老年人常常出现记忆力下降,反应迟钝,表述不清楚等现象,为我们采集信息造成很大的困难,因此对老人的信息采集应结合观察法和交谈发,主要计较包括以下方面。

1.建立良好的关系。向老人主动作自我介绍,说明采集目的,取得老的配合,保持尊重,友善和诚恳的交谈态度,要有足够的耐心,仔细询问、倾听、适时反馈,避免与老人发生争辩。

2.创造良好的沟通环境。选择安静、舒适、光线柔和、温度适宜的环境与老人面对面交谈。

3.交谈方法。交谈一般按照手机资料有目的、顺序地进行,体温一般选择易于回答的开放性问题,需要耐心的倾听:

(1)展开话题:如"您最近有哪里不舒服?""这样的情况持续多长时间了?"

(2)引导出老人的感受:如"您对这件事有什么看法?"

(3)打破沉默:"当老人讲完话,我们要给予回应,然后等待老人继续讲述,也可以重复老人讲话的最后一句或几个字,或是本句话中的重点几个字。

(4)尊重老人的谈话内同,避免使用命令、说教、争辩、批评、分析、逃避、责问等老人反感的语气与词语。

4.注意倾听 说话要简短得体,避免使用复合句或大量的成语等,多倾听老人诉说,鼓励老人畅所欲言,保持耐心,为了解老人而倾听,而非为了回答问题耳倾听。

5.运营非语言沟通 如通过拍拍老人的肩膀、点头认同,握住老人的受便是支持、认同、关心等情绪,但是切记不要乱摸老人的头,同住要注意不同文化的差异。

6.核实 对于含糊不清、存在疑问或矛盾的内容要进行询问核实。

(二)言语沟通时应避免

1.以命令方式与老人讲话。

2.当与老人意见不同时,与老人争论。

3.责备、吼叫或者大声讲话。

4.在老人面前谈论或嘲讽对方或他人的错失。

5.对老人说"你怎么这么笨呢?你让我很生气等"不友好的语言。

三、老年人常见的疾病

(一)高血压

高血压(hypertension)是指以体循环动脉血压(收缩压和/或舒张压)增高为主要特征(收缩压≥140毫米汞柱,舒张压≥90毫米汞柱),可伴有心、脑、肾等器官的功能或器质性损害的临床综合征。高血压是最常见的慢性病,也是心脑血管病最主要的危险因素。

1.病因

(1)遗传因素 大约60%的半数高血压老人有家族史。目前认为是多基因遗传所致,30%~50%的高血压老人有遗传背景。

(2)精神和环境因素 长期的精神紧张、激动、焦虑,受噪声或不良视觉刺激等因素也会引起高血压的发生。

(3)年龄因素 发病率有随着年龄增长而增高的趋势,40岁以上者发病率高。

(4)生活习惯因素 膳食结构不合理,如过多的钠盐、低钾饮食、大量饮酒、摄入过多的饱和脂肪酸均可使血压升高。吸烟可加速动脉粥样硬化的过程,为高血压的危险因素。

(5)其他疾病的影响

肥胖、糖尿病、睡眠呼吸暂停低通气综合征、甲状腺疾病、肾动脉狭窄、肾脏实质损害、肾上腺占位性病变、嗜铬细胞瘤、其他神经内分泌肿瘤等。

2. 临床表现

高血压的症状因人而异。早期可能无症状或症状不明显,常见的是头晕、头痛、颈项板紧、疲劳、心悸等。仅仅会在劳累、精神紧张、情绪波动后发生血压升高,并在休息后恢复正常。高血压的症状与血压水平有一定关联,多数症状在紧张或劳累后可加重,清晨活动后血压可迅速升高,出现清晨高血压,导致心脑血管事件多发生在清晨。

当血压突然升高到一定程度时甚至会出现剧烈头痛、呕吐、心悸、眩晕等症状,严重时会发生神志不清、抽搐,这就属于急进型高血压和高血压危重症,多会在短期内发生严重的心、脑、肾等器官的损害和病变,如中风、心梗、肾衰等。症状与血压升高的水平并无一致的关系。

3. 诊断标准

由于血压有波动性,且情绪激动、体力活动时会引起一时性的血压升高,因此应至少2次在非同日静息状态下测得血压升高时方可诊断高血压,而血压值应以连续测量3次的平均值计。

目前国内高血压的诊断的标准:

类别	收缩压(mmHg)	舒张压(mmHg)
正常血压	<120	<80
正常高值	120~139	80~89
高血压	≥140	≥90
1级高血压(轻度)	140~159	90~99
2级高血压(中度)	160~179	100~109
3级高血压(重度)	≥180	≥110
单纯收缩期高血压	≥140	<90

4. 预防

高血压是一种可防可控的疾病,对血压130~139/85~89mmHg正常高值阶段、超重/肥胖、长期高盐饮食、过量饮酒者应进行重点干预,定期健康体检,积极控制危险因素。

(1)合理饮食 低盐低脂、粗细搭配、荤素搭配,多吃新鲜蔬菜及水果,每餐7分饱。遵行早餐要吃好、午餐要吃饱、晚餐要吃少。

(2)限制饮酒 长期大量饮酒可导致血压升高,限制饮酒量则可显著降低高血压的发病风险。

(3)禁烟 吸烟可导致血管内皮损害,显著增加高血压老年人发生动脉粥样硬化性疾病的风险。

(4)心理以及精神 是高血压的直接或者是间接病因之一,尤其是对于高血压老年人来说,精神以及心理压力过大,会增加心脑血管疾病最终引发的概率,因此,对于这方面的控制,以及调节情绪,是预防,以及降低并发症的主要因素之一。

(二)慢性支气管炎

1.病因 通常是由于感冒、吸烟、机体过敏、气候变化、大气污染等原因,使支气管和细支气管反复受到感染和刺激所致。

2.临床表现 发热、怕冷、身痛、咳嗽、咯痰、喘息等症状,病情严重者咳嗽、喘鸣几乎终年不停,并呼吸困难。常并发阻塞性肺气肿,严重者常发生肺动脉高压,甚至肺源性心脏病。

3.防治措施

(1)老年人在气候变化大的季节应特别注意预防感冒,感冒后要及时就医。

(2)平时应少吃或忌食生冷、过咸、辛辣、油腻及烟、酒等刺激性的东西,减少或避免对呼吸道的刺激;多吃止咳、平喘、祛痰、温肺、健脾的食品,如白果、枇杷、栗子、百合、海带、紫菜等增强免疫力。

(3)室内要经常开窗,保持空气流通,床单、被褥、衣物要勤更换和清洗,减少过敏源。

4.慢性支气管炎食疗方:

(1)白萝卜250克洗净切片,生姜7片,红糖30克,加水适量煎汁服用,每日早晚各1次。

(2)白萝卜250克洗净切片,冰糖60克,蜂蜜适量,加水适量煮至熟烂,食萝卜饮汤,每日早晚各1次。

(3)鲜橙1个连皮切成4瓣,加冰糖15克,隔水炖半小时,连皮食之,早晚各1个。

(4)麦芽糖、蜂蜜、大葱汁各适量,熬熔后装瓶备用。每次取服1茶匙,每日3次。

(5)冬瓜籽、冬瓜皮各20克,麦冬15克,加水煎汁服用,每日1剂分早晚服。

(6)甜杏仁10克,细嚼慢咽,每日2次,有止咳、化痰、定喘等作用。

(7)雪梨1个挖去果核,填入冰糖适量,隔水蒸熟食之,每日早晚各1个。

(8)芝麻、生姜各50克共捣烂,加水适量煎汁服用,每日1剂。

(9)鲜百合2~3个,洗净捣烂滤汁,用温开水冲服,每日2~3次。

(10)鸡蛋2个,香油50克,食醋适量。将鸡蛋打散放香油中炸熟,加食醋食之,早晚各1次。

(三)冠心病

1. 定义 冠状动脉粥样硬化引起心脏病。冠心病是中老年人最常见的一种心血管病。

2. 临床表现 心前区疼痛、心律失常,严重者可发生心肌梗死,使心肌大面积坏死,危及生命。主要临床类型为心绞痛和心肌梗死。

心绞痛:

症状:平时无症状,发作时主要为心前区疼痛,为压迫性或紧缩、发闷、堵塞、烧灼感。

部位:多位于上段或中段胸骨体后,可波及心前区,常放射至左肩、左臂内侧达无名指和小指,不典型者可至上腹部、咽部和颈部等处。

诱因:与体力劳动、情绪激动、饱餐、寒冷、阴雨天气、吸烟有关。

持续时间:3~5分钟内逐渐消失,很少超过15分钟。

缓解方式:停止诱因可缓解,舌下含服硝酸甘油。

心肌梗死:

先兆:心绞痛频繁发作,症状明显加重。

症状:胸前区疼痛,疼痛部位与心绞痛相同,但程度更剧烈,持续时间更长,可长达数小时至数天,服用硝酸甘油不能缓解,同时伴有大汗、烦躁不安、恐惧及濒死感。

老年人心肌梗死疼痛不典型,可以很轻微,甚至毫无疼痛。但呼吸困难、心力衰竭等症状远比中青年人重。有的以精神症状、意识障碍、癫痫样发作或偏瘫、失语等起病。

3. 病因

引起冠心病的因素很多,与下列因素有关:

(1)高脂血症、动脉粥样硬化

(2)高血压

(3)吸烟:吸烟可造成动脉痉挛、动脉壁氧含量不足,促进动脉粥样硬化形成。

(4)糖尿病、肥胖、家族史、缺少活动、年龄、性别、饮食、不良情绪及性格有关。

4.防治措施

(1)少食油腻、辛辣、生冷食物,控制总热量的摄入,多吃能降脂的蔬菜,如芹菜、萝卜、西红柿、黄瓜、苦瓜、大蒜、香菇、海带等。

(2)不吸烟、不酗酒。

(3)生活要有规律,进行适当的体育锻炼,保持足够的睡眠。

(4)保持情绪稳定,切忌急躁、激动或闷闷不乐。

(5)如果出现心前区疼痛,立即舌下含服硝酸甘油1粒,若症状不见缓解时拨打120送医院治疗。

(四)糖尿病

1.定义 糖尿病是一种因胰岛素分泌缺陷或胰岛素作用障碍所致的以高血糖为特征的代谢性疾病。

2.临床表现 烦渴、多饮、多尿、多食、疲乏、消瘦、尿糖等表现,并可在动脉硬化及微血管病变基础上产生多种慢性并发症,如糖尿病性心脏病、糖尿病性肢端坏疽、糖尿病性脑血管、糖尿病性肾病、糖尿病性视网膜病变及神经病变等。

3.防治措施

(1)老年人应合理饮食 严格控制糖分和脂肪摄入量,少吃油炸食品,减少摄取的总热量;在饮食中增加膳食纤维的量,多吃一些蔬菜、麦麸、豆及整谷,并注意补充维生素和无机盐。

(2)合理运动 经常保持一定的运动量,促进新陈代谢,控制体重。照护要点

4.照护要点

(1)注意防寒保暖和皮肤清洁卫生:糖尿病老人极易合并各种感染,要特别注意糖尿病老人的防寒保暖,特别注意足部、口腔、阴部的清洁卫生。

(2)定期复查血糖。

(3)使用胰岛素的老人,可餐前检测血、尿糖,并注射胰岛素。

(4)外出携带食物。

(五)老年痴呆症

1.定义 老年痴呆症是一种由于大脑器质性损害而引起的脑功能障碍,可使记忆、理解、判断、自我控制等能力发生进行性退化和持续性智能损害。

2.临床表现 老年痴呆症早期通常只是出现记忆力减退、健忘等。

3.防治措施

(1)60岁以上的老年人常常出现健忘现象,应及时到神经内科检查就诊。

(2)有高血压、高血脂、心脏病、糖尿病、中风、缺血性脑血管病等疾病者应早发现、早治疗。

(3)多吃鱼类、蛋类、瘦肉、菌菇类食品及水果和蔬菜等,帮助增加抵抗力、提高记忆力;避免过度喝酒、抽烟和操劳,保持良好的睡眠习惯;勤动脑并多参加社会活动和体育锻炼。

(4)心胸开阔,处事乐观,避免精神抑郁和紧张。

(5)经常做和手指有关的活动,如用手指旋转钢球或胡桃、手工艺、雕刻、剪纸、弹奏乐器等,促进血液循环,增进脑力灵活性,延缓脑神经细胞老化。

(6)佩戴身份信息及联系方式牌 老人姓名、年龄、住址及亲人的电话。

第二节 康复护理

一、呼吸训练

目的:达到扩大肺活量、改善心肺功能、减少肺部感染、改善腹部脏器功能、安神益智的作用。

适应证：年老体弱者、长期卧床的老人、呼吸系统疾病患者。

(一)腹式呼吸训练法

1.取仰卧位或舒适的坐姿，放松全身，先观察自然呼吸2~3分钟。

2.右手放于腹部肚脐，左手放于胸部。

3.吸气时最大限度的向外扩张腹部(鼓起肚子)，胸部保持不动。吸气时间保持在4~6秒。

4.呼气时最大限度的向内收缩腹部(回缩肚子)，胸部保持不动。呼气时间保持在6~10秒。

5.控制呼吸时间，一吸一呼掌握在15秒左右，每分钟6~10次，每天2次，每次5分钟。如此循环往复，保持每次呼吸的节奏一致。

(二)缩唇呼吸训练法

1.取坐位或头胸部抬高，双肩后倾，使膈肌活动不受限。

2.用鼻深吸气，紧闭嘴，默数1、2，并作短暂停顿。

3.用口呼气，嘴唇缩成吹口哨状，让气流缓慢呼出，默数1、2、3、4、呼气时间至少是吸气的2倍。

4.深吸慢呼，2次/天，10~20分钟/次，7~8次/分钟，可配合腹式呼吸。

(三)吹烛呼吸训练法

1.取坐位，嘴与烛火高度相当，相距20厘米，用鼻深吸气，闭嘴，然后缩唇缓慢对烛火呼气，使火苗晃动。

2.随训练次数增加，烛火与患者距离可逐渐增加，直至90厘米为止。

(四)注意事项

1.呼吸训练最好在晨起空腹或者饭后2小时进行。

2.呼吸要深长而缓慢。

3.呼吸时用鼻吸气，用口呼气。

4.身体状况好的老年人，屏息时间可稍延长，呼吸节奏尽量放慢加深。身体差的老年人可以不屏息，但气要吸足，每天练习1~2次。呼吸过程中如有唾液溢出，可缓慢下咽。

二、放松训练

放松训练是指身体和精神由紧张状态朝向松弛状态的过程。主要是消除肌肉的紧张。其目的是通过肌肉放松,最终使整个机体活动水平降低,达到心理上的松弛,从而使机体保持内环境平衡与稳定,达到缓解紧张、焦虑情绪的作用。适合老年人的放松方法有肌肉放松、想象放松、音乐疗法等方法。

(一)渐进性肌肉放松训练

1.训练方法

(1)要有一个安静的空间,找到一个舒适的体位,周围环境无干扰,保持精神专一,要求老年人集中注意身体感受。

(2)指导老人收紧肌肉,注意保持这种肌肉紧张的感觉,保持这种紧张感10秒钟,然后放松5~10秒。放松的顺序为:头部→手臂部→肩背部→胸部→腹部→臀部→大腿部→小腿部→脚部,如此反复收紧肌肉,放松肌肉,使肌肉有规律的一张一弛,每天2次,每次10~15分钟即可。

(3)此项操作先由康复护理员示范完成,然后由康复护理员发放肌肉放松指令,老人跟随进行练习。

2.注意事项

(1)老年人第一次进行肌肉放松训练时,护理员与老人同时做,这样可以减轻老年人的心理紧张、焦虑情绪。

(2)放松训练的引导语尽量采用口头语,便于老人接受和掌握。

(3)随时观察老年人的心理、肢体肌肉收紧与放松后的感觉。

(4)老年人熟练以后,可独立练习,但不可长时间练习肌肉收缩运动,每次练习不超过15分钟为宜。

(三)想象放松训练

1.方法

(1)选择一个安静的房间,平躺在床上或坐在沙发上,闭上双眼,想象放松每一部分紧张的肌肉。

(2)想象一个你熟悉的、令人高兴的景致,或是校园或是公园。

(3)仔细看着它,寻找细致之处。如果是花园,找到花坛、树林的位置,看着他们的颜色和形状,尽量准确的观察它。

(4)敞开想象的翅膀,幻想你来到一个海滩(或草原),你躺在海边,周围风平浪静,一望无尽,使你心旷神怡,内心充满宁静、祥和。

(5)随着想象越来越清晰,幻想自己越来越轻柔,飘飘悠悠离开躺着的地方,融进环境之中。阳光、微风轻抚着你。你已成为景象的一部分,没有事要做,没有压力,只有宁静和轻松。

(6)这种状态下停留一会,然后想象自己慢慢又躺会海边,景象渐渐离你而去。再躺一会儿,周围是蓝天白云,碧桃沙滩。然后做好准备,睁开眼睛,回到现实。此时,头脑平静,全身轻松,非常舒服。

2.注意事项

(1)第一次进行放松训练,护理员与老人同时做,这样可以减轻老人的焦虑,并提供模仿信息。

(2)放松的引导语尽量采用口头话,更便于老人接受和掌握。

(3)在放松训练过程中,要帮助老年人体验身体放松后的感觉。

(4)老年人除了在演示者指导下进行训练,还可以在家放录音进行训练,每天1~2次,熟练以后,还可以独立练习,每次10~15分钟。

三、音乐疗法

音乐作为一种听觉艺术与人类有着共同的语言,可以给人的思维和情感带来愉悦和美感,并且对人的情绪,机体的新陈代谢、能量、血压、呼吸及脉搏都有积极的影响,达到消除心理障碍,恢复或增进身心健康的目的。

(一)音乐疗法的分类

1.参与式音乐疗法,通过引导老年人自己参与到演奏、唱歌、跳舞等音乐活动中,以达到调节情绪和感情的目的。

2.感受式音乐疗法,通过引导老人聆听特定的音乐,感受音乐的旋律、节奏、和声音等因素影响老人的神经系统发挥作用,改善情绪和行为障碍,达到祛病健身的目的。

3.结合式音乐疗法,是将音乐与气功、针灸、按摩、运动等方法结合起来的一种治疗方法,具体包括音乐气功治疗和音乐电疗等形式。

(二)音乐疗法的时间

目前音乐播放的时间以及该用多长时间效果最好还没有一个相对的标准。通常情况下,音乐治疗每日1次或2次,每次30分钟。音量控制不超过70分贝。治疗过程中保持情绪稳定,思想集中,效果则好。

(三)音乐处方

若想催眠:请听《平湖秋月》、舒曼的《梦幻曲》、莫扎特的《催眠曲》、门德尔松的《仲夏夜之梦》。

解抑郁:请听《喜洋洋》《江南好》。

振作精神:请听《金蛇狂舞》《步步高》。

消除烦躁:请听《梅花三弄》《塞上曲》《空山鸟语》。

促进食欲:请听《花好月圆》《青春舞曲》。

降血压:请听《平湖秋月》《雨打芭蕉》《春江花月夜》《姑苏行》。

(四)根据中医理论,不同证型辨证施治选择音乐

1.肝气郁积型 治法当疏肝解郁,应听明快、兴奋的轻音乐,如:《花好月圆》《喜洋洋》等。

2.肝火上亢型 治法当镇肝潜阳,应听轻松、和缓的音乐,如《摇篮曲》《渔舟唱晚》《汉宫秋月》等。

3.肝肾不足型 治法应滋补肝肾为主,应听振奋、欢快的乐曲,如《百鸟朝凤》《空山鸟语》等乐曲,但由于病人的文化素养、性别、种族、兴趣特点的不同,乐曲的选择还需因人而异。

四、功能锻炼(四肢、颈肩、躯干)

目的:促进全身和局部血液循环;矫正挛缩畸形的肢体;调整运动的协调性;维持和恢复关节功能;预防关节僵硬、疼痛等。

适应证:肢体功能活动障碍,手术前、后康复锻炼,长期卧床,截瘫者。

(一)四肢

1.上肢康复训练(徒手)

(1)握拳运动

方法:握紧拳头,然后五指用力伸展,5秒/次,3~4次/天,每个动作至少持续5秒以上。

外展
内收

0°

➡ 外展
⇦ 内收

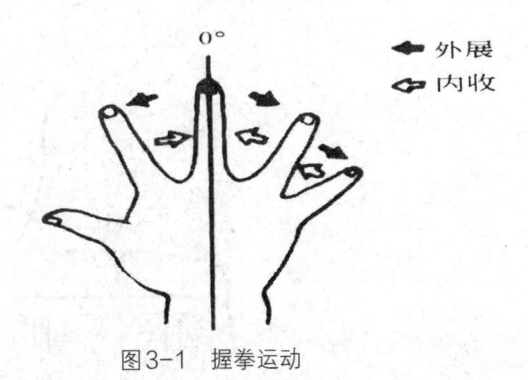

图3-1 握拳运动

(2) 上肢前屈运动

① 屈肘前屈运动

方法:仰卧位,屈曲肘部上肢向上移动过头顶部,然后缓慢伸展,移动过程中需停顿数次。

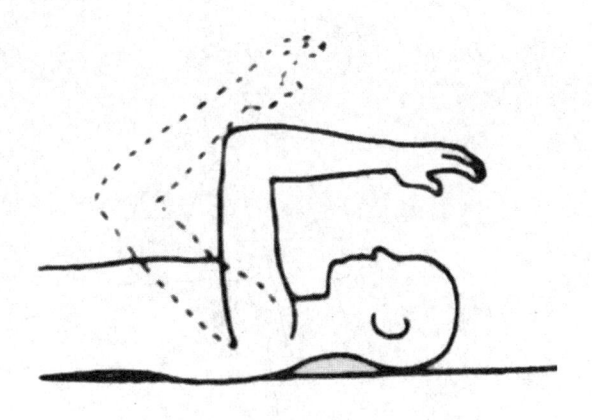

图3-2 屈肘前屈运动

② 伸肘前屈运动

方法:仰卧位或坐位,伸直肘部,上肢向上移动过头顶部,缓慢回复原位,在移动过程中需停顿数次。以上两组运动均以病人能耐受为宜,并可逐渐增加次数和强度。

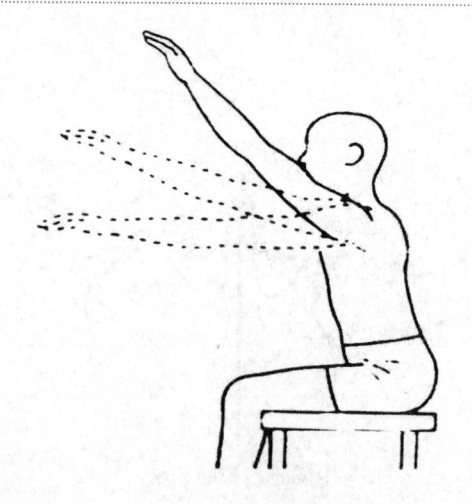

图3-3 伸肘前屈运动

③ 助力前屈运动

方法:仰卧位,用健侧手握住患侧手腕,用力向前上方牵拉,使肩关节被动前屈上举,肩胛骨由于体重引力保持相对稳定。

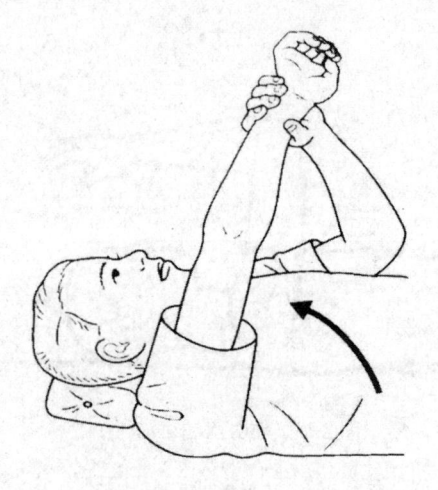

图3-4 助力前屈运动

(3)前臂旋转运动

方法:取坐位或者卧位,握紧拳头,轻轻旋转前臂(左右旋转)20下/次,3次/天。

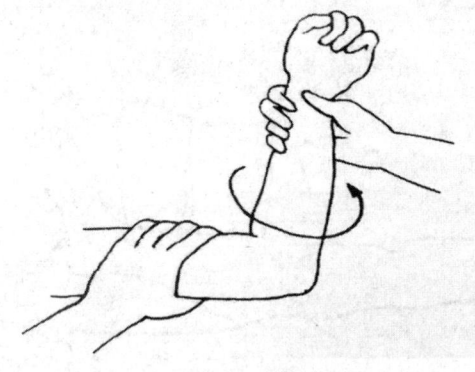

图3-5　前臂旋转运动

（4）内旋后伸运动

方法：站立位，双手下至腰背后侧，用健侧手握住患侧手腕，沿着背部向上提拉老人。

2.下肢康复训练（徒手）

（1）踝关节运动

方法：进行缓慢，用力的踝关节屈伸运动，最大限度保持10秒，然后重复，3~4组/天，10~20次/组，并可逐渐增加强度。

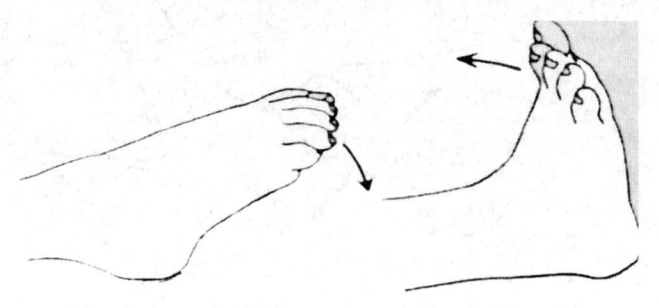

图3-6　踝关节运动

（2）股四头肌等长收缩运动

方法：仰卧位，主动下压膝关节，保持股部肌肉收缩10秒，再放松，如此反复3~4组/天，10~20次/组。

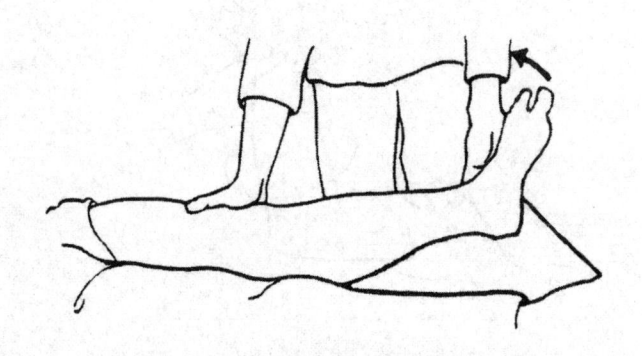

图3-7 股四头肌收缩运动

(3) 膝关节屈伸运动

方法：仰卧位，膝关节主动屈曲尽量达90度，停留10秒，再缓慢放松伸展，如此反复3~4组/天，10~20次/组。

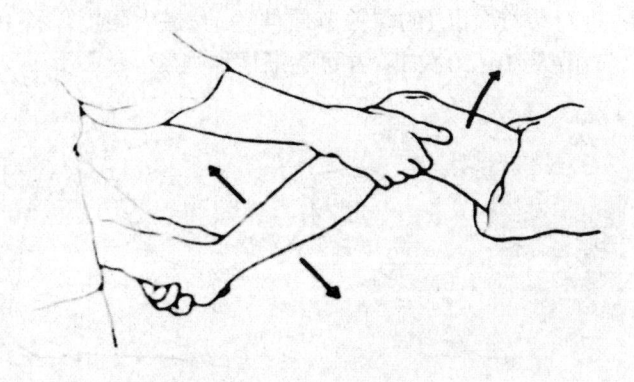

图3-8 膝关节助力运动

(4) 髋关节的助力运动

方法：患者平卧位，由护士在助力下做屈髋运动，如此反复3~4组/天，10~20次/组。

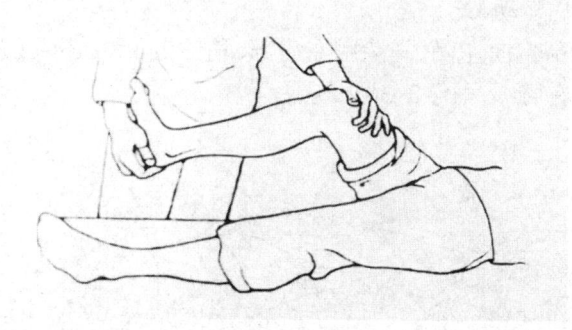

图3-9 髋关节助力运动

(5)髋关节内旋、外旋训练

方法:最大限度缓慢内旋、外旋髋关节,如此反复3~4组/天,10~20次/组。

(6)直腿抬高练习

方法:平卧位,术后早期可由家属协助患者被动练习,恢复期可由伸膝状态下最大限度主动抬高患肢,保持数秒后缓慢放下,如此反复3~4组/天,10~20次/组。

(7)外展肌助力运动

方法:老人侧卧位,双下肢伸直,由护士协助做下肢外展运动,可持续数秒后缓慢还原,如此反复3~4组/天,10~20次/组。

(8)臀肌收缩运动

方法:双上肢至身体两侧,保持双侧臀部肌肉呈收缩状态10秒,如此反复3~4组/天,10~20次/组。

注意事项 告知老人规范锻炼,每日3~4次为宜,不宜过量运动或者过度用力,以免损伤关节、肌肉。应遵循适量而行、循序渐进的康复锻炼原则。

(二)颈肩

1.颈部康复训练

(1)颈前屈、后伸运动

方法:低头下颌触胸骨,稍停2~3秒,还原;头尽量后伸,眼望天,稍停2~3秒,还原。

217

(2)颈侧屈运动

方法:头部偏向左侧,耳朵触左肩部,稍停2~3秒,还原;头部偏向右侧,耳朵触右肩部,稍停2~3秒,还原。

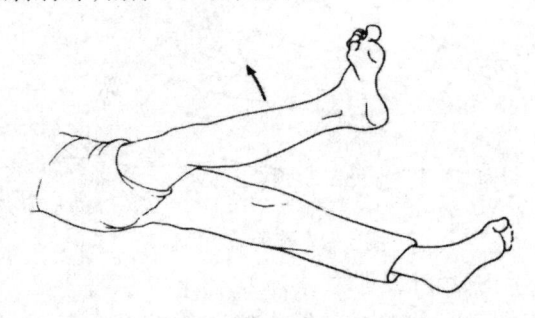

图3-10 直腿抬高

(3)颈环绕运动

方法:以颈为轴,头颈顺时针环绕一周,逆时针环绕一周

2.肩部康复训练

(1)耸肩

方法:取站立或坐位,左右两侧肩部用力向上提起,感觉要碰到耳朵,头颈保持正直,稍停2~3秒,还原放松,重复做3~5次。

(2)肩环绕

方法:两臂自然下垂,双肩以肩关节为轴心,由前向后做环绕动作,重复做3~5次后,肩关节自然放松,反方向做环绕动作3~5次。

(三)躯干

1.腰背肌训练

(1)五点式腰背肌训练

方法:患者平卧位,两侧肘部屈曲,以头部、两侧肘部、两足跟用力,支撑起胸腰部及腿部,持续3~5秒后还原,在训练早期可由护士或家属协助训练。可根据患者主观感受逐渐增加次数。

(2)飞燕式腰背肌训练

方法:患者俯卧位,两侧手臂做飞燕动作,腹部支撑,头、颈、胸部用力抬起,全身肌肉处于紧张状态,持续3~5秒后还原。可根据患者主观感受逐渐增加次数。

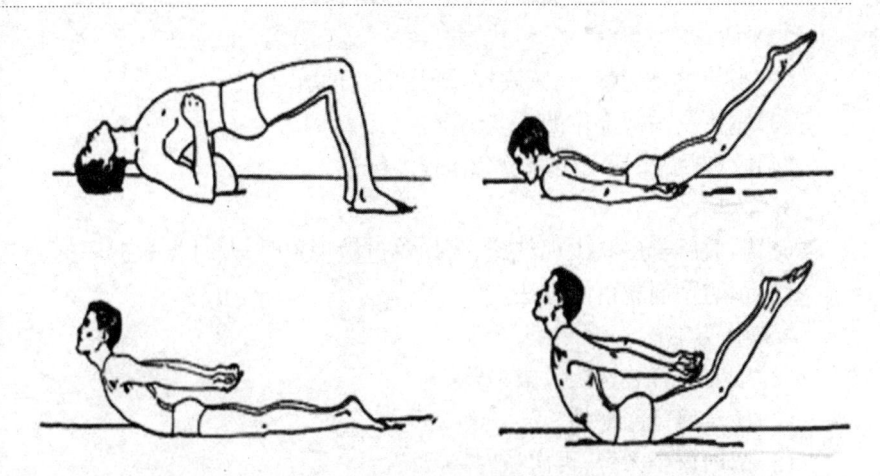

图3-11　飞燕式腰背肌训练

第三节　中医适宜技术

一、贴敷疗法

(一)中医辨证原则

贴敷法是将中药贴剂贴敷患处,也可用温热或冰凉的物体放置在人体特定位置上治疗疾病的方法。起到凉血止痛、清热解毒、祛风解毒、活血化瘀、通经活络、补充营养等作用。

(二)针对的症状和体征

1.腹痛、胁痛、头晕、头痛、坐骨神经痛。

2.恶心、呕吐、胃部不适、食欲不佳。

3.各种皮肤疾患如痈、颜面痈肿、臁疮、褥疮、烧伤、虫咬螫伤、带状疱疹、湿疹、剥夺性皮炎、静脉炎。

(三)操作流程

1.目的　疏通腠理、活血止痛、清热解毒、镇静安神、消肿散结。减轻局部肿胀、疼痛、瘙痒等症状。

2.评估
(1)当前主要症状、临床表现、既往史及过敏史。
(3)体质及贴敷部位的皮肤情况。
(4)心理状况,活动能力及合作程度等。
3.告知
(1)贴敷后若皮肤出现红疹、瘙痒等过敏现象时,及时告知护理员。
(2)预防贴剂脱落的方法。
4.操作方法
(1)按要求着装,洗手,戴口罩。
(2)核对、解释,评估。
(3)携用物至床旁,再次核对。
(4)取合理体位,暴露贴敷部位,注意保暖。
(5)清洁贴敷部位的皮肤,遵医嘱将贴剂敷于患处。
(6)及时巡回,注意观察贴敷部位的皮肤情况,保留24小时。
(7)操作完毕,协助老人着衣,整理床单元。
(8)整理用物,洗手、记录并签名。

(四)注意事项
1.操作前向老人做好解释,以取得合作,注意保暖,防止受凉。
2.注意消毒隔离,避免交叉感染。
3.治疗过程中观察局部皮肤反应,如出现苍白、红斑、水泡、痒痛或破溃等症状时,立即停止治疗,必要时送医院处理。
4.注意保持敷料干燥与创面清洁。

(五)禁忌证
1.疮疡脓肿迅速扩散者。
2.对温度不敏感者。
3.大疱性皮肤病及表皮剥脱者不宜使用。

二、按摩

(一)中医辨证原则
按摩是在中医理论基础指导下,应用手法作用于人体穴位和部位,通过局部刺激,可疏通经络、调动机体抗病能力,从而达到防病保健、强身为目的的一种技术操作。

(二)针对的症状及体征

1. 落枕、颈椎病、肩周炎、网球肘、软组织损伤、关节脱位等。
2. 高血压、冠心病、卒中后遗症、面瘫、遗尿症。
3. 肠粘连、便秘、呕吐、食欲不振、腹胀、慢性阑尾炎、前列腺炎及增生、乳腺炎及增生等。
4. 普通感冒、脱肛等。
5. 鼻炎、咽炎、耳鸣、耳聋、牙痛等。

(三)操作流程

1. 目的 通过按摩,缓解、治疗各种急慢性疾病的临床症状,如头痛、牙痛、胃痛、腹胀、卒中后遗症、便秘、失眠、骨折后遗症等病症。通过穴位或部位的按摩,达到保健强体的目的。

2. 评估

(1)当前主要症状、临床表现及既往史。
(2)体质及按摩部位皮肤情况,对疼痛的耐受程度。
(3)有无治疗禁忌证,心理状态。

3. 告知

按摩时局部出现酸胀的感觉属于正常现象。

4. 操作流程

(1)按要求着装,洗手。
(2)核对,解释,评估。
(3)携用物至床旁,再次核对。
(4)安排合适体位,必要时松开衣着,注意保暖。
(5)根据老人的症状、发病部位、年龄及耐受性,选用适宜的手法和刺激强度进行按摩。

(四)按摩手法

1. 摆动类手法

(1)滚法 由腕关节的伸屈运动和前臂的旋转运动复合而成。伸屈腕关节是以第2到第5掌指关节为轴来完成的;前臂的旋转运动以手掌的尺侧为轴来完成。因此滚法的吸定点是上述两轴的交点,既小指掌指关节背侧,这点附着在一定部位,以肘部为支点,前臂作主动摆动,带动腕部作屈伸和前臂旋转复合运动。此法适用于肩部、腰臀及四肢等肌肉较丰厚的部位。

(2)揉法　分掌揉和指揉法　掌揉法是用手掌大鱼际或掌根吸定于一定部位或穴位上,腕部放松,以肘部为支点,前臂作主动摆动,带动腕部作轻柔缓和的摆动。指揉法是用手掌螺纹面吸定于一定部位或穴位上,腕部放松,以肘部为支点,前臂作主动摆动,带动腕和掌指作轻柔缓和的摆动。此法适用于全身各部。

2.摩擦类手法

(1)推法　是用指、掌或肘部着力于一定的部位上进行单方向的直线移动。用指称指推法,用掌称掌推法,用肘称肘推法。此法适用于全身各部。

(2)搓法　是用双手掌面夹住一定的部位,相对用力做快速搓揉,同时作上下往返移动。此法适用于腰背胁肋及四肢部,以上肢部最为常用。

(3)抹法　是用单手或双手拇指螺纹面紧贴皮肤,作上下或左右往返移动。此法适用于头面及颈项部。

3.震动类手法

抖法:是用双手握住被操作者的上肢或下肢的远端,用力作连续的小幅度的上下颤动。此法适用于四肢部,以上肢最为常用。

4.挤压类手法:(最常用)

(1)按法　用拇指端或指腹按压体表称指按法。用单掌或双掌,也可用双掌重叠按压体表称掌按法。指按法适用于全身各部穴位;掌按法常用于腰背和腹部。

(2)点法　拇指点是用拇指端点压体表。屈指点有屈拇指,用拇指指间关节桡侧点压体表或屈食指近侧指间关节点压体表。常用于肌肉较薄的骨缝处。

(3)拿法　捏而提起谓之拿。用大拇指和食、中两指,或用大拇指和其余四指作相对用力在一定和穴位上进行节律性地提捏。临床常配合其他手法使用于颈项、肩部和四肢等部位。

5.叩击类手法

(1)拍法　用虚掌拍打体表,称拍法。操作者手指自然并拢,掌指关节微屈,平稳而有节奏地拍打患部。拍法适用于肩背、腰臀及下肢部。

(2)击法　拳击法　手指自然松开,腕伸直,用拳背平击体表。拳击法:手指自然松开,腕伸直,用掌根部叩击体表。侧击法:(又称小鱼肌击)手指自然伸直,腕略背屈,用单手或双手小鱼肌部击打体表。指尖击法:用指端轻轻击打体表,如雨点下落。

(3)棒击法　用桑枝棒击打体表。击法用劲要快速而短暂,垂直叩击体表,在叩击体表时不能有拖抽动作,速度要均匀而有节奏。此法常适用于腰背部;掌击法常用于头顶、腰臀及四肢部;侧击法常用于腰背及四肢部;指尖击法常用于头面、胸腹部;棒击法适用于头顶、腰背及四肢部。

6.运动、关节类手法

(1)头颈部拔伸法　被操作者正坐。操作者站在老人背后,用双手拇指顶在枕骨下方,掌根拖住两侧下颌角的下方,并用两前臂压住老人两肩,两手用力向上,两前臂下压,同时作相反方向用力。

肩关节拔伸法:被操作者取坐姿。操作者用双手握住其腕或肘部,逐渐用力牵拉,嘱其身体向另一侧倾斜(或有一助手固定被操作者身体),与牵拉之力对抗。

(2)腕关节拔伸法　操作者一手握住前臂下端,另一手握住其手部,两手同时作相反方向用力,逐渐牵拉。

(3)指间关节拔伸法　用一手捏住被拔伸关节的近侧,另一手捏住其远侧端,两手同时作反方向用力牵拉。此法常适用于关节错位、伤筋等。

7.效果评价

(1)部位准确,操作熟练,沟通良好,爱伤观念强。

(2)取得预期效果,老人对此项操作满意。

(五)注意事项

1.操作前应注意修剪指甲,防止损伤老人皮肤。

2.根据老人的年龄、病情、体征等选用适合的手法与刺激强度。

3.在治疗过程中,有胸闷不适、面色苍白、盗汗等情况,要停止操作,告知护理员。

4.操作要持久、有力、均匀、柔和,禁用暴力。

(六)禁忌证

1.各种出血性疾病,血小板减少症。

2.皮肤破损及瘢痕等部位,表皮有疖肿破损及不明原因包块等。

3.急性扭伤、创伤骨折部位等。

4.接触性皮肤病,传染者。

三、理疗灯照射(TDP治疗仪)

(一)原理

TDP治疗仪的红外线热辐射对机体的治疗,能有效地疏通被阻塞或阻滞的微循环通道,促使机体对深部瘀血块和深部积液(水分子)的吸收。TDP治疗器产生出的各种元素的振荡信息,随红外线进入机体的同时,与相同元素产生共振,使机体中各种元素的活性被激活,元素所在的原子团、分子团和体内各种酶的活性得到提高,增强机体对缺乏元素的吸收,提高机体自身的免疫能力和抗病能力。具有消炎镇痛、活血化瘀、舒筋活络,持久镇痛;能迅速改善血液循环功能,提高机体内各种酶的活性,增强缺乏元素的转换和吸收。增强胃肠功能;提高机体自身的免疫功能,增强人体的抗病能力;促进血液载氧率,增强脑细胞活力,改善睡眠质量,提高记忆力。

(二)针对的症状和体征

1.软组织损伤:肩周炎、腰肌劳损、网球肘、腱鞘炎、急性软组织拉伤、扭伤、挫伤。

2.骨骼病变:骨关节炎、风湿性关节炎、骨质增生、腰椎间盘突出。

3.神经系统及血液循环系统障碍性疾病:卒中后遗症、坐骨神经痛、三叉神经痛、静脉曲张、前列腺炎、神经衰弱、头痛、失眠等。

4.健美、养生保健。

(三)操作方法

1.接通电源、打开开关。

2.预热5分钟对准所需照射的部位。

3.照射治疗时,照射部位皮肤应裸露,距离20~30厘米,皮肤感觉温度40℃治疗效果最好。对老人使用时,皮肤温度酌减。

4.照射时间通常每次约30~40分钟,每日1~2次,7~10日为一个疗程,也可根据病情确定照射时间,也可作长期保健性照射。

(四)注意事项

1.治疗器应在规定环境条件下使用,勿使其在过高或过低温度和潮湿环境下使用,也勿在刺激性化学品及腐蚀性气体环境中使用。保持其在清洁环境中使用。

2.治疗器在使用时,不可剧烈转动、摇晃和强烈震动。调节支臂伸缩及转动时不得超过技术指标规定的范围。

3.治疗器在较长时间不使用时,应使其置于干燥、清洁和无腐蚀性气体环境中保存。

4.本治疗器配用的单相三线插头,必需接好地线,以确保使用安全。用后即关闭电源。要防止强烈震动、受潮,注意保护板面。

5.辐射部位必须完全裸露,否则影响疗效。但辐射面部时,老人应戴上有色眼镜或眼罩,保护双眼,以免眼球发生干涩现象。

6.辐射距离不宜过近,否则容易发生皮肤灼伤(如发红或起水泡),但距离过远,也会影响疗效。

7.使用时,要放平稳,防止倾倒。

8.使用中不得用金属物品接触远红外片以防触电。

9.请勿接触灯罩外壳,以防烫伤。

10.使用中随时检查照射距离及温度,以防烫伤。

11.生活不能自理的人,应在他人帮助监护下使用。

(五)禁忌证

1.高烧、开放性肺结核,严重动脉硬化,出血症等症不适于TDP治疗。

2.其他导致体温升高的病症及提升体温会导致病情加重的病症。

四、中药热奄包

(一)中医辨证原则及作用机理

中药热奄包法是将中药热奄包加热后,在患处或特定穴位处适时来回推熨或回旋运转,利用温热及药物的共同作用,以达到行气活血、散寒止痛、祛瘀消肿、温经通络等作用的一种治疗方法。具有通络透肌、走蹿开窍等作用,可刺激局部体表,加之使用热敷方法,使局部皮肤温度升高,血管扩张,局部血液循环加快,改善周围组织营养,消炎退肿;通过刺激腧穴的作用可通过神经反射激发机体的调节作用,从而使机体某些抗体形成,提高机体免疫力。

(二)针对的症状和体征

1.缓解脾胃虚寒引起的胃脘疼痛,腹冷泄泻,呕吐等症状。

2.减轻跌打损伤后期引起的局部瘀血、肿痛等。缓解扭伤引起的腰背不适、行动不便等,以及风湿痹症引起的关节冷痛、麻木、沉重、酸胀等。

(三)操作程序

1.目的 在人体体表运行药包,利用温热及药物的共同作用,以达到行气活血、散寒止痛、祛瘀消肿、温经通络等目的。

2.评估

(1)了解老人的主要疾病的症状、部位。

(2)局部皮肤有无破损、炎症及知觉的敏感度,有无禁忌证。

(3)心理状况。

3.告知

(1)注意热奄包的温度,防止烫伤。

(2)若皮肤出现红疹、瘙痒等过敏现象,及时告知护理员。

4.操作方法

(1)按要求着装,洗手,戴口罩。

(2)核对、解释,评估。

(3)根据医嘱,将热奄包用大毛巾裹好保温、备用。

(4)备齐用物,携至床旁,再次核对。协助取舒适体位,暴露部位,注意保暖,视情况给予遮挡。

(5)将热奄包放到患处或相应穴位用力来回推熨,力量要均匀,开始时用力要轻,速度可稍快,随着药袋温度的降低,力量可增大,同时速度减慢。药袋温度过低时,及时更换药袋。以保持温度,加强效果。

(6)操作过程中要注意观察局部皮肤情况,防止烫伤。每次15~30

分钟,每日2次。

(7)操作后擦净局部皮肤,协助老人着衣,取舒适卧位。

(8)整理用物、洗手、记录并签名。

(四)注意事项

1.操作前嘱老人排空小便,冬季注意保暖。

2.温度不宜超过70℃,感觉迟钝或障碍者,药袋温度不宜超过50℃,用毛巾包裹后使用以免烫伤。

3.操作过程中应保持药袋温度,温度下降后应及时更换或加热,如感到疼痛应停止操作。

4.热奄包单人单用。

(五)禁忌证

1.各种实热证或感觉麻木者禁用。

2.腹部疼痛或包块性质不明,身体大血管处,身体有破损处及局部无知觉处禁用。

五、足浴

(一)中医辨证原则

足药浴疗法是指选择适当的药物、水煎后兑入温水,然后进行足药浴,让药液离子在水的温热作用和机械作用下通过黏膜吸收和皮肤渗透进入到血液循环而输送到人体的全身脏腑达到防病、治病的目的。具有祛风散寒、温经通络、活血化瘀、消肿止痛、补肝肾、强筋壮骨功效。提高机体免疫力、促进血液循环软化角质,加速代谢,消除疲劳,减轻压力,放松身心,增进食欲,促进睡眠,达到强身健体,延年益寿之作用。

(二)针对的症状和体征

1.风湿、类风湿性关节炎。

2.四肢酸痛麻木、肌肉扭伤、静脉曲张,坐骨神经痛。

3.皮肤瘙痒症、过敏性皮炎、脚气、手足癣、股癣。

4.对轻度水肿、伤风感冒等有缓解作用。

5.缓解神经衰弱引起的失眠、多梦、综合疲劳等疾病。

(三)操作流程

1.目的　消炎、镇痛、促进血液循环、改善睡眠、消除疲劳。

2.评估

(1)当前主要症状、临床表现、既往史及药物过敏史。

(2)局部皮肤及开放伤口情况,有无感觉障碍等。

(3)老人的意识状况、活动能力及合作程度等。

3.告知　药液温度、足浴时间的长短。

4.操作方法

(1)按要求着装,洗手、戴口罩。

(2)核对、解释、评估。

(3)携用物至床旁,再次核对。

(4)嘱老人将肢体慢慢放入盆内的浸泡液中,酌情调节水温。

(5)用镊子夹取纱布反复清洗创面,使之清洁。

(6)浸泡完毕,用纱布擦干肢体,有伤口者行换药,协助取舒适卧位,整理床单元。

(7)整理用物,洗手、记录并签名。

(四)注意事项

1.进行足浴时注意温度适中(最佳温度在40℃~45℃),最好能让水温按足部适应逐步变热。

2.做足浴的时间以30~40分钟为宜,只有保持一定的温度和确保规定的足浴时间,才能保证药物效力的最大限度发挥。

3.饭前、饭后30分钟内不宜进行足浴。

4.药物的选择要适当,药物的性能要与疾病相适应。有强烈刺激性和腐蚀性的药物不适合做外洗药液。同时,足浴完毕后,应洗净患处,拭干。

5.老人和生活不能自理者,足浴时要在旁协助,以免发生意外。

6.在用此法治疗时,还可配合其他疗法同时进行。

(五)禁忌证

1.各种开放性软组织损伤。

2.皮肤局部病变,如湿疹、癣、疮疡、脓肿、疱疹、疤痕等。

3.各种肿瘤的局部。

4.胃、十二指肠急性穿孔,有出血性体质的人或倾向者、高血压、有血栓史者。

5.急性传染病,淋巴结肿大,烧伤的局部等。

6.足部有皮肤破损及烧、烫伤者。

7.各种感染性疾患,如丹毒、脓肿、骨髓炎、蜂窝组织等。

8.严重心脏病,肝病及精神病。

9.饥饿,极度疲劳或醉酒后。

六、中药汤剂内服

(一)中医辨证原则

中药服药作用机理是将药物作用于全身,并经吸收,循行经络血脉,内达脏腑,因而产生效应。中药服药可起到活血化瘀、清热解毒、协调脏腑、排除毒素、抗炎等多种功效。

(二)针对的症状和体征

凡能被胃肠道吸收利用,对机体无危害性中药,都可口服给药。适用于临床各种病症。

(三)煎煮中药的方法

1.煎药容器:砂锅、陶瓷缸为宜。

2.提前浸泡:用自来水将药浸泡20~30分钟,以浸泡过药面3~5厘米为宜。

3.煎药火候及时间:先用大火煎至沸腾,再用小火煎煮。一般为30分钟左右。每剂药煎煮2次,将两次煎的药液混合后分2次(早、晚)饭后1小时服用。

4.特殊药煎煮法:

先煎药 煎煮群药前,先煮10~15分钟,然后再入群药。如熟附子、龙骨、牡蛎等。

后下药 宜在群药煎好前4~5分钟投入,再煎煮5~10分钟即可。如沉香、合欢花等。

包煎药 用纱布包裹后再放入锅内同煎。如车前子、旋覆花、枇杷叶等。

烊化药 将胶类中药加入已煎好的药液或清水中加热溶化。如阿胶、鹿角胶等。

另煎药 将有些贵重中药材如人参、西洋参等单独煎煮取汁后,药渣并入其他群药共煎。

(四)服药方法

1. 一般宜在进食前后2小时服药,急性病随煎随服。
2. 病在胸膈以上者宜饭后服用,病在胸膈以下者宜饭前服。
3. 病在四肢、血脉者清晨服,病在骨髓者晚上服。
4. 益药宜饭前空腹服,泻导药,对胃肠道有刺激的药物宜饭后服。
5. 神药,润肠通便药宜睡前服。
6. 虫,攻下,逐水药宜清晨空腹服。
7. 经药宜在行经前数日开始服用。
8. 表发汗药在发热前服。
9. 疟药宜发作前2~3小时服用。
10. 有呕吐者在服药前先喝少量姜汁,亦可先嚼少许姜片或橘皮,预防呕吐。
12. 危重老人应缓缓为服,不要急灌服,以免呛咳。片、丸应研磨或加水溶解后服。
13. 一般丸、片剂宜用白开水送服,祛寒药可用姜汁送服,祛风药宜用米酒送服,以助药力。
14. 小丸,散剂,膏剂,丹剂以及某些贵重细料药物,不宜煎服,可用汤药或者开水冲服或含服。如安宫牛黄丸、紫雪丹、益母膏、蜜糖、六神丸等。
15. 番泻叶、胖大海等容易出味的药,不必煎煮者,可用煎好的药汤乘热浸泡,或用沸水浸泡后服,或代茶饮。
16. 犀角、羚羊角等贵重、坚硬的药物应磨粉服用。
17. 昏迷、口噤老人,可用鼻饲法。

(五)服药次数

1. 汤药一般每日一剂,分2~3次服。
2. 急症、发热、危重老人每日可服2~3剂。

3.病在口腔、咽喉者宜缓慢频繁或随后含服。

4.丸、片、散、膏、酒等成药应定时服,每日2~3次。

(六)服药温度

1.一般汤药宜温服,以免过冷过热对胃肠产生不良刺激。

2.寒证用热药宜热服,热证服药宜凉服。

3.真热假寒(内有伏热)需寒药热服。真寒假热(阴盛格阳)需热药凉服。

4.凉血,止血药宜偏凉服。

5.回阳补益药宜温服。

6.发汗解表药、透疹药宜热服。

(七)注意事项

1.严格查对制度,了解服药目的及服药情况。

2.观察服药后的反应,如服泻药或驱虫药后应注意大便的次数,性质,颜色,气味,是否有虫体排出,出现异常应留标本送检并报告医生。

3.服发汗解热药后,宜多喝热开水或食热稀粥,以助药力,并加盖衣被,取其遍身微汗,避免大汗淋漓。

4.凡服用药性猛烈或有毒性药物(如牵牛、巴豆、大戟、乌头等)应严格按医嘱给药,事先向老人说明可能产生的副作用,嘱其不必紧张,并密切观察脉象,血压,呕吐,腹痛等情况。如发生剧烈腹痛,呕吐不止,大汗淋漓,心慌气短等中毒现象,应立即停药,报告医生,并配合抢救。

5.服安神药应注意环境安静,并避免强烈光线刺激,以免影响休息。

(八)禁忌证

1.服药期间,一般禁食生冷、油腻、辛辣、腥臭等刺激性食物,脾胃虚弱者更应注意。

2.服人参和其他滋补类药时,忌浓茶,萝卜,以免降低或消除滋补力。

3.服解表药,忌生冷,油腻,酸性食物。

4.服清热凉血及滋阴药,忌辛辣,温燥之品。

第四章　养老护理工作感染预防与控制

第一节　感染的相关概念

一、医源性感染

是指病人的感染发生在任何开展诊疗活动的机构,如医院、诊所、社区卫生服务站、养护中心、家庭护理单位等,也包括与诊疗活动有关的感染,即发生感染不是在诊疗活动的当时。在流动诊所和家庭护理单位,医源性感染是指任何与内科诊疗或外科手术有关的感染。由于获得感染地点的不确定性,因此医源性感染更恰当地说为诊疗相关性感染,而不是诊疗获得性感染。

二、院内感染

是指入住老年人入院时不存在、也不处于潜伏期,在养老服务机构内入住期间发生的感染;包括在院内获得,出院后发生的感染。工作人员在院内获得的感染也属院内感染。

院内感染按其病原体来源分为内源性和外源性:内源性感染也称自身感染或难以预防感染,是指当各种因素引起人体抵抗力降低时人体内或体表的正常菌群或致病菌引起的感染。外源性感染亦称交叉感染或可预防性感染,是指来自人体外的病原体所引起的感染。

三、感染的分类

1. 内源性感染

内源性感染又称自身感染,是指引起感染的病原体来自于病人自身的某个部位,如来自病人的皮肤、口咽部、肠道、呼吸道、泌尿道、生殖道等的常居菌或暂居菌,在一定条件下,这些细菌发生移位或菌群数量发生改变,而致病人发生感染。如病人采用机械通气,肠道菌群发生移位进入病人的下呼吸道导致病人发生呼吸机相关性肺炎;又如病人因某些原因长期大量使用高级广谱抗菌药物,导致肠道菌群失调而发生伪膜性肠炎等。

2. 外源性感染

外源性感染又称交叉感染,是指引起病人发生医院感染的病原体来自于病人身体以外的地方,如其他病人、医务人员手、医疗器械、医院环境、探视陪护人员等。通过病人之间,病人与医务人员之间,病人与探视、陪护人员之间,病人与污染的医院环境,污染的医疗器械直接或间接接触发生感染,也可通过吸入污染的空气或飞沫发生呼吸道感染。通过采取严格的器械消毒,隔离感染患者,执行手卫生、无菌操作,保持环境的清洁干燥等措施,外源性感染可得到有效的预防和控制。

第二节 感染的预防与控制

一、手卫生

1. 手卫生定义

手卫生包括医务人员洗手、卫生手消毒和外科手消毒。洗手是指医务人员用皂液和流动水洗手,去除手部皮肤污垢、碎屑和部分致病菌的过程。而卫生手消毒则是指医务人员用速干手消毒剂揉搓双手,以减少手部暂居菌的过程。外科手消毒是指外科手术前医务人员用皂液和流动水洗手,再用手消毒剂清除或者杀灭手部暂居菌和减少常居菌的过程,使用的手消毒剂可具有持续抗菌活性。

2.手卫生的设施

非手触式水龙头、洗手液、干手纸巾、速干手消毒剂。

3.WHO手卫生的五个时刻

WHO手卫生五个时刻

1	接触患者之前	时间	靠近接触患者前清洁手。
		原因	保护患者免受医疗工作人员手上携带的有害病菌的感染。
2	在清洁或无菌操作之前	时间	进行清洁/无菌操作前立即清洁手。
		原因	保护患者免受有害病菌的感染,包括介入治疗时来自患者自身的有害病菌。
3	可能接触患者体液之后	时间	可能接触患者体液及脱掉手套后立即清洁手。
		原因	保护自身及医疗卫生环境免受患者携带的有害病菌的感染。
4	接触患者之后	时间	在接触患者和她/他身边的环境后,离开患者身边时清洁手。
		原因	保护自身及医疗卫生环境免受患者携带的有害病菌的感染。
5	接触患者周围环境之后	时间	即使未触及患者,接触过患者周围环境中的任何物品或设施后,离开时清洁手。
		原因	保护自身及医疗卫生环境免受患者携带的有害病菌的感染。

两前三后:接触患者之前,在清洁或无菌操作之前;接触患者之后,可能接触患者体液之后,接触患者周围环境之后。

4.洗手与卫生手消毒应遵循的原则

①当手部有血液或其他体液等肉眼可见的污染时,应用皂液和流动水洗手。

②手部没有肉眼可见污染时,宜使用速干手消毒剂消毒双手代替洗手。

③戴手套不能代替洗手,脱手套后应进行手卫生。

5.七步洗手的方法及步骤

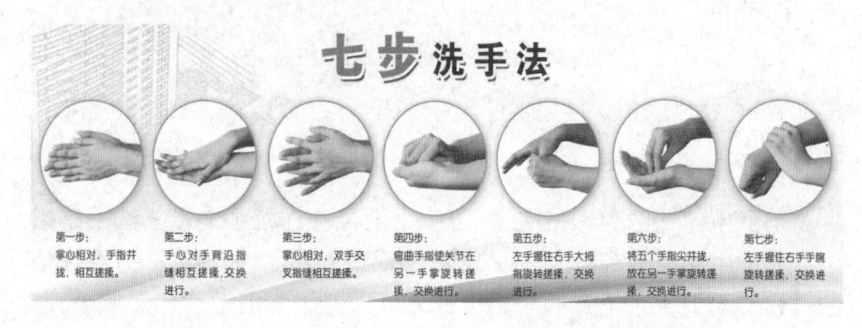

七步洗手法

第一步:掌心相对,手指并拢,相互揉搓。

第二步:手心对手背沿指缝相互揉搓,交换进行。

第三步:掌心相对,双手交叉指缝相互揉搓。

第四步:弯曲手指使关节在另一手掌旋转揉搓,交换进行。

第五步:左手握住右手大拇指旋转揉搓,交换。

第六步:将五个手指尖并拢,放在另一手掌旋转揉搓,交换进行。

第七步:左手握住右手手腕旋转揉搓,交换进行。

二、标准预防

标准预防是针对所有患者和医务人员使用的一种预防,将患者的血液、体液、分泌物、排泄物(不包括汗液)均视为具有传染性,在接触上述物质、黏膜与非完整皮肤时必须采取相应的隔离措施。包括既要防止血源性疾病传播,也要防止非血源性疾病传播;既要防止患者将疾病传染给医务人员,又要防止医务人员将疾病传染给患者,强调双向保护。降低医务人员与患者、患者与患者之间交叉感染的危险性。

三、不同传播途径疾病的隔离与预防

1.隔离原则

在标准预防的基础上,根据疾病的传播途径,制定相应的隔离与预防措施,分别为空气隔离、飞沫隔离和接触隔离。

2.隔离病室的隔离标志

黄色为空气传播的隔离,粉色为飞沫传播的隔离,蓝色为接触传播的隔离。

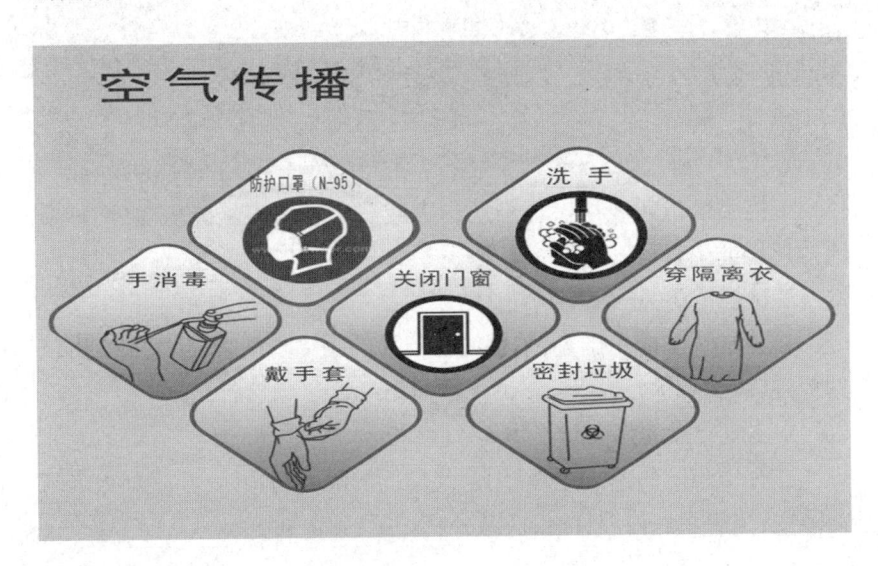

飞沫隔离

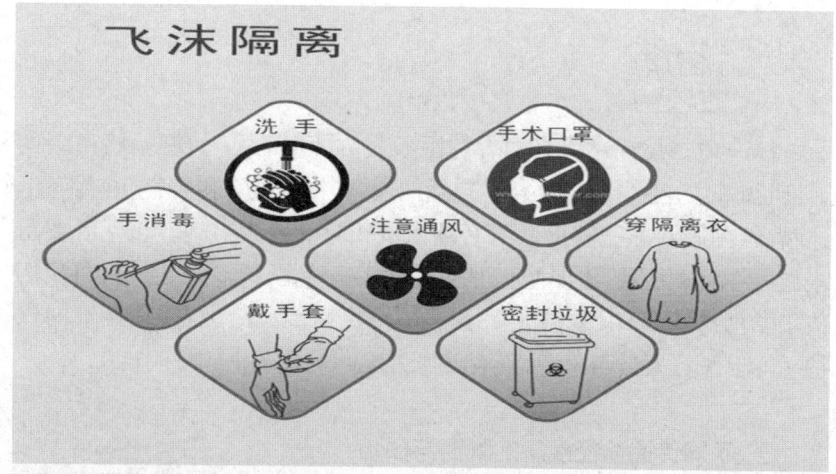

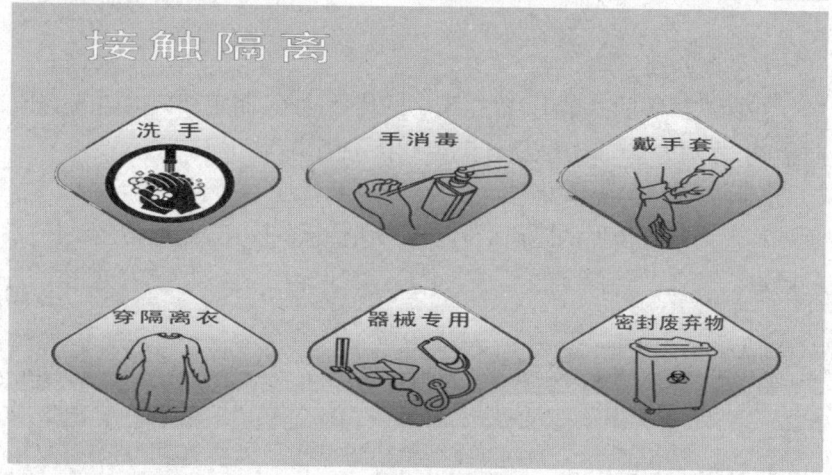

洗手　手术口罩　手消毒　注意通风　穿隔离衣　戴手套　密封垃圾

接触隔离

洗手　手消毒　戴手套　穿隔离衣　器械专用　密封废弃物

3.传染病患者或可疑传染病患者应安置在单人隔离房间,同种病原体感染的患者可安置于一室。

4.接触传播的隔离与预防

在标准预防的基础上,采用接触传播的隔离与预防,并限制患者活动范围,减少转运。

5.空气传播的隔离与预防

在标准预防的基础上,采用空气传播的隔离与预防,并限制患者活动范围,当患者病情容许时,应戴外科口罩,并定期更换。

6.飞沫传播的隔离与预防

在标准预防的基础上,采用飞沫传播的隔离与预防,并限制患者活动范围,当患者病情容许时,应戴外科口罩,并定期更换。患者之间、患者与探视者之间相隔距离在1米以上,探视者应戴外科口罩。

7.常见多重耐药菌感染患者的隔离措施。

表4-1 常见多重耐药菌感染患者的隔离措施

	耐甲氧西林/苯唑西林的金黄色葡萄球菌(MRSA)	耐万古霉素的金黄色葡萄球菌(VRSA)	其他多重耐药菌
安置患者	单间或同种病原同室隔离	单间隔离	单间或同种病原同室隔离
人员限制	限制,减少人员出入	严格限制,医护人员相对固定,专人诊疗护理	限制,减少人员出入
手部卫生	遵循WS/T313《医务人员手卫生规范》	严格遵循WS/T313《医务人员手卫生规范》	遵循WS/T313《医务人员手卫生规范》
眼、口、鼻防护	近距离操作如吸痰、插管等戴防护镜	近距离操作如吸痰、插管等戴防护镜	近距离操作如吸痰、插管等戴防护镜
隔离衣	可能污染工作服时穿隔离衣	应穿一次性隔离衣	可能污染工作服时穿隔离衣
仪器设备	用后应清洁、消毒和/或灭菌	专用,用后应清洗与灭菌	用后应清洁、消毒和/或灭菌
物体表面	每天定期擦拭消毒,擦拭用抹布用后消毒	每天定期擦拭消毒,抹布专用,擦拭用抹布用后消毒	每天定期擦拭消毒,擦拭用抹布用后消毒
终末消毒	床单位清洁消毒	终末消毒	床单位清洁消毒
标本运送	密闭容器运送	密闭容器运送	密闭容器运送
生活物品	无特殊处理	清洁、消毒后,方可带出	无特殊处理

续表

	耐甲氧西林/苯唑西林的金黄色葡萄球菌(MRSA)	耐万古霉素的金黄色葡萄球菌(VRSA)	其他多重耐药菌
医疗废物	防渗漏密闭容器运送,利器放入利器盒	双层医疗废物袋,防渗漏密闭容器运送,利器放入利器盒	防渗漏密闭容器运送,利器放入利器盒
解除隔离	临床症状好转或治愈	临床症状好转或治愈,连续两次培养阴性	临床症状好转或治愈

四、消毒与灭菌

1.相关概念

(1)清洁 去除物体表面有机物、无机物和可见污染物的过程。

(2)清洗 去除诊疗器械、器具和物品上污物的全过程,流程包括冲洗、洗涤、漂洗和终末漂洗。

(3)清洁剂 洗涤过程中帮助去除被处理物品上有机物、无机物和微生物的制剂。

(4)消毒 清除或杀灭传播媒介上病原微生物,使其达到无害化的处理。

(5)消毒剂 能杀灭传播媒介上的微生物并达到消毒要求的制剂。

①高效消毒剂 能杀灭一切细菌繁殖体(所括分枝杆菌)病毒、真菌及其孢子等,对细菌芽孢也有一定杀灭作用的消毒制剂。

②中效消毒剂 能杀灭分枝杆菌、真菌、病毒及细菌繁殖体等微生物的消毒制剂。

③低效消毒剂 能杀灭细菌繁殖体和亲脂病毒的消毒制剂。

(6)灭菌 杀灭或清除医疗器械、器具和物品上一切微生物的处理。

(7)灭菌剂 能杀灭一切微生物(包括细菌芽孢),并达到灭菌要求的制剂。

2.医疗器械分类

根据医疗器械污染后使用所致感染的危险性大小及在患者使用之前的消毒或灭菌要求,将医疗器械分三类,即高度危险性物品、中度危险性物品和低度危险性物品。

①高度危险性物品 进入人体无菌组织、器官、脉管系统,或有无菌体液从中流过的物品或接触破损皮肤、破损黏膜的物品,一旦被微生物污染,具有极高感染风险,如手术器械、穿刺针、腹腔镜、活检钳、心脏导管、植入物等。

②中度危险性物品 与完整黏膜相接触,而不进入人体无菌组织、器官和血流,也不接触破损皮肤、破损黏膜的物品,如胃肠道内镜、气管镜、喉镜、肛表、口表、呼吸机管道、麻醉机管道、压舌板、肛门直肠压力测量导管。

③低度危险性物品 与完整皮肤接触而不与黏膜接触的器材,如听诊器、血压计袖带等;病床围栏、床面以及床头柜、被褥;墙面、地面、痰盂(杯)和便器等。

3.消毒灭菌方法的选择

①高水平消毒 杀灭一切细菌繁殖体包括分枝杆菌、病毒、真菌及其孢子和绝大多数细菌芽孢。达到高水平消毒常用的方法包括采用含氯制剂、二氧化氯、邻苯二甲醛、过氧乙酸、过氧化氢、臭氧等以及能达到灭菌效果的化学消毒剂,在规定的条件下,以合适的浓度和有效的作用时间进行消毒的方法。高度危险性物品应采用灭菌方法处理。

②中水平消毒 杀灭除细菌芽孢以外的各种病原微生物包括分枝杆菌。达到中水平消毒常用的方法包括采用碘类消毒剂(碘酊、氯已定碘等)醇类和氯已定的复方、醇类和季铵盐类化合物的复方、酚类等消毒剂,在规定条件下,以合适的浓度和有效的作用时间进行消毒的方法。中度危险性物品应采用中水平消毒以上效果的消毒方法。

③低水平消毒 能杀灭细菌繁殖体(分枝杆菌除外)和亲脂病毒的化学消毒方法以及通风换气、冲洗等机械除菌法如采用季铵盐类消毒剂(苯扎溴铵等)双胍类消毒剂(氯已定)等,在规定的条件下,以合适的浓度和有效的作用时间进行消毒的方法。低度危险性物品宜采用低水平消毒方法,或做清洁处理。

五、环境的清洁与消毒

医疗机构应保持诊疗环境表面的清洁与干燥,遇污染应及时进行有效的消毒；对感染高风险的部门应定期进行消毒。

环境与物体表面，一般情况下先清洁，再消毒；当受到患者的血液、体液等污染时，先去除污染物，再清洁与消毒。

1. 预防性消毒

对可能受到病原微生物污染的物品和场所进行的消毒。

2. 随时消毒

疫源地内有感染源存在时进行的消毒，目的是及时杀灭或清除病人排出的病原微生物。

3. 终末消毒 ：感染源离开疫源地后进行的彻底消毒。

4. 患者床单元的清洁与消毒

床单元(含床栏、床头柜等)的表面进行定期清洁和(或)消毒，遇污染应及时清洁与消毒；患者出院时应进行终末消毒。消毒方法应采用合法、有效的消毒剂如复合季铵盐消毒液、含氯消毒剂擦拭消毒，或采用合法、有效的床单元消毒器进行清洗和(或)消毒，消毒剂或消毒器使用方法与注意事项等应遵循产品的使用说明。

直接接触患者的床上用品如床单、被套、枕套等，应一人一更换；患者住院时间长时，应每周更换；遇污染应及时更换。更换后的用品应及时清洗与消毒。消毒方法应合法、有效。

间接接触患者的被芯、枕芯、褥子、病床隔帘、床垫等，应定期清洗与消毒；遇污染应及时更换、清洗与消毒。甲类及按甲类管理的乙类传染病患者、不明原因病原体感染患者等使用后的上述物品应进行终末消毒，消毒方法应合法、有效，其使用方法与注意事项等遵循产品的使用说明，或按医疗废物处置。

5. 地面和物体表面的清洁与消毒

①地面的清洁与消毒　地面无明显污染时，采用湿式清洁。当地面受到患者血液、体液等明显污染时，先用吸湿材料去除可见的污染物，再清洁和消毒。

②物体表面的清洁与消毒　室内用品如桌子、椅子、凳子、床头柜等的表面无明显污染时，采用湿式清洁。当受到明显污染时，先用吸湿材料去除可见的污染物，然后再清洁和消毒。

③感染高风险的部门地面和物体表面的清洁与消毒　感染高风险

的部门如手术室、导管室、洁净病房、骨髓移植病房、重症监护病房、口腔科、检验科、急诊等病房与部门的地面与物体表面,应保持清洁、干燥,每天进行消毒,遇明显污染随时去污与消毒,地面消毒采用400~700毫克/升有效氯的含氯消毒液擦拭,作用30分钟,物体表面消毒方法同地面或采用1000~2000毫克/升季铵盐类消毒液擦拭。

6.清洁用品的消毒

①手工清洗与消毒

a.擦拭布巾 清洗干净,在250毫克/升有效氯消毒剂(或其他有效消毒剂)中浸泡30分钟,冲净消毒液,干燥备用。

b.地巾:清洗干净,在500毫克/升有效氯消毒剂中浸泡30分钟,冲净消毒液,干燥备用。

②自动清洗与消毒 使用后的布巾、地巾等物品放入清洗机内,按照清洗器产品使用说明进行清洗与消毒,一般程序包括水洗、洗涤剂洗、清洗、消毒、烘干,取出备用。

③布巾、地巾应分区分色使用。

7.无害化处理

对医疗废弃物进行有效处理,以达到预防感染和保护环境的目的所采取的措施。

8.安全注射

安全注射、穿刺采血(抽血)穿刺针采血操作或静脉置入器材,要做到以下几点:

①对接受注射者无害。

②不会给注射带来可避免的暴露风险。

③注射废物不对他人造成危害。

预防策略

①减少不必要的注射是防止注射相关感染的最好方法。

②给医护人员接种乙肝疫苗对于保护患者和医护人员本身都十分重要。

③减少暴露和阻止感染传播的方法包括手卫生、屏障保护(手套)减少使用锐器(包括注射器)及锐器废物的合理分类和处理未经消毒或不合适的器材或不当的操作均会导致非安全注射。避免注射药品的污

染非常重要。

9.个人防护用品

各类口罩、手套、护目镜、防护面罩、隔离衣(防护服)防护鞋、冲眼装置等。

10.呼吸卫生与咳嗽礼仪

咳嗽、打喷嚏等是生活中常有的现象,但全暴露式、口无遮拦的咳嗽、打喷嚏会传播呼吸道疾病。遵守呼吸卫生/咳嗽礼仪,给自己给他人多一份健康保证。呼吸卫生/咳嗽礼仪适用于有咳嗽、鼻塞、流涕或呼吸道分泌物增多的人群。

①咳嗽时礼仪 当你要咳嗽或喷嚏时,无论你是病人与否,均采用餐巾纸、手绢,或双手捂住口、鼻部,以防止病菌扩散;如一时来不及取餐巾纸,可采取"衣袖遮挡法",即用衣服袖管的内侧遮掩住口鼻部,同样可以防止唾沫飞舞;上述保护性措施的采取,在狭小的密闭空间中显得尤为重要。使用过的餐巾纸不能随地乱放,应丢入垃圾箱内。

②咳嗽后礼仪 咳嗽、喷嚏时采取了"咳嗽时礼仪"后立即去洗手;不然,手部的病菌可以通过互相握手、接触门把手、电脑键盘等方式,转移到这些物体的表面。

③有症状时礼仪 当你患感冒时,尤其是发病初期,症状较轻,要上班或外出,且有可能与他人合用交通工具、电梯以及办公场所等,要自觉遵守"呼吸卫生/咳嗽礼仪",佩戴口罩,以防止病菌借咳嗽、喷嚏而传播。另外还注意与人谈话时应保持1米以上距离,说话语音不要过大,避免口沫四溅。

六、常见的医院感染控制

1.呼吸系统的感染控制

①提高对预防呼吸系统感染的认识,熟练掌握防治环节及技术。加强感染防治知识的宣传教育和指导。

②加强居室管理,保持室内洁净和空气新鲜,应用无污染的水进行湿式清扫。

③积极治疗和护理原发病,加强老人的营养,提高机体免疫力。

④ 保持口腔清洁,预防感染等并发症,促进呼吸道分泌物的排出并鼓励戒烟。

⑤ 鼻饲、吸痰时应防止误吸和异物进入呼吸道,操作应符合《临床医疗护理技术操作常规》的规定。

⑥ 吸痰应戴一次性手套,对气管切开部位处理时,应双手戴无菌手套或采用"非接触"技术;吸痰管一用一灭菌。

⑦ 对有传染性疾病感染者的痰及呼吸道分泌物的处理应按《消毒技术规范》执行。

⑧ 应用密封包装的无菌药物作为呼吸道给药。用于雾化器和湿润器(瓶)大包装的无菌液体,打开后24小时内使用,24小时后剩余液体应弃掉。

⑨ 连续使用的氧气湿化瓶应每日更换,湿化液应用无菌水,用毕消毒,干燥保存。

2. 泌尿系统的感染控制

① 导尿系统应保证密闭、引流通畅,无逆流。出现无法用药物控制的泌尿道感染、梗阻、污染、破裂、沉淀物堆积情况应尽早拔除导尿管。

② 严格执行无菌技术操作,尤其应注意洗手、手消毒及无菌器具的使用。应用无菌方式采集尿标本,在导尿管与引流接头之上端周围用2%碘酊、75%乙醇消毒,以无菌空针及针头抽取尿液。

③ 维持会阴部、尿道口的清洁和干燥,做好会阴部的护理。耻骨上膀胱造瘘的老人应注意保持伤口清洁,男性病患的老人阴茎应每日清洗一次。

④ 做好尿管、尿袋的护理和管理。操作应符合《医疗护理操作技术常规》的规定。

⑤ 对尿道插管的老人应注意医疗保护。

3. 胃肠道系统的感染控制

① 加强食品卫生管理,对入住的老人及家属进行手卫生等接触隔离的卫生宣传教育,预防肠道传染病。

② 对患有胃肠道感染的老人要做到早发现、早隔离、早治疗,切断传播途径。

③做好卫生管理,明确划分清洁区、污染区。做好餐具、药杯的清洁与消毒;做好抹布、拖把、便器、厕所及环境的消毒。

4.皮肤系统的感染控制

①保持皮肤的清洁与卫生,避免皮肤经常受风吹和阳光暴晒。洗澡时不使用碱性肥皂,水温不超过40摄氏度,次数不宜过勤,时间不宜过长。洗浴后,应在面部、背部、手背等容易暴露的部位涂爽身粉、润肤液。

②加强营养,注意合理膳食,适量饮水。

③保持老人卧具(被子、床单)的平整、干燥、舒适,老人内衣应勤洗勤换,选用棉织品。

④对长期卧床的老人应每2小时翻身1次。

七、废弃物管理

1.废弃物的分类

废弃物分两类:生活废弃物和医疗废物。

①生活废弃物:指日常生活和基建过程中产生的废物,包括生活垃圾和建筑垃圾。一次性医疗用品的外包装袋及输液瓶均属于生活垃圾。

②医疗废物:指在医疗护理及相关活动中产生的具有直接或间接感染性、毒性以及其他危害性的废物,包括感染性废物、病理性废物、损伤性废物、药物性废物及化学性废物五类。

2.废弃物的收集

生活垃圾和医疗废物应严格分开,严禁混放。生活垃圾使用黑色塑料袋收集;医疗废物除要求专项回收的物品外,均使用黄色塑料袋收集;锐器使用锐器盒收集。

3.废弃物的处理

废弃物应分别处理,防止污染扩散。医疗废物的处理应符合《医疗废物管理条例》和《医疗废物分类目录》的规定。

八、传染病感染的预防与控制

1. 控制传染源

预防传染病扩散最有效的方法是对患有规定传染病的患者或病原携带者予以必要的隔离与治疗，直至不具有传染性时方可解除隔离。传染病患者住院期间要严格探视制度，原则上不设陪护；病情需要探视者，应按要求做好防护。呼吸道传染患者在病情允许情况下应戴口罩。特殊传染病患者一切活动限制在其病室内，不得随意离开病房。

2. 切断传播途径

①手卫生。
②戴手套。
③正确使用口罩、防护镜和面罩。
④适时穿隔离衣/防护服、鞋套。
⑤污染的医疗仪器设备或物品应及时按要求处理。
⑥物体表面、环境、衣物与餐具做好消毒工作。
⑦基于不同的传播途径采取相应的隔离预防。

3. 保护易感人群

免疫力低下的病人、医务工作人员、密切接触者。

第三节 经血液传播疾病职业感染途径及预防控制

经血液传播疾病是指一类可通过血液、体液途径传播的传染性疾病，包括乙型肝炎、丙型肝炎、艾滋病、梅毒等20多种疾病。这些疾病的病原体主要存在于感染者的外周血液，可通过输入污染的血液及血液制品、使用污染的医疗器械等而引起感染。

一、经血液传播疾病职业感染的途径

经血液传播疾病职业感染最基本的途径是经患者的血液、体液进

入医务人员的血循环,其中包括被污染的锐器刺伤、破损的皮肤或黏膜接触了患者的血液和体液等,对护士而言,最主要的是被污染的锐器刺伤。

二、预防措施

1. 洗手 在接触每个患者前后都要洗手,包括脱手套后。如手被血液、体液污染,应立即用皂液洗手,并用流水冲洗。洗手是预防感染最经济、最有效的措施。

2. 戴手套 在进行各种化验标本采集、静脉穿刺、伤口换药、晨晚间护理等操作时均需戴手套进行。特别是手上有伤口时必须戴手套操作,减少皮肤接触。

3. 锐器伤的预防措施

①存放污染锐器的容器应尽可能放在靠近工作场所的醒目位置上,以方便安全使用,应在装载量达3/4时即回收。

②严禁手持针头和锐器随意走动,避免锐利面对着他人,以防刺伤他人。

③严禁双手回套针帽,以防刺伤自己的手。

④为不合作的患者注射时,应在他人的协助下进行。

⑤锐器用过后应及时放入锐器盒内,不能随意丢弃或放置。

三、职业暴露后报告制度

一旦发生职业暴露,应及时报告相关部门。

报告内容:①暴露时间;②在哪里、做什么动作、被什么东西刺伤;③暴露来源是什么(血液或……)量多少、伤口多大多深;④暴露来源是否有乙型肝炎、丙型肝炎、HIV感染(感染的严重程度,使用的药物,对药物的抗药性);⑤暴露者是否接受乙型肝炎疫苗注射,抗体产生情况;⑥处理记录,用药记录,追踪,并咨询处理方案进行及时处理。

四、职业暴露后的处理原则

1. 皮肤黏膜接触到患者的血液、体液后,应立即用皂液清洗,并用流水冲洗;患者的血液、体液意外进入眼睛、口腔,应立即用生理盐水或用清水冲洗。

2. 如不慎被锐器刺伤,应立即挤出针刺处的血液,使用流水冲洗伤口10分钟,用碘酊对创面进行严格消毒处理;并进行血源性传播疾病的检查和随访。

3. 暴露于HBV(乙型肝炎病毒)应立即或在24小时内肌内注射乙肝免疫高价球蛋白,同时进行血液HBV表面抗体检查,阴性者给予全程乙肝疫苗免疫接种,HBV表面抗体阳性者,表明机体对乙肝已经有自我保护性,不需免疫接种。

4. 暴露于HCV(丙型肝炎病毒)应立即肌内注射免疫球蛋白可能有预防作用,检测抗HCV,以后每隔1-2月检测1次,直至6-9个月,发现阳性立即用a-干扰素治疗。

5. 暴露于HIV(人类免疫缺陷病毒)后1-2小时之内即开始预防治疗,持续4周。需联合用药。在接触当时、接触后6周、3个月、6个月及12个月进行HIV抗体检测,发现阳性即时治疗。

第五章 疼痛护理

疼痛是人体常见的症状之一；是老年人最恐惧的症状之一；是一种令人不愉快的感觉和情绪上的体验，伴有实质上的或潜在的组织损伤，如果疼痛得不到缓解，将令老年人感到不适（睡眠差、食欲降低、情绪低落、免疫力低下等），并极大影响他们的活动、积极性、与家人和朋友的交往，以及整体生活质量。疼痛超过3个月属于慢性疼痛，慢性疼痛是一种疾病，需要服用合适的镇痛药物进行治疗。

第一节 疼痛的评估

一、数字疼痛程度分级法（NRS）

数字分级法用0~10代表不同程度的疼痛，0为无痛，10为剧痛。应该询问老人：您的疼痛有多严重？或让老人自己圈出一个最能代表自身疼痛程度的数字。

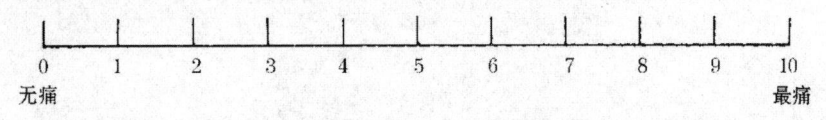

```
 0   1   2   3   4   5   6   7   8   9   10
无痛                                       最痛
```

图5-1 疼痛程度数字评估量表

疼痛程度分级标准为0表示无痛；1~3表示轻度疼痛；4~6表示中度疼痛；7~10表示重度疼痛。

二、根据老人的主诉,疼痛程度分级法(VRS)

轻度疼痛:有疼痛,但可以忍受,能正常生活,睡眠不受干扰。

中度疼痛:疼痛持续出现,不能忍受,要求使用止痛药物,睡眠受干扰。

重度疼痛:疼痛剧烈,不能忍受,需用止痛药物,睡眠严重受干扰,出现自主神经功能紊乱或被动体位。

三、视觉模拟法(VAS)

划一长线(一般长为10厘米),一段代表无痛,另一段代表剧痛,让老人在线上的最能反应自己疼痛程度之处划一交叉线,由评估者根据老人划×的位置测算其疼痛程度。

无痛　　　　　　　　　　　　　　　　最剧烈的疼痛

图5-2 视觉模拟评分量表

四、Wong克-Baker脸谱疼痛程度分级法

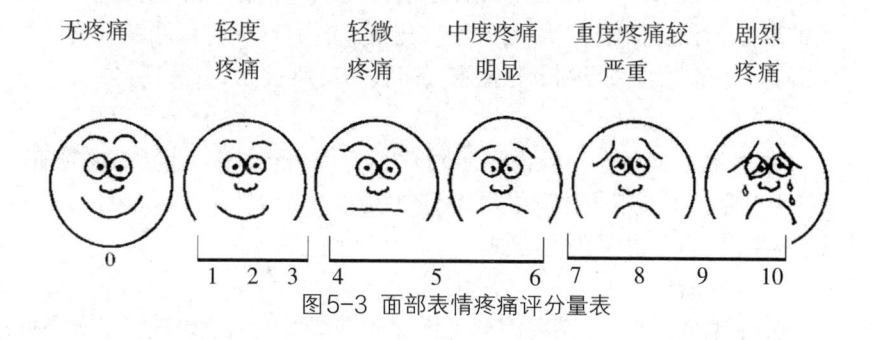

无疼痛　轻度疼痛　轻微疼痛　中度疼痛明显　重度疼痛较严重　剧烈疼痛

0　1 2 3　4 5 6　7 8 9 10

图5-3 面部表情疼痛评分量表

五、疼痛评估的要素

1. 强度。

2. 时间变化。
3. 部位。
4. 性质。
5. 伴随症状。
6. 加重或缓解。
7. 与体位的关系。

第二节 阿片类药物不良反应预防和处理

一、常用的阿片类药物包括

氨酚待因、可待因、曲马多、吗啡、盐酸羟考酮缓释片。

二、常见不良反应

(一)便秘

发生率近90%。老年人长期卧床,即使不使用阿片药物也会有便秘的现象。预防措施:①服用大便软化剂、缓泻剂(如麻仁润肠丸、番泻叶等)。②多饮水(盐开水、蜂蜜水),多食粗纤维食物、水果、蔬菜。

(二)恶心、呕吐

发生率近30%。一般发生于阿片类药物用药早期,症状大多数在4~7天缓解。预防措施:服用阿片类药物第一周后如果出现,服用胃复安、吗丁啉、非那根等止吐药物。

(三)尿潴留

发生率低于5%。某些因素可增加尿潴留发生的危险性,如同时使用镇静剂、腰麻术后、合并前列腺增生等。预防措施:①避免同时使用镇静剂、避免膀胱过度充盈。②处理方法:膀胱区热敷或轻按摩,必要时一次性导尿。嘱咐老人定时排尿。

第三节　非药物止痛方法

1.心理疏导:主动热情关心老人,抽时间陪伴老人,倾听其诉说心中的焦虑,缓解心理空虚、孤独,同时给予安慰,注意观察情绪变化。

2.选择舒适体位。

3.转移止痛法:可以让老人坐在舒适的椅子上,闭目养神,先想自己童年有趣的事,或想自己愿意想的任何事,每次20分钟;也可根据个人喜好,放一些轻松的音乐,让老人边欣赏边随节奏做打拍、摇手等动作;还可以让老人看一些笑话、幽默小说、听一段相声来取乐,这样都可以分散注意力,增强止痛效果。

4.物理止痛法:可以通过刺激疼痛周围皮肤或相对应的健侧达到止痛目的。刺激方法可采用局部用薄荷油推拿。也可采用温度刺激,或用65摄氏度热水袋放在湿毛巾上作局部热敷,每次20分钟。

5.放松训练止痛法:全身松弛可给人轻松感,同时肌肉松弛可阻断疼痛反应。让老人闭上双目,作叹气、打呵欠等动作,随后屈髋屈膝平卧,放松腹肌、背肌、脚肌,缓慢作腹式呼吸,或者让老人在幽静环境里闭目进行深而慢的吸气和呼气,并随呼吸数1、2、3……使清新空气进入肺部,达到止痛目的。

第四节　疼痛的健康教育

让老人及家属明确:

1.疼痛是可以缓解的,不要忍痛。大部分疼痛可通过恰当的处理可得到缓解。

2.按时服用,整片吞服。

3.老人/家属掌握使用疼痛评估工具,配合医务人员评估疼痛情况。

4.止痛药要按时使用,不可擅自停药或增、减用药量及频次。

5.阿片类药物只要按时给药能有效控制疼痛,成瘾罕见,长期及重复用药仍然有效。

6.服用阿片类药物有可能出现的不良反应,告知预防措施。

7.药物需在家中妥善保管。

8.疼痛的老人因服用药物,可出现头晕、昏睡情况,家属可加强看护,防止坠床、跌倒、烫伤等。

第六章 临终关怀

一、临终关怀的定义

临终关怀(hospice care)是近年来形成和发展起来的一门新兴学科。临终关怀又称安宁照护、善终服务、舒缓照护。为临终老人及其家人提供的全方位的舒缓护理,以舒缓临终老人极端的病痛,维护临终老人的尊严,使其舒适安宁地度过人生的最后旅程。临终关怀的任务就是使老人在有限的生命期限内,能够享受人间的温暖,安详而平和、舒适而有尊严地离开人世,并使其家属的身心健康得到维护和增强。

二、临终关怀的意义

1. 临终关怀淡化"治疗",强调"舒缓照护",可维护老人的人格和尊严,并使社会、家庭和临终老人处在一种公正合理协调的氛围中。
2. 临终关怀既可以缓解终末期老人的痛苦,又可避免无意义的有创性治疗,可节约卫生资源,减轻家庭的经济负担。
3. 提高临终老人尚存的生命质量,维护其人格及生命的尊严,使其更好地走完这一段生命历程。

三、临终关怀的主要内容

包括为老人提供个体化的疼痛控制和症状管理,对老人进行心理抚慰和精神支持、为老人和家属提供社会支持,以及对老人家属的居丧照护四方面。

第一节 心理抚慰

一、临终老人的心理特点

临终老人因遭受疾病的折磨,同时面临死亡的威胁,以及对生命的依恋等,心理状态极其复杂多变,而且每个人面对死亡的心理反应也不尽相同,受个人年龄、所患疾病的种类、文化背景、受教育程度、经济水平、性格等因素的影响。护理员需要了解各种老人的心理特征,以便给予恰当的心理关怀。

(一)心理分期

临终老人的心理反应分为五个阶段:

1. 否认期　多数老人由于惧怕死亡,在开始得知自己患了不治之症的时候,最初的反应是不愿意面对现实,自认为病情没有那么严重,否认事实,其心理语言是:"不,这不会是我!"从心理学角度看,这是一种简单而原始的防卫机制。认为自己不会患绝症,信息不是真实的,表现为烦躁、多疑,怀疑医生的诊断错了,即使经过反复的查证证明无误,仍抱有一丝侥幸心理,希望找到有力的证据来否定现实。也有的老人表现为盲目乐观,不仅否认病重,还对未来充满憧憬,做着各种病愈后的打算。另有的老人故意掩盖内心的痛苦,以表面的愉悦来安慰他人。这一阶段常常较为短暂,是一个应付时期。随着时间的推移,这种心理会逐渐减弱,进入到下一个心理反应阶段。

2. 愤怒期　临终老人无法将即将死亡的事实保持下去,有关自身疾病的结果被证实后,其心理的反应是愤怒,对周围人表现出敌视和嫉妒,其心理语言是:"老天不公平,怎么偏偏让我这样!"这一时期的老人往往怨天尤人,迁怒于家人和医护人员,无诱因地摔东西,斥责他人对其照顾不周,挑剔医护人员对他的治疗和护理,甚至无端指责或辱骂他人,这同样是一种防卫机制。处于这一时期的老人很难与之沟通,提供的照护也很难令其满意。

3. 协议期 这一时期又可称为讨价还价期。当老人的暴怒心理趋于平静,又会产生强烈的求生欲望,其心理语言是:"能否让我活下来,我还有许多事未做完的呢!"所谓的协议,是指临终老人与一切可能的方面讨价还价,乞求延长自己的生命。例如有的老人与上帝、神佛讨价还价,到处烧香拜佛,求神灵的保佑;还有的老人乞求上天给自己一个好命运,出现绝症自愈的奇迹;还有的与医护人员讨价还价,乞求医护人员用一切可能的办法,用最好的药物,请最著名的医生为其治疗,使自己得以生存。此时的老人比较平静,对人和善,积极地配合治疗。这一期的心理反应是一种延缓死亡的企图,是人的生命本能和生存欲望的体现。在经历了否认期和愤怒期后,就要千方百计地延长生命,这是一种自然的心理发展过程。

4. 抑郁期 经历了上述三期后,临终老人的身体会更加虚弱,疾病更加恶化,他的气愤、暴怒被一种深深的失落和孤独感所取代。此时的老人已无话说,表现为极度的伤感,沉默寡言,压抑,反应迟钝,对周围的任何事情都不感兴趣,经常出现极度的恐惧,茶饭不思,睡眠不佳,主要的精力放在了处理后事上,如对家庭、子女的安排,留下遗嘱,做完未完成的工作,见一见自己的至亲好友等等。这一时期的老人希望有人陪伴。造成抑郁的原因是多种的,可能与疾病的恶化、身体功能的丧失、经济负担的加重、地位的失去等有关。临终老人的抑郁心理表现,对于他们实现在安详和宁静中死去是必需的,也是有益的,因为只有经历过内心的剧痛和抑郁的人,才能进入下一期。

5. 接受期 当老人的否认、愤怒、讨价还价、沉闷抑郁都无济于事,疾病仍在不断恶化,身体状况仍在每况愈下的时候,他们便失去了所有的希望,也放弃了挣扎,对死亡有了一定的认识,做好了心理准备而接受了将死的事实,其心理语言是:"既然是我,那就是吧!"老人往往表现出惊人的坦然和平静,不再抱怨,不再淡漠,通常由于疾病的原因,身体非常虚弱,多脏器功能衰竭,老人愿意休息和睡眠,有的老人不愿意增加亲人和社会的负担,希望早日结束生命。接纳死亡说明一个正在走向死亡的人"超脱现实"的需求压倒了一切,于是接受了死亡的到来,它代表了人的心理发展过程中最后一次对自我的超越,是生命阶段的成长。

(二)心理需求

根据马斯洛(Abraham H. maslow)的人类基本需要层次理论,人在任何时候都会有基本的需求,根据需要的重要性及需要出现的先后顺序,由低到高分为五个层次,分别为生理的需求、安全的需求、爱与归属的需求、自尊和尊重的需求及自我实现的需求。

1. 生理的需求 临终老人最基础的需求是保证生理上的舒适。常常有老人说,他们对死亡并不惧怕,而是疾病对身体的各种摧残和折磨使他们感到痛苦和烦恼。也常有老人因为忍受不了躯体的痛苦而提出尽早放弃治疗,结束自己的生命。显而易见,如果老人的不适得不到控制,护理员就无法与其进行良好的沟通,难以实现心理上的安慰。

2. 安全的需求 临终老人最缺乏的就是安全感。疾病本身已经使老人丧失了对生命的安全感,而老人又会在死亡到来的时候常常担心自己会不会在无人知晓的睡眠中死去,会不会身边没有人陪伴。这个层次的需求也可以理解为社会关系的需求,临终老人希望不要被人遗弃,希望有人和他沟通,希望自己能够安全地死去。

3. 爱与归属的需求 临终老人希望维护自身的社会地位和权利,希望得到关怀和安慰,比如,老人希望自己过去的同事、朋友、上级、下级仍然能够经常探望他,希望家人仍然能够精心地照顾他、关心他。

4. 尊重和自尊的需求 临终老人都希望在走向死亡的过程中,仍然像常人一样有尊严地活着,具有同过去一样的地位、权利、名誉。他希望医护人员、家人尊重他的生活方式,允许他参与个人的治疗护理方案的制订,有选择和拒绝的权利。

(三)心理抚慰

1. 否认期 老人表现不承认自己患了绝症或病情已恶化,认为可能是医生诊断错误,企图逃避现实。老人焦虑急躁、心神不定、要求复查、少数者有自杀行为。

护理对策:不将病情全部揭穿,以保持老人心中一点"希望",逐步适应现存事实。采取理解、同情的态度,认真倾听其感受,坦诚温和的回答老人的感受,争取老人及家属的合作,密切观察以防不幸事件发生。

2. 愤怒期 老人表现为已知病情,但不能理解,气愤命运捉弄自己。

老人表现为痛苦、怨恨,常以谩骂或破坏性行为向家属或照顾者发泄内心之不满。

护理对策:提供时间和空间让老人自由表达或发泄内心痛苦的机会,给予宽容、关爱和理解,尽量满足合理需求,必要时适当应用镇静剂,预防意外事件的发生。

3. 协议期 老人表现为承认已存在事实,不再怨天尤人,而是不断提出要求、期待好的治疗效果。他对过去错误行为表示悔恨,请求宽恕。

护理对策:允许老人通过哭泣来宣泄情感,给予精神支持,允许家属陪伴身旁。对老人的种种"协议"或"乞求",可采取适度的"欺骗"方法,做出积极治疗与护理的姿态,在生活上给予更多的关心与体贴。

4. 抑郁期 老人认识到自己的病治疗无望,身体日益衰弱,痛苦日渐增长,并消沉、低落和绝望,急于向家人交代后事,希望亲人时刻守候。

护理对策:鼓励和关心老人,解决实际问题,尽量带去快乐,增加其希望感。注意安全,预防自杀倾向。

5. 接受期 老人表现为感到已完成人生一切,重要事情已安排妥当。他对死亡不再恐惧和悲伤,情绪变得平静和安详。

护理对策:继续给予关心支持,提供安静、整洁、舒适的环境和气氛,和老人一同回忆过去愉快的往事,总结一生的经历,帮助老人了却未尽的心愿和事情,让家属多陪伴老人和参与护理,使老人心灵得到慰藉,让其平静的离开人间。

6. 特殊期 以上5个阶段不一定按顺序发展,各个阶段时间长短也不同。由于受中国传统文化的影响,临终老人否认期前存在回避期,即老人和家属均知真情,却彼此隐瞒、故意回避。

护理对策:采取相应的回避态度,不急于将真实病情告诉老人,可寻找机会用暗示方法慢慢渗透,甚至有的老人需要一直回避至最后。

(四)心理抚慰原则

1. 采取缓和式临终心理关怀模式 临终关怀的目标是为临终老人提供高质量的缓和性的照护,尽最大努力,帮助临终的亲人从疼痛和各种不适症状中解脱出来,从心理和精神的不安与痛苦中解脱出来,实现生命最终发展阶段的"健康成长"。

2. 做到无条件积极关怀 对任何的临终老人，都应无条件地予以积极的、人道的、全面的关心和爱护，尽其所能使临终者感受到最后的温暖。

3. 做到"四多"和"四少"

(1) 多鼓励、少治疗：对一名临终老人而言，治疗已经没有多少作用和意义，主要是从精神上给予鼓励，使亲人在临终阶段仍保持一种较为饱满的情绪和精神。

(2) 多倾听、少解决问题：临终老人在病重临终阶段可能会有许多躯体和心理上的不适和焦虑，会唠叨不休地讲述他们的疾病、他们的愿望、他们的需求。应耐心地倾听他们的倾诉，而不必急于表态允诺解决这些不可能解决的问题。

(3) 多理解、少判断：应从总的方面理解老人的痛苦和不适，而不要作具体的判断。

(4) 多同理心、少同情心：不是说对老人不需要同情，而是指要多从理性上关怀老人，而不单凭感情用事。

二、亲属的精神支持

在开展临终关怀过程中，临终老人亲属的护理也十分重要，护理员必须重视临终老人亲属的精神支持。

(一) 临终老人亲属的心理反应及护理

1. 失落与悲痛 在他们感到自己的亲人即将离开时，他们也可能出现和老人相似的心理反应。他们在感情上难以接受即将失去亲人的现实，在行动上四处求医，以求奇迹出现。

护理措施：满足家属照顾老人的需要；鼓励老人和家属在一起表达情感；倾听并感同身受。

2. 委屈心理 当亲属目睹自己的亲人经过五个阶段（否认期、愤怒期、乞求期、抑郁期、接受期）的心理转化过程，对于他（她）的这些表现，其家属是他们情绪发泄的主要对象。如家属有任何对抗表示，会导致老人情绪变坏，加重病情恶化，为了老人只好忍气吞声，委曲求全，长期处于委屈痛苦之中。

护理措施:向家属介绍老人情况,指导家属对老人的生活照料。

3.烦恼、悲观失望心理 当亲属患病后,正常生活秩序和工作秩序被打乱,诸多一些问题的出现,使家属难以应付,出现了忧虑与烦恼情绪。

护理措施:尽量帮助家属解决实际困难,护理员耐心、关怀的态度和支持性行为,有利于家属坦然面对自己的失落和悲伤过程,使其内心感到平静。

(二)针对不同家属的心理反应,做好心理护理

老人弥留之际,家庭成员大多数都陷入深深的悲哀之中,他们面临不久的生离死别。此时老人的身体功能出现障碍,普遍存在恐惧心理,表现为对病痛的恐惧,对失去尊严的恐惧,对被抛弃的恐惧,对与亲人分别的恐惧,对死后未知世界的恐惧。抑郁情绪更突出,他们感到自己已无力面对一切。家属特别是老人的配偶,害怕亲人的离去,害怕孤零零地留下自己,害怕自己将来的无依无靠。有些家属仍然在隐瞒病情,不愿意面对分离的事实;有些家属精神高度紧张,不堪重负,产生一种早走早解脱的感觉;有些家属则感到自己的无可奈何。此时作为护理员应制定心理支持计划,具体内容如下。

1.鼓励老人与家属利用语言和非语言方式进行交流,如:爱抚、亲吻动作,把自己的愿望说出来,相互间的一些感恩和鼓励等。

2.鼓励家属给老人更多的护理,可以帮助老人擦身体、洗头发、剪指甲,这样能让老人有一种被爱的感觉。

3.对于严重紧张焦虑的家属,安排人陪伴,指导如何放松。

4.通过改变家庭成员的认知态度和行为模式,给予家庭更多的心理支持。

第二节 舒适护理

临终(dyin克)是临床死亡前的一种状态,从临床实用的角度一般将临终老人定义为:患有医学上已经确定的、在当前医学技术水平条件下治愈无望的疾病,估计在6个月内将要死亡的老人,称为临终老人(dyin克 patients)。在这一时期,老人在生理和心理上都会表现出一些变化,护理员应该熟悉和掌握这些生理、心理的特点,用爱心、细心、耐心和同情心照顾好老人,真正体现出注重生命的质量,使老人感到舒适并获得支持和力量。

一、临终老人的生理特点及护理

临终老人由于所患的疾病种类及患病时间长短的不同,其情况可以因人而异。主要以所患疾病的晚期表现为主。临终老人大多数是逐渐衰竭而离去的,但也有的老人是突然死去,可以不表现出各系统的衰竭。护理员应该熟悉并能够解释临终老人的生理特点,并能够做出比较适当的处置,以减轻这些生理变化对护患沟通的阻碍作用。以下描述的症状是临终老人经常出现的症状,但不是每个临终老人都同时表现的症状。

(一)呼吸系统的改变

由于呼吸中枢麻痹,呼吸肌收缩减弱,分泌物在支气管中贮留等原因,出现呼吸困难,张口呼吸,呼吸带有鼾声、痰鸣或鼻翼扇动,呼吸由快变慢,由深变浅,出现潮氏呼吸或临终呼吸,表现为双吸气、点头样呼吸、叹气等,或表现为呼吸急促,每分钟30~50次。胸腹肌剧烈运动,此时应给予心理疏导,或使用吗啡静脉注射可以降低呼吸的速率,保持室内温湿度适宜,预防呼吸道干燥。

(二)循环系统的改变

心肌收缩无力,心搏出量减少,心音低弱,脉搏微弱而不规则,血压下降，周围血管痉挛，皮肤苍白湿冷，以肢端、耳鼻为明显，手脚逐渐冰凉，所谓"手足厥冷"。口唇、指甲呈灰白或青紫色，皮肤可出现瘀血斑点，身体靠床侧肤色逐渐变深或出现紫斑。由于血液循环变慢所致肾功能衰竭，尿液颜色改变或尿量减少。此时给予保暖，促进血液循环，保持室内温度适宜，避免使用热水袋，防止烫伤。

(三)消化系统的改变

临终老人胃肠道蠕动减慢，气体积聚于胃肠，老人感到腹胀、恶心，同时出现呃逆、呕吐、便秘、大小便失禁等症状。此期饮食护理是关键，应增进食欲，加强营养，给予高蛋白，富含维生素的蔬菜汁、水果汁为主要食物。

(四)肌肉运动系统改变

肌张力减退，全身瘫软，仰卧时全身紧紧伏贴在床褥上，下颌下垂，嘴微微张开，眼球内陷，上眼睑下垂，吞咽困难，肛门括约肌和膀胱括约肌松弛，导致大小便失禁。由于无力清除口咽和气管内的分泌物，喉咙发出"咯咯"声响。此期促进老人舒适，做好生活护理是关键，保持床单元整洁，翻身时禁止拖曳，预防压疮。

(五)神经系统及意识状态

主要表现为感知觉功能异常，视觉首先开始减退，开始只能看见近物，以后只存有光感，然后失明。但听力往往存在，许多人在死亡的最后一刻仍然有听觉。各种深浅反射逐渐消失，最终瞳孔对光反射、吞咽反射和听力消失。如果疾病没有侵袭到中枢神经系统，老人可以始终保持神志清醒。当病变伤及中枢神经系统时，老人会表现出谵妄、严重的神志变化。此阶段是人生的最后阶段，老人的生理与心理状况明显不同于一般的老人，因此，沟通尤为重要。

1.真诚地对待老人

在与临终老人沟通时要注意从老人的角度考虑问题，设身处地地为老人着想，关注老人的每一个细小变化，尽自己最大的可能去满足老人的需要。只有真诚地关心老人，才能得到老人的信任，才值得老人依赖，老人才可能敞开心扉，护理员才有可能作更深入的交流，减轻老人由于心理问题所带来的不适。

2. 避免伤害老人

由于老人的生命受到了威胁，他们的心理承受能力相对较弱，容易受到伤害。在沟通中，护理员要谨慎运用语言和情感，避免对老人的身心造成伤害。

3. 恰当运用个人情感

在与临终老人沟通的过程中，要恰当地运用个人情感，充分表达护理员对老人的理解、同情和关心，不失时机地表达对他的鼓励、支持和愿意提供任何帮助的心愿，与老人建立一种相互了解、心灵相通的情感关系，成为老人的知心朋友。只有这样，临终老人才能愿意与护理员进行沟通，表达其思想、情感及愿望。

4. 及时沟通

老人一旦进入临终阶段，心理将发生一系列变化，护理员要经常性地与老人交往，密切观察老人的动作、表情、语言，分析老人的心理变化，鼓励老人交谈，以表达其情感和需求，发现问题及时解决，以最大限度地减轻老人的痛苦。

二、与临终老人沟通的方式

与临终老人沟通时，除了通用的口头语言、书面语言和体态语言方式以外，还可以应用视觉沟通、听觉沟通、触觉沟通、关注以及倾听等特殊的沟通方式。

(一)视觉沟通

主要指的是护理员在与临终老人沟通时眼神、身体的姿势和面部表情。

1. 眼神 临终的老人往往会用一种特殊的目光注视来看望他的人，他们希望能得到他人的关心、同情和帮助，希望不被他人遗忘。同时护理员也希望通过视觉沟通获得更多的信息。眼睛是心灵的窗户，目光接触的次数、时间长短、目光转移方式等，能够反映沟通双方的关系、情绪、态度等许多问题。对护理员来说，一方面要善于从老人的目光中发现他的心理需求；另一方面，也要善于运用目光的接触表达对老人的关注、鼓励和希望。在与临终老人说话时，两眼要注视老人，适当环视四周,但不要目光飘忽不定,眼睛可以停留在老人的眼与嘴之间的某个部位。如果双方对视,不要对视时间过长,否则,会造成老人的不适。

2.身体姿势 能反映一个人的情绪状态,首先能够反映一个人对周围人所持有的态度;其次能够说明他与周围人的关系;第三能够表明他是否愿意参加交谈。护理员在与临终老人交流时要注意双方的位置和身体姿势,双方目光要处在同一水平线上,以体现双方的平等关系,避免老人压抑感和被鄙视的感觉。所以,护理员在与老人沟通时,如果老人坐在轮椅上,护理员要蹲下或半蹲,或坐在老人的对面,与老人的距离保持在50厘米左右,也可以轻轻握住老人的手,以亲切的语言和老人沟通。

3.面部表情 是人们表达思想感情最复杂、最准确、最微妙的"晴雨表"。面部表情与身体姿势相比更能表明情绪和态度的本质。护理员在与临终老人沟通时,面部表情的变化是很重要的,也是最难控制的。护理员要尽可能呈现给老人亲切、自然、真诚、庄重的表情,不要情绪失控,显出一副悲伤的面孔,更不能在老人面前哀伤流泪,但也不能太轻松随便,会使老人感到护理员对自己漠不关心。

(二)听觉沟通

听觉沟通主要有语言沟通和音乐沟通。

1.语言沟通 在与临终老人进行语言沟通时,要遵循沟通交流的一般规律和原则,注意用词,还要注意语调、语速和音量等对沟通效果的影响。一般来说,语速要缓慢,语调要平和,音量适中,以免引起老人的心理紧张。谈话的方式也要根据老人的特点有所不同。有开导、理解、鼓励、询问、讨论、启发等多种交流的方式。

2.音乐沟通 是利用音乐语言的丰富性、复杂性和抽象性,为老人提供想象的空间,暂时转移老人的注意力,使老人脱离某种不良情绪或病理疼痛的困扰,例如,回教音乐《梵曲》就可以减轻临终老人对死亡的恐惧。如果再配合语言的独白就可以把临终老人引入某种情境,接受引导,如可以进行关于死亡的教育。

(三)触觉沟通

通过与临终老人的恰当接触,了解老人的情绪和心理变化,可以达到沟通的效果。触摸是一种无声的语言,是与临终老人沟通的一种特殊而有效的方式。触摸表达的是非常个体化的行为。对临终老人,当任何语言已经不再有意义的时候,温暖的触摸却能把护理员的关心传递给老人。正常人的沟通主要通过视觉和听觉,而大多数临终老人,尤其是在濒死期,感觉功能已经衰退,听觉和视觉变得迟钝,意识也时常处于半清醒状态。这时如果单纯用语言和老人进行沟通几乎没有效果,我们就可以利用触摸这种特殊的沟通方式。在和临终老人沟通时,触觉沟通可以单独使用,也可以和语言沟通配合使用。具体的方法可以多种多样,只要符合伦理的规则,老人能够接受。比如双手或单手握住老人的手,对年长的老人可以搀扶,小儿可以拥抱等等,视情况而定。触觉的沟通可以作为临床护理员和临终老人沟通的常规方法。

(四)关注和倾听

关注和倾听是通过非语言的行为表达积极和肯定的情感的一种交流方式。关注和倾听是自然的情感流露,能够真实、深切地体现尊重和关怀的态度,因此,其重要性往往超过其他的沟通方式。

第三节 死亡教育

死亡对老人来讲是痛苦折磨的结束,对家属来讲则是悲哀的高峰。老人对死亡的认识决定着临终老人能否平静、安详地走完人生的最后旅程。临终老人内心痛苦的根源主要来自于死亡。求生是人的本能,生命是有限的,而且是唯一的。死亡就意味着消失,意味着生命活动的结束。尽管许多人都懂得"死亡是生物体不可抗拒的必然规律"这个道理,但是,人们在没有受到死亡威胁的时候,很少能够认真思考这些问题。一旦真的面临死亡的时候,往往会产生强烈的恐惧和悲伤。

(一)正确面对死亡

死亡教育的目的是使人们获得有关死亡的知识,引导人们建立科学的死亡观,为临终老人提供帮助,使其能以正确的心态面对死亡。使临终老人安宁地、无痛苦地走向生命的终点,不仅是人类文明的呼唤和人类理性生活的觉醒,而且也有利于人们在心理上达到人与自然和谐的新境地。作为生命发展的必然,人对自己生命的最后环节—死亡,自然也提出了调节和控制的要求。我们要让临终老人逐渐懂得:任何事物总是经历发生、发展、消亡这一共同的过程。人是自然的产物,人的生老病死不可避免地受到自然法则的规定。

(二)生命回顾

也可以称作"怀旧治疗"、"回顾治疗"、"记忆治疗"、"生命回忆"等。通过启发和帮助临终老人做生命的回忆,怀念曾经经历的人和事,以此调节心理平衡。临终的老人往往会一面思考对未来死亡的应对,一面回顾走过的人生之路。这种回忆不仅可以分散老人对死亡的注意力,填补空虚的精神世界,而且可以平衡老人的心理。生命回顾的作用有:

1. 回忆痛苦的经验 当临终老人回忆起一些令人怨恨、愤怒和伤心的事情的时候,会有所发泄,宣泄出来后,有些临终老人会平静许多。

2. 回忆成功的经历 当临终老人回忆起那些令人骄傲的成功业绩时,愿意把它告诉别人,希望有人和他分享成功的快乐和骄傲,希望得到别人的赞赏和肯定,会再次肯定自我,产生一种成就感和死而无憾的感觉。

3. 回忆美好的友谊或爱情 这种回忆会填补心理的空虚,重温生活中的美好,可以在相当程度上使临终老人产生心理上的满足。

三、子女亲情

在临终阶段,人会更需要亲情,回忆亲情,谈论亲情,寻找亲情。从生物学角度解释,这是人的传宗接代的本能反应。在临床实践中也会发现,临终老人大都有两种心愿,一是要见一见亲人和好友,二是要回家。由此可见,亲情对临终的老人是相当重要的。护理员可以帮助临终老人实现他的愿望,还可以与老人一起谈论子女的工作和成就、家人的幸福,一起看老人的家人和朋友的照片,共同分享老人的亲情和友情。

四、诠释人生

在人生即将结束的阶段,也会对人生有很多的感悟和总结。有许多临终老人会对年轻时曾为一些当时看来十分重大的事情而与他人斤斤计较,为争夺利益、地位而不择手段,是多么的不可思议。他们会对人生大彻大悟,对名誉和地位,成功和失败,金钱和利益有了更深刻的理解。由此对自己的人生做更多的反省,重新体验和挖掘生命的意义,总结人生经验,得出有意义的人生哲理,这对于后人都是无价之宝,是十分重要的人生财富。

第四节 遗 嘱

养老送终工作也是养老护理员重要的工作之一,把这个工作做好了,对我国的养老事业大有好处。为此,要注意以下方面:

一、适时引导养老者留遗书

绝大多数人没有留遗书的习惯,因此,要善于引导养老者留遗书,贯彻新的现代文明的生死观和丧葬观,是对健全我国的法制有好处。关于遗书,养老者的家人也有必要参与,也要求得到法律顾问的帮助,这里的关键是要选择适合的时机,让养老者有充分的心理准备,不要弄得不愉快。当然,养老者留遗嘱也可以不让别人知道,直到人生终点,关键是养老者的决定。

二、要征得养老者本人的同意

留遗嘱时要注意对养老者需要保密的亲友保密,只要这些工作都做好了,养老者的遗嘱是会处理好的。

三、要做有心人

养老护理工作不可回避的是面临养老者的生死问题,养老护理员要根据养老者的情况做有心人。这有两种情况:

其一,对不愿留遗书的养老者,养老护理员在平时的护理过程中,当养老者谈论到有关类似遗嘱的话语都要引起注意,为以后处理养老者的善后工作提供实事求是的旁证材料,这也是提高服务质量、做优秀养老护理员的重要条件之一。

其二,养老者可能突发疾病而离去,来不及留遗书,以致对后来处理善后工作造成不方便,有心的养老护理员在平时要注意留有相关的资料供养老者的家人参考。比如说在护理日志或自己的生活日记当中,有文字记载养老者平时说的类似于遗嘱的话语,这对养老者的家人处理善后工作是很重要的参考,也是养老护理员服务到位的一个表现。

第五节 居丧指导

人死亡后,一方面应继续护理遗体,同时,也要关怀逝者家属。良好的遗体护理既是对死者的尊重,也是对家属心灵上的安慰。

一、遗体护理

遗体护理包括为遗体瞻仰工作做充分的准备,让家属与亡者进行最后的告别,让家属参与遗体护理工作,满足家人与患者的愿望,以及为家属提供指导等。

为了确保遗体护理顺利进行,确保家属满意,护理员应在患者死亡之前对他们进行意愿评估,并清楚地将其记录在遗体护理计划中。当然,善后仪式应该根据家属的意愿和需求来进行,而不是按照护理人员自己的想法。家人不管主动或被动参与遗体护理的一些活动,都可以适当减轻失去亲人的痛苦。病人死亡后,护理人员在遗体护理期间应保持恭敬的态度,维护死者的尊严,尊重家属的选择,满足家庭成员和病患的愿望,给予他们能够给予的最好的护理。对病人和家属而言,尊重并支持他们的文化和宗教习俗可以帮助家属免于混乱、保持镇静、应对失落感、平复伤痛。也可以播放音乐、点燃蜡烛、营造一种"圣洁的氛围",向死者表示尊重。

1.沐浴更衣,准备遗体供家庭成员瞻仰 家属可以独自或在护理人员的帮助下给亡者完成。

2.给予家庭成员与死者共处的时间 家属可以向死者告别,回顾以往的生活片段,表达悲伤的情绪,然后渐渐平息自己的情绪,表达对亡者的爱意。

3.让家庭成员参与遗体护理。

4.满足患者本人与家庭成员的愿望。

5.为家庭成员提供指导。

二、对家属的帮助和支持

注重对居丧者进行身心照护,尽力帮助居丧者以积极的态度去面对现实、面对生活,并向他们提供必要的信息及更多的服务,对某些家属的过激言行应予容忍和谅解。

1.做好尸体料理 体现对死者的尊重,对生者的抚慰。

2.鼓励亲属相互安慰 要通过观察发现居丧者中的"坚强者",鼓励他们相互安慰,给予那些极度居丧者安慰和支持。提供宣泄感情的场所与环境,鼓励家属宣泄感情给予心理疏导,精神支持,生活指导与建议。当悲伤不寻常地强烈持续很长时间的时候,则需要专业心理咨询的帮助。

3.尽量满足家属的需要 居丧者的眼泪与祷告不能避免死亡,许多调查表明丧亲是人生中最痛苦的经历,此时应尽量满足家属的要求,无法做到的要善言相劝,耐心解释,以取得他们的谅解和合作。

4.必要时予以治疗 应重视做好老人死亡后家属的思想工作,多关心、多体贴、多支持、多理解,使他们尽快度过悲伤期,成为"坚强者"。对于一些过度的哀痛和悲伤者,可能造成精神上的创伤和心理方面的障碍,甚至会诱发其他疾病,所以应予必要的治疗。一般来讲,老人死后一周内是居丧者悲伤的顶峰时间,强烈的悲伤会使居丧者的主观意识和判断力下降,甚至会出现暂时性意识丧失,这时期应有专人守候在身边照护,以防意外。对生活不能自理者,则照顾其起居饮食,对拒绝进食者给予补液或其他对症治疗。

第六节　养老者善后工作

养老护理员在处理养老者善后的工作上,一定要遵守法律规范。为此,要注意以下几点:

一、遵守国家有关丧葬的规定

比较大的问题在于,经过几十年的努力,对养老者的遗体进行火化丧葬是由我国的基本法律规定的,但也有极少数地方的一些人还坚持要土葬,养老机构和养老护理员一定要尽量说服养老者的家人和亲友采用火化后留骨灰盒的方法。当然,对少数民族,国家有另外规定的除外。

二、要及时提醒养老者的家人和亲友预约善后场地

特别是在夏天,如道场地拥挤,会给处理养老者善后事宜带来很多不方便,也会带来养老者家人和亲友的不满情绪。

三、对养老者逝世后的善后工作要制订一个方案

这个方案要和养老者的家人、原单位或退休主管部门商量以后制订。养老者善后工作的操作方案表要具体,要有每个项目的负责人和执行人,以免在处理善后事宜的过程中出现意外情况,使工作不能顺利进行。在整个处理养老者逝世的善后工作中,养老院和养老护理员既

要依法办事,又要尊重地方风俗和养老者及家人的意愿,人走完了一生,在告别人间之前应是没有遗憾的,应把微笑留给后人,这是一件自然而美好的事情。为此,优秀的养老护理员要做好以下工作:

1. 要尊重养老者本人的意愿

养老者后事处理的方式和要求应尽力尊重养老者本人的意愿。同时,养老院和养老护理员应公正公平地向养老者的家人和亲友转达养老者的意愿,这是对养老者最好的尊重。

2. 要创造和设计良好的环境

各地区、各民族对老年人的逝世都有一定的风俗习惯。习惯是约定俗成的东西,是千百年来人们在某一地区或范围内形成的某种为老年人养老送终的特定模式,养老护理员要根据所在地区的好的风俗习惯,为养老者告别人间创造和设计良好的环境。

3. 要让养老者的家人和亲友与养老者临终告别

在养老者临终前,特别是头脑稍清醒、有简单的语言表达能力时,让养老者的家人和亲友尽量到场,向养老者做最终的告别,这也是人生最后最必要的事,也是最重要的事。

4. 要注意养老者的特别嘱咐事宜

老年人在临终前一段时间,都会对他的一生进行必要的总结,总会对他特别亲的人,或他认为对他的事业或家族的事业能够继承和发扬光大的后人寄以某种希望,对他们有某种嘱咐和要求。优秀的养老护理员应在平时的护理中与养老者的交流中掌握养老者的心态和意愿,创造条件尽量满足养老者临终前的要求,让养老者微笑着告别人间。

四、做好养老者善后工作和遗物整理

在处理养老者的善后事宜上,应有一套基本的工作程序和工作方法。这里可以为护理工作提出以下几点:

第一,要协助、参与养老者的家人就处理养老者善后事宜方案的讨论、指导,帮助和协调养老者的家人处理好养老者的后事。

第二,对养老者后事的处理要提出积极的建议。因为对养老者的家人而言,一般几年、十几年甚至更长时间才会出现一次给老年人送

终、办理后事的情况,加上养老者的家人也可能在不同的城市工作,对处理长辈的后事也各有各的意见和想法,因此,从某种意义上说,大部分养老者的家人是没有很好的处理老年人送终经验的,但对优秀的养老护理员,在一段时间内或一年内可能参加几次养老者后事的处理,应是有一定的经验可以向养老者的家人提供的,这样才能做到有始有终地为养老者服务。

第三、处理养老院养老者的后事要得到养老院各方面的支持和配合。比如,场地、车辆、人员的调配都需要养老院和养老护理员各方面积极地配合,才能把事情做好。

第四、其他各部门手续的办理。在我国多数地方,老年人逝世后的很多手续都没有依规办理,养老院应逐步规范养老者入院、出院的手续办理程序和相关要求,不能虎头蛇尾、草草了事,一定要给养老者的家人或委托人一个完整的交代和完美的结局。同时做好养老者逝世后的资料整理工作。现在人民的生活水平得到了很大的改善,文化程度和文明程度也得到了很大的提高,很多地区对办红白喜事都是比较讲究的。因此,一定要做好养老者逝世后的工作。

第五、养老者遗物的清理。这是一件很重要的事,养老者终其一生会有很多重要的甚至可供收藏的遗物,如金银首饰、字画、宝石等,养老院和养老护理员一定要替养老者保管好、整理好,并完整如数地转交给养老者的家人或委托人。

第六、养老者录像资料的收集和整理。养老者在养老院生活几年甚至几十年以后,会留有一份生活的录像资料之类的东西,这个资料是优秀的养老护理员在工作的一开始就要注意收集的,这关键是考验养老护理员的工作能力和工作质量。

五、自我护理工作的总结

优秀的养老护理员在经过一段时间的工作,特别是为一位养老者送终以后,应对自己的护理工作做一个总结,这是非常必要的。养老护理员要注意以下几点:

第一、要写出一个书面的总结报告,送养老院领导或相关部门。

第二,总结报告的内容应包括:对这位养老者护理工作的基本概况、经验教训、意见和建议。

第三,对这个书面报告自己要做出发自内心的总结,真正对自己以后的工作有指导和借鉴作用,以利于今后提高自己的服务质量,为创造自己的优秀品牌留下文字资料。

第七章　养老护理员掌握的相关法律法规

第一节　老年人权益保障法

（1996年8月29日第八届全国人民代表大会常务委员会第二十一次会议通过；根据2009年8月27日第十一届全国人民代表大会常务委员会第十次会议《关于修改部分法律的决定》第一次修正；2012年12月28日第十一届全国人民代表大会常务委员会第三十次会议修订；根据2015年4月24日第十二届全国人民代表大会常务委员会第十四次会议《关于修改〈中华人民共和国电力法〉等六部法律的决定》第二次修正）；2018年12月29日第十三届全国人民代表大会常务委员会第七次会议通过《全国人民代表大会常务委员会关于修改〈中华人民共和国劳动法〉等七部法律的决定》第三次修正。

一、总则

第一条　为了保障老年人合法权益，发展老龄事业，弘扬中华民族敬老、养老、助老的美德，根据宪法，制定本法。

第二条　本法所称老年人是指六十周岁以上的公民。

第三条　国家保障老年人依法享有的权益。老年人有从国家和社会获得物质帮助的权利，有享受社会服务和社会优待的权利，有参与社会发展和共享发展成果的权利。禁止歧视、侮辱、虐待或者遗弃老年人。

第四条　积极应对人口老龄化是国家的一项长期战略任务。国家和社会应当采取措施，健全保障老年人权益的各项制度，逐步改善保障老年人生活、健康、安全以及参与社会发展的条件,实现老有所养、老有所医、老有所为、老有所学、老有所乐。

第五条　国家建立多层次的社会保障体系,逐步提高对老年人的保障水平。国家建立和完善以居家为基础、社区为依托、机构为支撑的社会养老服务体系。倡导全社会优待老年人。

第六条　各级人民政府应当将老龄事业纳入国民经济和社会发展规划,将老龄事业经费列入财政预算,建立稳定的经费保障机制,并鼓励社会各方面投入,使老龄事业与经济、社会协调发展。国务院制定国家老龄事业发展规划。县级以上地方人民政府根据国家老龄事业发展规划,制定本行政区域的老龄事业发展规划和年度计划。县级以上人民政府负责老龄工作的机构,负责组织、协调、指导、督促有关部门做好老年人权益保障工作。

第七条　保障老年人合法权益是全社会的共同责任。国家机关、社会团体、企业事业单位和其他组织应当按照各自职责,做好老年人权益保障工作。基层群众性自治组织和依法设立的老年人组织应当反映老年人的要求,维护老年人合法权益,为老年人服务。提倡、鼓励义务为老年人服务。

第八条　国家进行人口老龄化国情教育,增强全社会积极应对人口老龄化意识。全社会应当广泛开展敬老、养老、助老宣传教育活动,树立尊重、关心、帮助老年人的社会风尚。青少年组织、学校和幼儿园应当对青少年和儿童进行敬老、养老、助老的道德教育和维护老年人合法权益的法制教育。广播、电影、电视、报刊、网络等应当反映老年人的生活,开展维护老年人合法权益的宣传,为老年人服务。

第九条　国家支持老龄科学研究,建立老年人状况统计调查和发布制度。

第十条　各级人民政府和有关部门对维护老年人合法权益和敬老、养老、助老成绩显著的组织、家庭或者个人,对参与社会发展做出突出贡献的老年人,按照国家有关规定给予表彰或者奖励。

第十一条　老年人应当遵纪守法,履行法律规定的义务。

第十二条　每年农历九月初九为老年节。

二、家庭赡养与扶养

第十三条　老年人养老以居家为基础,家庭成员应当尊重、关心和照料老年人。

第十四条　赡养人应当履行对老年人经济上供养、生活上照料和精神上慰藉的义务,照顾老年人的特殊需要。赡养人是指老年人的子女以及其他依法负有赡养义务的人。赡养人的配偶应当协助赡养人履行赡养义务。

第十五条　赡养人应当使患病的老年人及时得到治疗和护理;对经济困难的老年人,应当提供医疗费用。对生活不能自理的老年人,赡养人应当承担照料责任;不能亲自照料的,可以按照老年人的意愿委托他人或者养老机构等照料。

第十六条　赡养人应当妥善安排老年人的住房,不得强迫老年人居住或者迁居条件低劣的房屋。老年人自有的或者承租的住房,子女或者其他亲属不得侵占,不得擅自改变产权关系或者租赁关系。老年人自有的住房,赡养人有维修的义务。

第十七条　赡养人有义务耕种或者委托他人耕种老年人承包的田地,照管或者委托他人照管老年人的林木和牲畜等,收益归老年人所有。

第十八条　家庭成员应当关心老年人的精神需求,不得忽视、冷落老年人。与老年人分开居住的家庭成员,应当经常看望或者问候老年人。用人单位应当按照国家有关规定保障赡养人探亲休假的权利。

第十九条　赡养人不得以放弃继承权或者其他理由,拒绝履行赡养义务。赡养人不履行赡养义务,老年人有要求赡养人付给赡养费等权利。赡养人不得要求老年人承担力不能及的劳动。

第二十条　经老年人同意,赡养人之间可以就履行赡养义务签订协议。赡养协议的内容不得违反法律的规定和老年人的意愿。基层群众性自治组织、老年人组织或者赡养人所在单位监督协议的履行。

第二十一条　老年人的婚姻自由受法律保护。子女或者其他亲属不得干涉老年人离婚、再婚及婚后的生活。赡养人的赡养义务不因老年人的婚姻关系变化而消除。

第二十二条　老年人对个人的财产,依法享有占有、使用、收益和处分的权利,子女或者其他亲属不得干涉,不得以窃取、骗取、强行索取等方式侵犯老年人的财产权益。老年人有依法继承父母、配偶、子女或者其他亲属遗产的权利,有接受赠予的权利。子女或者其他亲属不得侵占、抢夺、转移、隐匿或者损毁应当由老年人继承或者接受赠予的财产。老年人以遗嘱处分财产,应当依法为老年配偶保留必要的份额。

第二十三条　老年人与配偶有相互扶养的义务。由兄、姐扶养的弟、妹成年后,有负担能力的,对年老无赡养人的兄、姐有扶养的义务。

第二十四条　赡养人、扶养人不履行赡养、扶养义务的,基层群众性自治组织、老年人组织或者赡养人、扶养人所在单位应当督促其履行。

第二十五条　禁止对老年人实施家庭暴力。

第二十六条　具备完全民事行为能力的老年人,可以在近亲属或者其他与自己关系密切、愿意承担监护责任的个人、组织中协商确定自己的监护人。监护人在老年人丧失或者部分丧失民事行为能力时,依法承担监护责任。老年人未事先确定监护人的,其丧失或者部分丧失民事行为能力时,依照有关法律的规定确定监护人。

第二十七条　国家建立健全家庭养老支持政策,鼓励家庭成员与老年人共同生活或者就近居住,为老年人随配偶或者赡养人迁徙提供条件,为家庭成员照料老年人提供帮助。

三、社会保障

第二十八条　国家通过基本养老保险制度,保障老年人的基本生活。

第二十九条　国家通过基本医疗保险制度,保障老年人的基本医疗需要。享受最低生活保障的老年人和符合条件的低收入家庭中的老年人参加新型农村合作医疗和城镇居民基本医疗保险所需个人缴费部分,由政府给予补贴。有关部门制定医疗保险办法,应当对老年人给予照顾。

第三十条　国家逐步开展长期护理保障工作,保障老年人的护理需求。对生活长期不能自理、经济困难的老年人,地方各级人民政府应当根据其失能程度等情况给予护理补贴。

第三十一条　国家对经济困难的老年人给予基本生活、医疗、居住或者其他救助。老年人无劳动能力、无生活来源、无赡养人和扶养人,或者其赡养人和扶养人确无赡养能力或者扶养能力的,由地方各级人民政府依照有关规定给予供养或者救助。对流浪乞讨、遭受遗弃等生活无着的老年人,由地方各级人民政府依照有关规定给予救助。

第三十二条　地方各级人民政府在实施廉租住房、公共租赁住房等住房保障制度或者进行危旧房屋改造时,应当优先照顾符合条件的老年人。

第三十三条　国家建立和完善老年人福利制度,根据经济社会发展水平和老年人的实际需要,增加老年人的社会福利。国家鼓励地方建立八十周岁以上低收入老年人高龄津贴制度。国家建立和完善计划生育家庭老年人扶助制度。农村可以将未承包的集体所有的部分土地、山林、水面、滩涂等作为养老基地,收益供老年人养老。

第三十四条　老年人依法享有的养老金、医疗待遇和其他待遇应当得到保障,有关机构必须按时足额支付,不得克扣、拖欠或者挪用。国家根据经济发展以及职工平均工资增长、物价上涨等情况,适时提高养老保障水平。

第三十五条　国家鼓励慈善组织以及其他组织和个人为老年人提供物质帮助。

第三十六条　老年人可以与集体经济组织、基层群众性自治组织、养老机构等组织或者个人签订遗赠扶养协议或者其他扶助协议。负有扶养义务的组织或者个人按照遗赠扶养协议,承担该老年人生养死葬的义务,享有受遗赠的权利。

四、社会服务

第三十七条　地方各级人民政府和有关部门应当采取措施,发展城乡社区养老服务,鼓励、扶持专业服务机构及其他组织和个人,为居家的老年人提供生活照料、紧急救援、医疗护理、精神慰藉、心理咨询等多种形式的服务。对经济困难的老年人，地方各级人民政府应当逐步给予养老服务补贴。

第三十八条 地方各级人民政府和有关部门、基层群众性自治组织，应当将养老服务设施纳入城乡社区配套设施建设规划，建立适应老年人需要的生活服务、文化体育活动、日间照料、疾病护理与康复等服务设施和网点，就近为老年人提供服务。发扬邻里互助的传统，提倡邻里间关心、帮助有困难的老年人。鼓励慈善组织、志愿者为老年人服务。倡导老年人互助服务。

第三十九条 各级人民政府应当根据经济发展水平和老年人服务需求，逐步增加对养老服务的投入。各级人民政府和有关部门在财政、税费、土地、融资等方面采取措施，鼓励、扶持企业事业单位、社会组织或者个人兴办、运营养老、老年人日间照料、老年文化体育活动等设施。

第四十条 地方各级人民政府和有关部门应当按照老年人口比例及分布情况，将养老服务设施建设纳入城乡规划和土地利用总体规划，统筹安排养老服务设施建设用地及所需物资。公益性养老服务设施用地，可以依法使用国有划拨土地或者农民集体所有的土地。养老服务设施用地，非经法定程序不得改变用途。

第四十一条 政府投资兴办的养老机构，应当优先保障经济困难的孤寡、失能、高龄等老年人的服务需求。

第四十二条 国务院有关部门制定养老服务设施建设、养老服务质量和养老服务职业等标准，建立健全养老机构分类管理和养老服务评估制度。各级人民政府应当规范养老服务收费项目和标准，加强监督和管理。

第四十三条 设立养老机构，应当符合下列条件：
（一）有自己的名称、住所和章程；
（二）有与服务内容和规模相适应的资金；
（三）有符合相关资格条件的管理人员、专业技术人员和服务人员；
（四）有基本的生活用房、设施设备和活动场地；
（五）法律、法规规定的其他条件。

第四十四条 设立公益性养老机构应当向县级以上人民政府民政部门申请行政许可；经许可的，依法办理相应的登记。设立经营性养老机构应当在工商行政管理部门办理登记后,向县级以上人民政府民政部门申请行政许可。县级以上人民政府民政部门负责养老机构的指导、监督和管理,其他有关部门依照职责分工对养老机构实施监督。

第四十五条　养老机构变更或者终止的,应当妥善安置收住的老年人,并依照规定到有关部门办理手续。有关部门应当妥善安置老年人,并提供帮助。

第四十六条　国家建立健全养老服务人才培养、使用、评价和激励制度,依法规范用工,促进从业人员劳动报酬合理增长,发展专职、兼职和志愿者相结合的养老服务队伍。国家鼓励高等学校、中等职业学校和职业培训机构设置相关专业或者培训项目,培养养老服务专业人才。

第四十七条　养老机构应当与接受服务的老年人或者其代理人签订服务协议,明确双方的权利、义务。养老机构及其工作人员不得以任何方式侵害老年人的权益。

第四十八条　国家鼓励养老机构投保责任保险,鼓励保险公司承保责任保险。

第四十九条　各级人民政府和有关部门应当将老年医疗卫生服务纳入城乡医疗卫生服务规划,将老年人健康管理和常见病预防等纳入国家基本公共卫生服务项目。鼓励为老年人提供保健、护理、临终关怀等服务。国家鼓励医疗机构开设针对老年病的专科或者门诊。医疗卫生机构应当开展老年人的健康服务和疾病防治工作。

第五十条　国家采取措施,加强老年医学的研究和人才培养,提高老年病的预防、治疗、科研水平,促进老年病的早期发现、诊断和治疗。国家和社会采取措施,开展各种形式的健康教育,普及老年保健知识,增强老年人自我保健意识。

第五十一条　国家采取措施,发展老龄产业,将老龄产业列入国家扶持行业目录。扶持和引导企业开发、生产、经营适应老年人需要的用品和提供相关的服务。

五、社会优待

第五十二条　县级以上人民政府及其有关部门根据经济社会发展

情况和老年人的特殊需要,制定优待老年人的办法,逐步提高优待水平。对常住在本行政区域内的外埠老年人给予同等优待。

第五十三条 各级人民政府和有关部门应当为老年人及时、便利地领取养老金、结算医疗费和享受其他物质帮助提供条件。

第五十四条 各级人民政府和有关部门办理房屋权属关系变更、户口迁移等涉及老年人权益的重大事项时,应当就办理事项是否为老年人的真实意思表示进行询问,并依法优先办理。

第五十五条 老年人因其合法权益受侵害提起诉讼交纳诉讼费确有困难的,可以缓交、减交或者免交;需要获得律师帮助,但无力支付律师费用的,可以获得法律援助。鼓励律师事务所、公证处、基层法律服务所和其他法律服务机构为经济困难的老年人提供免费或者优惠服务。

第五十六条 医疗机构应当为老年人就医提供方便,对老年人就医予以优先。有条件的地方,可以为老年人设立家庭病床,开展巡回医疗、护理、康复、免费体检等服务。提倡为老年人义诊。

第五十七条 提倡与老年人日常生活密切相关的服务行业为老年人提供优先、优惠服务。城市公共交通、公路、铁路、水路和航空客运,应当为老年人提供优待和照顾。

第五十八条 博物馆、美术馆、科技馆、纪念馆、公共图书馆、文化馆、影剧院、体育场馆、公园、旅游景点等场所,应当对老年人免费或者优惠开放。

第五十九条 农村老年人不承担兴办公益事业的筹劳义务。

六、宜居环境

第六十条 国家采取措施,推进宜居环境建设,为老年人提供安全、便利和舒适的环境。

第六十一条 各级人民政府在制定城乡规划时,应当根据人口老龄化发展趋势、老年人口分布和老年人的特点,统筹考虑适合老年人的公共基础设施、生活服务设施、医疗卫生设施和文化体育设施建设。

第六十二条 国家制定和完善涉及老年人的工程建设标准体系,

在规划、设计、施工、监理、验收、运行、维护、管理等环节加强相关标准的实施与监督。

第六十三条　国家制定无障碍设施工程建设标准。新建、改建和扩建道路、公共交通设施、建筑物、居住区等,应当符合国家无障碍设施工程建设标准。各级人民政府和有关部门应当按照国家无障碍设施工程建设标准,优先推进与老年人日常生活密切相关的公共服务设施的改造。无障碍设施的所有人和管理人应当保障无障碍设施正常使用。

第六十四条　国家推动老年宜居社区建设,引导、支持老年宜居住宅的开发,推动和扶持老年人家庭无障碍设施的改造,为老年人创造无障碍居住环境。

七、参与社会发展

第六十五条　国家和社会应当重视、珍惜老年人的知识、技能、经验和优良品德,发挥老年人的专长和作用,保障老年人参与经济、政治、文化和社会生活。

第六十六条　老年人可以通过老年人组织,开展有益身心健康的活动。

第六十七条　制定法律、法规、规章和公共政策,涉及老年人权益重大问题的,应当听取老年人和老年人组织的意见。老年人和老年人组织有权向国家机关提出老年人权益保障、老龄事业发展等方面的意见和建议。

第六十八条　国家为老年人参与社会发展创造条件。根据社会需要和可能,鼓励老年人在自愿和量力的情况下,从事下列活动:

(一)对青少年和儿童进行社会主义、爱国主义、集体主义和艰苦奋斗等优良传统教育;

(二)传授文化和科技知识;

(三)提供咨询服务;

(四)依法参与科技开发和应用;

(五)依法从事经营和生产活动;

(六)参加志愿服务、兴办社会公益事业;

(七)参与维护社会治安、协助调解民间纠纷;
(八)参加其他社会活动。

第六十九条　老年人参加劳动的合法收入受法律保护。任何单位和个人不得安排老年人从事危害其身心健康的劳动或者危险作业。

第七十条　老年人有继续受教育的权利。国家发展老年教育,把老年教育纳入终身教育体系,鼓励社会办好各类老年学校。各级人民政府对老年教育应当加强领导,统一规划,加大投入。

第七十一条　国家和社会采取措施,开展适合老年人的群众性文化、体育、娱乐活动,丰富老年人的精神文化生活。

八、法律责任

第七十二条　老年人合法权益受到侵害的,被侵害人或者其代理人有权要求有关部门处理,或者依法向人民法院提起诉讼。

人民法院和有关部门,对侵犯老年人合法权益的申诉、控告和检举,应当依法及时受理,不得推诿、拖延。

第七十三条　不履行保护老年人合法权益职责的部门或者组织,其上级主管部门应当给予批评教育,责令改正。

国家工作人员违法失职,致使老年人合法权益受到损害的,由其所在单位或者上级机关责令改正,或者依法给予处分;构成犯罪的,依法追究刑事责任。

第七十四条　老年人与家庭成员因赡养、扶养或者住房、财产等发生纠纷,可以申请人民调解委员会或者其他有关组织进行调解,也可以直接向人民法院提起诉讼。

人民调解委员会或者其他有关组织调解前款纠纷时,应当通过说服、疏导等方式化解矛盾和纠纷;对有过错的家庭成员,应当给予批评教育。

人民法院对老年人追索赡养费或者扶养费的申请,可以依法裁定先予执行。

第七十五条　干涉老年人婚姻自由,对老年人负有赡养义务、扶养义务而拒绝赡养、扶养,虐待老年人或者对老年人实施家庭暴力的,由有关单位给予批评教育；构成违反治安管理行为的，依法给予治安管理处罚；构成犯罪的，依法追究刑事责任。

第七十六条　家庭成员盗窃、诈骗、抢夺、侵占、勒索、故意损毁老年人财物，构成违反治安管理行为的，依法给予治安管理处罚；构成犯罪的，依法追究刑事责任。

第七十七条　侮辱、诽谤老年人，构成违反治安管理行为的，依法给予治安管理处罚；构成犯罪的，依法追究刑事责任。

第七十八条　未经许可设立养老机构的，由县级以上人民政府民政部门责令改正；符合法律、法规规定的养老机构条件的，依法补办相关手续；逾期达不到法定条件的，责令停办并妥善安置收住的老年人；造成损害的，依法承担民事责任。

第七十九条　养老机构及其工作人员侵害老年人人身和财产权益，或者未按照约定提供服务的，依法承担民事责任；有关主管部门依法给予行政处罚；构成犯罪的，依法追究刑事责任。

第八十条　对养老机构负有管理和监督职责的部门及其工作人员滥用职权、玩忽职守、徇私舞弊的，对直接负责的主管人员和其他直接责任人员依法给予处分；构成犯罪的，依法追究刑事责任。

第八十一条　不按规定履行优待老年人义务的，由有关主管部门责令改正。

第八十二条　涉及老年人的工程不符合国家规定的标准或者无障碍设施所有人、管理人未尽到维护和管理职责的，由有关主管部门责令改正；造成损害的，依法承担民事责任；对有关单位、个人依法给予行政处罚；构成犯罪的，依法追究刑事责任。

九、附则

第八十三条　民族自治地方的人民代表大会，可以根据本法的原则，结合当地民族风俗习惯的具体情况，依照法定程序制定变通的或者补充的规定。

第八十四条　本法施行前设立的养老机构不符合本法规定条件的，应当限期整改。具体办法由国务院民政部门制定。

第八十五条　本法自2013年7月1日起施行。

第二节　劳动法全文

劳动法是国家为了保护劳动者的合法权益,调整劳动关系,建立和维护适应社会主义市场经济的劳动制度,促进经济发展和社会进步,根据宪法而制定颁布的法律。1994年7月5日第八届全国人民代表大会常务委员会第八次会议通过,1994年7月5日中华人民共和国主席令第二十八号公布,自1995年1月1日起施行;根据2009年8月27日第十一届全国人民代表大会常务委员会第十次会议通过的《全国人民代表大会常务委员会关于修改部分法律的决定》修正;最新劳动法全文包括总则、就业促进、劳动合同和集体合同、工作时间和休息时间、工资、劳动安全卫生、女职工和未成年工特殊保护、职业培训、社会保险和福利、劳动争议、监督检查、法律责任、附则共十三章一百零七条。

第一章　总则

第一条　为了保护劳动者的合法权益,调整劳动关系,建立和维护适应社会主义市场经济的劳动制度,促进经济发展和社会进步,根据宪法,制定本法。

第二条　在中华人民共和国境内的企业、个体经济组织(以下统称用人单位)和与之形成劳动关系的劳动者,适用本法。

国家机关、事业组织、社会团体和与之建立劳动合同关系的劳动者,依照本法执行。

第三条　劳动者享有平等就业和选择职业的权利、取得劳动报酬的权利、休息休假的权利、获得劳动安全卫生保护的权利、接受职业技能培训的权利、享受社会保险和福利的权利、提请劳动争议处理的权利以及法律规定的其他劳动权利。

劳动者应当完成劳动任务,提高职业技能,执行劳动安全卫生规程,遵守劳动纪律和职业道德。

第四条　用人单位应当依法建立和完善规章制度,保障劳动者享有劳动权利和履行劳动义务。

第五条　国家采取各种措施,促进劳动就业,发展职业教育,制定劳动标准,调节社会收入,完善社会保险,协调劳动关系,逐步提高劳动者的生活水平。

第六条　国家提倡劳动者参加社会义务劳动,开展劳动竞赛和合理化建议活动,鼓励和保护劳动者进行科学研究、技术革新和发明创造,表彰和奖励劳动模范和先进工作者。

第七条　劳动者有权依法参加和组织工会。

工会代表和维护劳动者的合法权益,依法独立自主地开展活动。

第八条　劳动者依照法律规定,通过职工大会、职工代表大会或者其他形式,参与民主管理或者就保护劳动者合法权益与用人单位进行平等协商。

第九条　国务院劳动行政部门主管全国劳动工作。

县级以上地方人民政府劳动行政部门主管本行政区域内的劳动工作。

第二章　促进就业

第十条　国家通过促进经济和社会发展,创造就业条件,扩大就业机会。

国家鼓励企业、事业组织、社会团体在法律、行政法规规定的范围内兴办产业或者拓展经营,增加就业。

国家支持劳动者自愿组织起来就业和从事个体经营实现就业。

第十一条　地方各级人民政府应当采取措施,发展多种类型的职业介绍机构,提供就业服务。

第十二条　劳动者就业,不因民族、种族、性别、宗教信仰不同而受歧视。

第十三条　妇女享有与男子平等的就业权利。在录用职工时,除国家规定的不适合妇女的工种或者岗位外,不得以性别为由拒绝录用妇女或者提高对妇女的录用标准。

第十四条 残疾人、少数民族人员、退出现役的军人的就业,法律、法规有特别规定的,从其规定。

第十五条 禁止用人单位招用未满十六周岁的未成年人。

文艺、体育和特种工艺单位招用未满十六周岁的未成年人,必须依照国家有关规定,履行审批手续,并保障其接受义务教育的权利。

第三章 劳动合同和集体合同

第十六条 劳动合同是劳动者与用人单位确立劳动关系、明确双方权利和义务的协议。

建立劳动关系应当订立劳动合同。

第十七条 订立和变更劳动合同,应当遵循平等自愿、协商一致的原则,不得违反法律、行政法规的规定。

劳动合同依法订立即具有法律约束力,当事人必须履行劳动合同规定的义务。

第十八条 下列劳动合同无效:

(一)违反法律、行政法规的劳动合同;

(二)采取欺诈、威胁等手段订立的劳动合同。

无效的劳动合同,从订立的时候起,就没有法律约束力。确认劳动合同部分无效的,如果不影响其余部分的效力,其余部分仍然有效。

劳动合同的无效,由劳动争议仲裁委员会或者人民法院确认。

第十九条 劳动合同应当以书面形式订立,并具备以下条款:

(一)劳动合同期限;

(二)工作内容;

(三)劳动保护和劳动条件;

(四)劳动报酬;

(五)劳动纪律;

(六)劳动合同终止的条件;

(七)违反劳动合同的责任。

劳动合同除前款规定的必备条款外,当事人可以协商约定其他内容。

第二十条 劳动合同的期限分为有固定期限、无固定期限和以完成一定的工作为期限。

劳动者在同一用人单位连续工作满十年以上,当事人双方同意续延劳动合同的,如果劳动者提出订立无固定期限的劳动合同,应当订立无固定期限的劳动合同。

第二十一条 劳动合同可以约定试用期。试用期最长不得超过六个月。

第二十二条 劳动合同当事人可以在劳动合同中约定保守用人单位商业秘密的有关事项。

第二十三条 劳动合同期满或者当事人约定的劳动合同终止条件出现,劳动合同即行终止。

第二十四条 经劳动合同当事人协商一致,劳动合同可以解除。

第二十五条 劳动者有下列情形之一的,用人单位可以解除劳动合同:

(一)在试用期间被证明不符合录用条件的;

(二)严重违反劳动纪律或者用人单位规章制度的;

(三)严重失职,营私舞弊,对用人单位利益造成重大损害的;

(四)被依法追究刑事责任的。

第二十六条 有下列情形之一的,用人单位可以解除劳动合同,但是应当提前三十日以书面形式通知劳动者本人:

(一)劳动者患病或者非因工负伤,医疗期满后,不能从事原工作也不能从事由用人单位另行安排的工作的;

(二)劳动者不能胜任工作,经过培训或者调整工作岗位,仍不能胜任工作的;

(三)劳动合同订立时所依据的客观情况发生重大变化,致使原劳动合同无法履行,经当事人协商不能就变更劳动合同达成协议的。

第二十七条 用人单位濒临破产进行法定整顿期间或者生产经营状况发生严重困难,确需裁减人员的,应当提前三十日向工会或者全体职工说明情况,听取工会或者职工的意见,经向劳动行政部门报告后,可以裁减人员。

用人单位依据本条规定裁减人员,在六个月内录用人员的,应当优先录用被裁减的人员。

第二十八条 用人单位依据本法第二十四条、第二十六条、第二十七条的规定解除劳动合同的,应当依照国家有关规定给予经济补偿。

第二十九条 劳动者有下列情形之一的,用人单位不得依据本法第二十六条、第二十七条的规定解除劳动合同:

(一)患职业病或者因工负伤并被确认丧失或者部分丧失劳动能力的;

(二)患病或者负伤,在规定的医疗期内的;

(三)女职工在孕期、产期、哺乳期内的;

(四)法律、行政法规规定的其他情形。

第三十条 用人单位解除劳动合同,工会认为不适当的,有权提出意见。如果用人单位违反法律、法规或者劳动合同,工会有权要求重新处理;劳动者申请仲裁或者提起诉讼的,工会应当依法给予支持和帮助。

第三十一条 劳动者解除劳动合同,应当提前三十日以书面形式通知用人单位。

第三十二条 有下列情形之一的,劳动者可以随时通知用人单位解除劳动合同:

(一)在试用期内的;

(二)用人单位以暴力、威胁或者非法限制人身自由的手段强迫劳动的;

(三)用人单位未按照劳动合同约定支付劳动报酬或者提供劳动条件的。

第三十三条 企业职工一方与企业可以就劳动报酬、工作时间、休息休假、劳动安全卫生、保险福利等事项,签订集体合同。集体合同草案应当提交职工代表大会或者全体职工讨论通过。

集体合同由工会代表职工与企业签订;没有建立工会的企业,由职工推举的代表与企业签订。

第三十四条 集体合同签订后应当报送劳动行政部门;劳动行政部门自收到集体合同文本之日起十五日内未提出异议的,集体合同即行生效。

第三十五条　依法签订的集体合同对企业和企业全体职工具有约束力。职工个人与企业订立的劳动合同中劳动条件和劳动报酬等标准不得低于集体合同的规定。

第四章　工作时间和休息休假

第三十六条　国家实行劳动者每日工作时间不超过八小时、平均每周工作时间不超过四十四小时的工时制度。

第三十七条　对实行计件工作的劳动者,用人单位应当根据本法第三十六条规定的工时制度合理确定其劳动定额和计件报酬标准。

第三十八条　用人单位应当保证劳动者每周至少休息一日。

第三十九条　企业因生产特点不能实行本法第三十六条、第三十八条规定的,经劳动行政部门批准,可以实行其他工作和休息办法。

第四十条　用人单位在下列节日期间应当依法安排劳动者休假：
(一)元旦；
(二)春节；
(三)国际劳动节；
(四)国庆节；
(五)法律、法规规定的其他休假节日。

第四十一条　用人单位由于生产经营需要,经与工会和劳动者协商后可以延长工作时间,一般每日不得超过一小时；因特殊原因需要延长工作时间的,在保障劳动者身体健康的条件下延长工作时间每日不得超过三小时,但是每月不得超过三十六小时。

第四十二条　有下列情形之一的,延长工作时间不受本法第四十一条的限制：
(一)发生自然灾害、事故或者因其他原因,威胁劳动者生命健康和财产安全,需要紧急处理的；
(二)生产设备、交通运输线路、公共设施发生故障,影响生产和公众利益,必须及时抢修的；
(三)法律、行政法规规定的其他情形。

第四十三条　用人单位不得违反本法规定延长劳动者的工作时间。

第四十四条　有下列情形之一的,用人单位应当按照下列标准支付高于劳动者正常工作时间工资的工资报酬:

(一)安排劳动者延长工作时间的,支付不低于工资的百分之一百五十的工资报酬;

(二)休息日安排劳动者工作又不能安排补休的,支付不低于工资的百分之二百的工资报酬;

(三)法定休假日安排劳动者工作的,支付不低于工资的百分之三百的工资报酬。

第四十五条　国家实行带薪年休假制度。

劳动者连续工作一年以上的,享受带薪年休假。具体办法由国务院规定。

第五章　工资

第四十六条　工资分配应当遵循按劳分配原则,实行同工同酬。

工资水平在经济发展的基础上逐步提高。国家对工资总量实行宏观调控。

第四十七条　用人单位根据本单位的生产经营特点和经济效益,依法自主确定本单位的工资分配方式和工资水平。

第四十八条　国家实行最低工资保障制度。最低工资的具体标准由省、自治区、直辖市人民政府规定,报国务院备案。

用人单位支付劳动者的工资不得低于当地最低工资标准。

第四十九条　确定和调整最低工资标准应当综合参考下列因素:

(一)劳动者本人及平均赡养人口的最低生活费用;

(二)社会平均工资水平;

(三)劳动生产率;

(四)就业状况;

(五)地区之间经济发展水平的差异。

第五十条　工资应当以货币形式按月支付给劳动者本人。不得克扣或者无故拖欠劳动者的工资。

第五十一条　劳动者在法定休假日和婚丧假期间以及依法参加社会活动期间,用人单位应当依法支付工资。

第六章　劳动安全卫生

第五十二条　用人单位必须建立、健全劳动安全卫生制度,严格执行国家劳动安全卫生规程和标准,对劳动者进行劳动安全卫生教育,防止劳动过程中的事故,减少职业危害。

第五十三条　劳动安全卫生设施必须符合国家规定的标准。

新建、改建、扩建工程的劳动安全卫生设施必须与主体工程同时设计、同时施工、同时投入生产和使用。

第五十四条　用人单位必须为劳动者提供符合国家规定的劳动安全卫生条件和必要的劳动防护用品,对从事有职业危害作业的劳动者应当定期进行健康检查。

第五十五条　从事特种作业的劳动者必须经过专门培训并取得特种作业资格。

第五十六条　劳动者在劳动过程中必须严格遵守安全操作规程。

劳动者对用人单位管理人员违章指挥、强令冒险作业,有权拒绝执行;对危害生命安全和身体健康的行为,有权提出批评、检举和控告。

第五十七条　国家建立伤亡事故和职业病统计报告和处理制度。县级以上各级人民政府劳动行政部门、有关部门和用人单位应当依法对劳动者在劳动过程中发生的伤亡事故和劳动者的职业病状况,进行统计、报告和处理。

第七章　女职工和未成年工特殊保护

第五十八条　国家对女职工和未成年工实行特殊劳动保护。

未成年工是指年满十六周岁未满十八周岁的劳动者。

第五十九条　禁止安排女职工从事矿山井下、国家规定的第四级体力劳动强度的劳动和其他禁忌从事的劳动。

第六十条　不得安排女职工在经期从事高处、低温、冷水作业和国家规定的第三级体力劳动强度的劳动。

第六十一条　不得安排女职工在怀孕期间从事国家规定的第三级体力劳动强度的劳动和孕期禁忌从事的劳动。对怀孕七个月以上的女职工,不得安排其延长工作时间和夜班劳动。

第六十二条　女职工生育享受不少于九十天的产假。

第六十三条　不得安排女职工在哺乳未满一周岁的婴儿期间从事国家规定的第三级体力劳动强度的劳动和哺乳期禁忌从事的其他劳动,不得安排其延长工作时间和夜班劳动。

第六十四条　不得安排未成年工从事矿山井下、有毒有害、国家规定的第四级体力劳动强度的劳动和其他禁忌从事的劳动。

第六十五条　用人单位应当对未成年工定期进行健康检查。

第八章　职业培训

第六十六条　国家通过各种途径,采取各种措施,发展职业培训事业,开发劳动者的职业技能,提高劳动者素质,增强劳动者的就业能力和工作能力。

第六十七条　各级人民政府应当把发展职业培训纳入社会经济发展的规划,鼓励和支持有条件的企业、事业组织、社会团体和个人进行各种形式的职业培训。

第六十八条　用人单位应当建立职业培训制度,按照国家规定提取和使用职业培训经费,根据本单位实际,有计划地对劳动者进行职业培训。

从事技术工种的劳动者,上岗前必须经过培训。

第六十九条　国家确定职业分类,对规定的职业制定职业技能标准,实行职业资格证书制度,由经过政府批准的考核鉴定机构负责对劳动者实施职业技能考核鉴定。

第九章　社会保险和福利

第七十条　国家发展社会保险事业,建立社会保险制度,设立社会保险基金,使劳动者在年老、患病、工伤、失业、生育等情况下获得帮助和补偿。

第七十一条　社会保险水平应当与社会经济发展水平和社会承受能力相适应。

第七十二条　社会保险基金按照保险类型确定资金来源,逐步实行社会统筹。用人单位和劳动者必须依法参加社会保险,缴纳社会保险费。

第七十三条　劳动者在下列情形下,依法享受社会保险待遇:

(一)退休;

(二)患病、负伤;

(三)因工伤残或者患职业病;

(四)失业;

(五)生育。

劳动者死亡后,其遗属依法享受遗属津贴。

劳动者享受社会保险待遇的条件和标准由法律、法规规定。

劳动者享受的社会保险金必须按时足额支付。

第七十四条　社会保险基金经办机构依照法律规定收支、管理和运营社会保险基金,并负有使社会保险基金保值增值的责任。

社会保险基金监督机构依照法律规定,对社会保险基金的收支、管理和运营实施监督。

社会保险基金经办机构和社会保险基金监督机构的设立和职能由法律规定。

任何组织和个人不得挪用社会保险基金。

第七十五条　国家鼓励用人单位根据本单位实际情况为劳动者建立补充保险。

国家提倡劳动者个人进行储蓄性保险。

第七十六条　国家发展社会福利事业,兴建公共福利设施,为劳动者休息、休养和疗养提供条件。

用人单位应当创造条件,改善集体福利,提高劳动者的福利待遇。

第十章 劳动争议

第七十七条 用人单位与劳动者发生劳动争议,当事人可以依法申请调解、仲裁、提起诉讼,也可以协商解决。

调解原则适用于仲裁和诉讼程序。

第七十八条 解决劳动争议,应当根据合法、公正、及时处理的原则,依法维护劳动争议当事人的合法权益。

第七十九条 劳动争议发生后,当事人可以向本单位劳动争议调解委员会申请调解;调解不成,当事人一方要求仲裁的,可以向劳动争议仲裁委员会申请仲裁。当事人一方也可以直接向劳动争议仲裁委员会申请仲裁。对仲裁裁决不服的,可以向人民法院提起诉讼。

第八十条 在用人单位内,可以设立劳动争议调解委员会。劳动争议调解委员会由职工代表、用人单位代表和工会代表组成。劳动争议调解委员会主任由工会代表担任。

劳动争议经调解达成协议的,当事人应当履行。

第八十一条 劳动争议仲裁委员会由劳动行政部门代表、同级工会代表、用人单位方面的代表组成。劳动争议仲裁委员会主任由劳动行政部门代表担任。

第八十二条 提出仲裁要求的一方应当自劳动争议发生之日起六十日内向劳动争议仲裁委员会提出书面申请。仲裁裁决一般应在收到仲裁申请的六十日内作出。对仲裁裁决无异议的,当事人必须履行。

第八十三条 劳动争议当事人对仲裁裁决不服的,可以自收到仲裁裁决书之日起十五日内向人民法院提起诉讼。一方当事人在法定期限内不起诉又不履行仲裁裁决的,另一方当事人可以申请人民法院强制执行。

第八十四条 因签订集体合同发生争议,当事人协商解决不成的,当地人民政府劳动行政部门可以组织有关各方协调处理。

因履行集体合同发生争议,当事人协商解决不成的,可以向劳动争议仲裁委员会申请仲裁;对仲裁裁决不服的,可以自收到仲裁裁决书之日起十五日内向人民法院提起诉讼。

第十一章 监督检查

第八十五条 县级以上各级人民政府劳动行政部门依法对用人单位遵守劳动法律、法规的情况进行监督检查,对违反劳动法律、法规的行为有权制止,并责令改正。

第八十六条 县级以上各级人民政府劳动行政部门监督检查人员执行公务,有权进入用人单位了解执行劳动法律、法规的情况,查阅必要的资料,并对劳动场所进行检查。

县级以上各级人民政府劳动行政部门监督检查人员执行公务,必须出示证件,秉公执法并遵守有关规定。

第八十七条 县级以上各级人民政府有关部门在各自职责范围内,对用人单位遵守劳动法律、法规的情况进行监督。

第八十八条 各级工会依法维护劳动者的合法权益,对用人单位遵守劳动法律、法规的情况进行监督。

任何组织和个人对于违反劳动法律、法规的行为有权检举和控告。

第十二章 法律责任

第八十九条 用人单位制定的劳动规章制度违反法律、法规规定的,由劳动行政部门给予警告,责令改正;对劳动者造成损害的,应当承担赔偿责任。

第九十条 用人单位违反本法规定,延长劳动者工作时间的,由劳动行政部门给予警告,责令改正,并可以处以罚款。

第九十一条 用人单位有下列侵害劳动者合法权益情形之一的,由劳动行政部门责令支付劳动者的工资报酬、经济补偿,并可以责令支付赔偿金:

(一)克扣或者无故拖欠劳动者工资的;

(二)拒不支付劳动者延长工作时间工资报酬的;

(三)低于当地最低工资标准支付劳动者工资的;

(四)解除劳动合同后,未依照本法规定给予劳动者经济补偿的。

第九十二条 用人单位的劳动安全设施和劳动卫生条件不符合国家规定或者未向劳动者提供必要的劳动防护用品和劳动保护设施的,由劳动行政部门或者有关部门责令改正,可以处以罚款;情节严重的,提请县级以上人民政府决定责令停产整顿;对事故隐患不采取措施,致使发生重大事故,造成劳动者生命和财产损失的,对责任人员比照刑法第一百八十七条的规定追究刑事责任。

第九十三条 用人单位强令劳动者违章冒险作业,发生重大伤亡事故,造成严重后果的,对责任人员依法追究刑事责任。

第九十四条 用人单位非法招用未满十六周岁的未成年人的,由劳动行政部门责令改正,处以罚款;情节严重的,由工商行政管理部门吊销营业执照。

第九十五条 用人单位违反本法对女职工和未成年工的保护规定,侵害其合法权益的,由劳动行政部门责令改正,处以罚款;对女职工或者未成年工造成损害的,应当承担赔偿责任。

第九十六条 用人单位有下列行为之一,由公安机关对责任人员处以十五日以下拘留、罚款或者警告;构成犯罪的,对责任人员依法追究刑事责任:

(一)以暴力、威胁或者非法限制人身自由的手段强迫劳动的;

(二)侮辱、体罚、殴打、非法搜查和拘禁劳动者的。

第九十七条 由于用人单位的原因订立的无效合同,对劳动者造成损害的,应当承担赔偿责任。

第九十八条 用人单位违反本法规定的条件解除劳动合同或者故意拖延不订立劳动合同的,由劳动行政部门责令改正;对劳动者造成损害的,应当承担赔偿责任。

第九十九条 用人单位招用尚未解除劳动合同的劳动者,对原用人单位造成经济损失的,该用人单位应当依法承担连带赔偿责任。

第一百条 用人单位无故不缴纳社会保险费的,由劳动行政部门责令其限期缴纳,逾期不缴的,可以加收滞纳金。

第一百〇一条 用人单位无理阻挠劳动行政部门、有关部门及其工作人员行使监督检查权,打击报复举报人员的,由劳动行政部门或者有关部门处以罚款;构成犯罪的,对责任人员依法追究刑事责任。

第一百〇二条 劳动者违反本法规定的条件解除劳动合同或者违反劳动合同中约定的保密事项,对用人单位造成经济损失的,应当依法承担赔偿责任。

第一百〇三条 劳动行政部门或者有关部门的工作人员滥用职权、玩忽职守、徇私舞弊,构成犯罪的,依法追究刑事责任;不构成犯罪的,给予行政处分。

第一百〇四条 国家工作人员和社会保险基金经办机构的工作人员挪用社会保险基金,构成犯罪的,依法追究刑事责任。

第一百〇五条 违反本法规定侵害劳动者合法权益,其他法律、法规已规定处罚的,依照该法律、行政法规的规定处罚。

第十三章 附则

第一百〇六条 省、自治区、直辖市人民政府根据本法和本地区的实际情况,规定劳动合同制度的实施步骤,报国务院备案。

第一百〇七条 本法自1995年1月1日起施行。

第三节 中华人民共和国劳动合同法

颁布单位:全国人大常委会
颁布时间:2012-12-28
生效时间:2013-07-01
时效性:现行有效

(中华人民共和国第十届全国人民代表大会常务委员会第二十八次会议于2007年6月29日通过 已由中华人民共和国第十一届全国人民代表大会常务委员会第三十次会议于2012年12月28日通过《全国人民代表大会常务委员会关于修改〈中华人民共和国劳动合同法〉的决定》自2013年7月1日起施行)

第一章 总则

第一条 为了完善劳动合同制度,明确劳动合同双方当事人的权利和义务,保护劳动者的合法权益,构建和发展和谐稳定的劳动关系,制定本法。

第二条 中华人民共和国境内的企业、个体经济组织、民办非企业单位等组织(以下称用人单位)与劳动者建立劳动关系,订立、履行、变更、解除或者终止劳动合同,适用本法。

国家机关、事业单位、社会团体和与其建立劳动关系的劳动者,订立、履行、变更、解除或者终止劳动合同,依照本法执行。

第三条 订立劳动合同,应当遵循合法、公平、平等自愿、协商一致、诚实信用的原则。

依法订立的劳动合同具有约束力,用人单位与劳动者应当履行劳动合同约定的义务。

第四条 用人单位应当依法建立和完善劳动规章制度,保障劳动者享有劳动权利、履行劳动义务。

用人单位在制定、修改或者决定有关劳动报酬、工作时间、休息休假、劳动安全卫生、保险福利、职工培训、劳动纪律以及劳动定额管理等直接涉及劳动者切身利益的规章制度或者重大事项时,应当经职工代表大会或者全体职工讨论,提出方案和意见,与工会或者职工代表平等协商确定。

在规章制度和重大事项决定实施过程中,工会或者职工认为不适当的,有权向用人单位提出,通过协商予以修改完善。

用人单位应当将直接涉及劳动者切身利益的规章制度和重大事项决定公示,或者告知劳动者。

第五条 县级以上人民政府劳动行政部门会同工会和企业方面代表,建立健全协调劳动关系三方机制,共同研究解决有关劳动关系的重大问题。

第六条 工会应当帮助、指导劳动者与用人单位依法订立和履行劳动合同,并与用人单位建立集体协商机制,维护劳动者的合法权益。

第二章　劳动合同的订立

第七条　用人单位自用工之日起即与劳动者建立劳动关系。用人单位应当建立职工名册备查。

第八条　用人单位招用劳动者时，应当如实告知劳动者工作内容、工作条件、工作地点、职业危害、安全生产状况、劳动报酬，以及劳动者要求了解的其他情况；用人单位有权了解劳动者与劳动合同直接相关的基本情况，劳动者应当如实说明。

第九条　用人单位招用劳动者，不得扣押劳动者的居民身份证和其他证件，不得要求劳动者提供担保或者以其他名义向劳动者收取财物。

第十条　建立劳动关系，应当订立书面劳动合同。

已建立劳动关系，未同时订立书面劳动合同的，应当自用工之日起一个月内订立书面劳动合同。

用人单位与劳动者在用工前订立劳动合同的，劳动关系自用工之日起建立。

第十一条　用人单位未在用工的同时订立书面劳动合同，与劳动者约定的劳动报酬不明确的，新招用的劳动者的劳动报酬按照集体合同规定的标准执行；没有集体合同或者集体合同未规定的，实行同工同酬。

第十二条　劳动合同分为固定期限劳动合同、无固定期限劳动合同和以完成一定工作任务为期限的劳动合同。

第十三条　固定期限劳动合同，是指用人单位与劳动者约定合同终止时间的劳动合同。

用人单位与劳动者协商一致，可以订立固定期限劳动合同。

第十四条　无固定期限劳动合同，是指用人单位与劳动者约定无确定终止时间的劳动合同。

用人单位与劳动者协商一致，可以订立无固定期限劳动合同。有下列情形之一，劳动者提出或者同意续订、订立劳动合同的，除劳动者提出订立固定期限劳动合同外，应当订立无固定期限劳动合同：

（一）劳动者在该用人单位连续工作满十年的；

（二）用人单位初次实行劳动合同制度或者国有企业改制重新订立劳动合同时，劳动者在该用人单位连续工作满十年且距法定退休年龄不足十年的；

（三）连续订立二次固定期限劳动合同，且劳动者没有本法第三十九条和第四十条第一项、第二项规定的情形，续订劳动合同的。

用人单位自用工之日起满一年不与劳动者订立书面劳动合同的，视为用人单位与劳动者已订立无固定期限劳动合同。

第十五条　以完成一定工作任务为期限的劳动合同，是指用人单位与劳动者约定以某项工作的完成为合同期限的劳动合同。

用人单位与劳动者协商一致，可以订立以完成一定工作任务为期限的劳动合同。

第十六条　劳动合同由用人单位与劳动者协商一致，并经用人单位与劳动者在劳动合同文本上签字或者盖章生效。

劳动合同文本由用人单位和劳动者各执一份。

第十七条　劳动合同应当具备以下条款：

（一）用人单位的名称、住所和法定代表人或者主要负责人；

（二）劳动者的姓名、住址和居民身份证或者其他有效身份证件号码；

（三）劳动合同期限；

（四）工作内容和工作地点；

（五）工作时间和休息休假；

（六）劳动报酬；

（七）社会保险；

（八）劳动保护、劳动条件和职业危害防护；

（九）法律、法规规定应当纳入劳动合同的其他事项。

劳动合同除前款规定的必备条款外，用人单位与劳动者可以约定试用期、培训、保守秘密、补充保险和福利待遇等其他事项。

第十八条　劳动合同对劳动报酬和劳动条件等标准约定不明确，引发争议的，用人单位与劳动者可以重新协商；协商不成的，适用集体合同规定；没有集体合同或者集体合同未规定劳动报酬的，实行同工同酬;没有集体合同或者集体合同未规定劳动条件等标准的,适用国家有关规定。

第十九条　劳动合同期限三个月以上不满一年的,试用期不得超过一个月;劳动合同期限一年以上不满三年的,试用期不得超过二个月;三年以上固定期限和无固定期限的劳动合同,试用期不得超过六个月。

同一用人单位与同一劳动者只能约定一次试用期。

以完成一定工作任务为期限的劳动合同或者劳动合同期限不满三个月的,不得约定试用期。

试用期包含在劳动合同期限内。劳动合同仅约定试用期的,试用期不成立,该期限为劳动合同期限。

第二十条　劳动者在试用期的工资不得低于本单位相同岗位最低档工资或者劳动合同约定工资的百分之八十,并不得低于用人单位所在地的最低工资标准。

第二十一条　在试用期中,除劳动者有本法第三十九条和第四十条第一项、第二项规定的情形外,用人单位不得解除劳动合同。用人单位在试用期解除劳动合同的,应当向劳动者说明理由。

第二十二条　用人单位为劳动者提供专项培训费用,对其进行专业技术培训的,可以与该劳动者订立协议,约定服务期。

劳动者违反服务期约定的,应当按照约定向用人单位支付违约金。违约金的数额不得超过用人单位提供的培训费用。用人单位要求劳动者支付的违约金不得超过服务期尚未履行部分所应分摊的培训费用。

用人单位与劳动者约定服务期的,不影响按照正常的工资调整机制提高劳动者在服务期期间的劳动报酬。

第二十三条　用人单位与劳动者可以在劳动合同中约定保守用人单位的商业秘密和与知识产权相关的保密事项。

对负有保密义务的劳动者,用人单位可以在劳动合同或者保密协议中与劳动者约定竞业限制条款,并约定在解除或者终止劳动合同后,在竞业限制期限内按月给予劳动者经济补偿。劳动者违反竞业限制约定的,应当按照约定向用人单位支付违约金。

第二十四条　竞业限制的人员限于用人单位的高级管理人员、高级技术人员和其他负有保密义务的人员。竞业限制的范围、地域、期限由用人单位与劳动者约定,竞业限制的约定不得违反法律、法规的规定。

在解除或者终止劳动合同后,前款规定的人员到与本单位生产或者经营同类产品、从事同类业务的有竞争关系的其他用人单位,或者自己开业生产或者经营同类产品、从事同类业务的竞业限制期限,不得超过二年。

第二十五条 除本法第二十二条和第二十三条规定的情形外,用人单位不得与劳动者约定由劳动者承担违约金。

第二十六条 下列劳动合同无效或者部分无效:

(一)以欺诈、胁迫的手段或者乘人之危,使对方在违背真实意思的情况下订立或者变更劳动合同的;

(二)用人单位免除自己的法定责任、排除劳动者权利的;

(三)违反法律、行政法规强制性规定的。

对劳动合同的无效或者部分无效有争议的,由劳动争议仲裁机构或者人民法院确认。

第二十七条 劳动合同部分无效,不影响其他部分效力的,其他部分仍然有效。

第二十八条 劳动合同被确认无效,劳动者已付出劳动的,用人单位应当向劳动者支付劳动报酬。劳动报酬的数额,参照本单位相同或者相近岗位劳动者的劳动报酬确定。

第三章 劳动合同的履行和变更

第二十九条 用人单位与劳动者应当按照劳动合同的约定,全面履行各自的义务。

第三十条 用人单位应当按照劳动合同约定和国家规定,向劳动者及时足额支付劳动报酬。

用人单位拖欠或者未足额支付劳动报酬的,劳动者可以依法向当地人民法院申请支付令,人民法院应当依法发出支付令。

第三十一条 用人单位应当严格执行劳动定额标准,不得强迫或者变相强迫劳动者加班。用人单位安排加班的,应当按照国家有关规定向劳动者支付加班费。

第三十二条　劳动者拒绝用人单位管理人员违章指挥、强令冒险作业的,不视为违反劳动合同。

劳动者对危害生命安全和身体健康的劳动条件,有权对用人单位提出批评、检举和控告。

第三十三条　用人单位变更名称、法定代表人、主要负责人或者投资人等事项,不影响劳动合同的履行。

第三十四条　用人单位发生合并或者分立等情况,原劳动合同继续有效,劳动合同由承继其权利和义务的用人单位继续履行。

第三十五条　用人单位与劳动者协商一致,可以变更劳动合同约定的内容。变更劳动合同,应当采用书面形式。

变更后的劳动合同文本由用人单位和劳动者各执一份。

第四章　劳动合同的解除和终止

第三十六条　用人单位与劳动者协商一致,可以解除劳动合同。

第三十七条　劳动者提前三十日以书面形式通知用人单位,可以解除劳动合同。劳动者在试用期内提前三日通知用人单位,可以解除劳动合同。

第三十八条　用人单位有下列情形之一的,劳动者可以解除劳动合同:

(一)未按照劳动合同约定提供劳动保护或者劳动条件的;

(二)未及时足额支付劳动报酬的;

(三)未依法为劳动者缴纳社会保险费的;

(四)用人单位的规章制度违反法律、法规的规定,损害劳动者权益的;

(五)因本法第二十六条第一款规定的情形致使劳动合同无效的;

(六)法律、行政法规规定劳动者可以解除劳动合同的其他情形。

用人单位以暴力、威胁或者非法限制人身自由的手段强迫劳动者劳动的,或者用人单位违章指挥、强令冒险作业危及劳动者人身安全的,劳动者可以立即解除劳动合同,不需事先告知用人单位。

第三十九条 劳动者有下列情形之一的,用人单位可以解除劳动合同:

(一)在试用期间被证明不符合录用条件的;

(二)严重违反用人单位的规章制度的;

(三)严重失职,营私舞弊,给用人单位造成重大损害的;

(四)劳动者同时与其他用人单位建立劳动关系,对完成本单位的工作任务造成严重影响,或者经用人单位提出,拒不改正的;

(五)因本法第二十六条第一款第一项规定的情形致使劳动合同无效的;

(六)被依法追究刑事责任的。

第四十条 有下列情形之一的,用人单位提前三十日以书面形式通知劳动者本人或者额外支付劳动者一个月工资后,可以解除劳动合同:

(一)劳动者患病或者非因工负伤,在规定的医疗期满后不能从事原工作,也不能从事由用人单位另行安排的工作的;

(二)劳动者不能胜任工作,经过培训或者调整工作岗位,仍不能胜任工作的;

(三)劳动合同订立时所依据的客观情况发生重大变化,致使劳动合同无法履行,经用人单位与劳动者协商,未能就变更劳动合同内容达成协议的。

第四十一条 有下列情形之一,需要裁减人员二十人以上或者裁减不足二十人但占企业职工总数百分之十以上的,用人单位提前三十日向工会或者全体职工说明情况,听取工会或者职工的意见后,裁减人员方案经向劳动行政部门报告,可以裁减人员:

(一)依照企业破产法规定进行重整的;

(二)生产经营发生严重困难的;

(三)企业转产、重大技术革新或者经营方式调整,经变更劳动合同后,仍需裁减人员的;

(四)其他因劳动合同订立时所依据的客观经济情况发生重大变化,致使劳动合同无法履行的。

裁减人员时,应当优先留用下列人员:
(一)与本单位订立较长期限的固定期限劳动合同的;
(二)与本单位订立无固定期限劳动合同的;
(三)家庭无其他就业人员,有需要扶养的老人或者未成年人的。
用人单位依照本条第一款规定裁减人员,在六个月内重新招用人员的,应当通知被裁减的人员,并在同等条件下优先招用被裁减的人员。

第四十二条　劳动者有下列情形之一的,用人单位不得依照本法第四十条、第四十一条的规定解除劳动合同:
(一)从事接触职业病危害作业的劳动者未进行离岗前职业健康检查,或者疑似职业病病人在诊断或者医学观察期间的;
(二)在本单位患职业病或者因工负伤并被确认丧失或者部分丧失劳动能力的;
(三)患病或者非因工负伤,在规定的医疗期内的;
(四)女职工在孕期、产期、哺乳期的;
(五)在本单位连续工作满十五年,且距法定退休年龄不足五年的;
(六)法律、行政法规规定的其他情形。

第四十三条　用人单位单方解除劳动合同,应当事先将理由通知工会。用人单位违反法律、行政法规规定或者劳动合同约定的,工会有权要求用人单位纠正。用人单位应当研究工会的意见,并将处理结果书面通知工会。

第四十四条　有下列情形之一的,劳动合同终止:
(一)劳动合同期满的;
(二)劳动者开始依法享受基本养老保险待遇的;
(三)劳动者死亡,或者被人民法院宣告死亡或者宣告失踪的;
(四)用人单位被依法宣告破产的;
(五)用人单位被吊销营业执照、责令关闭、撤销或者用人单位决定提前解散的;
(六)法律、行政法规规定的其他情形。

第四十五条　劳动合同期满,有本法第四十二条规定情形之一的,劳动合同应当续延至相应的情形消失时终止。但是,本法第四十二条第二项规定丧失或者部分丧失劳动能力劳动者的劳动合同的终止,按照国家有关工伤保险的规定执行。

第四十六条 有下列情形之一的,用人单位应当向劳动者支付经济补偿:

(一)劳动者依照本法第三十八条规定解除劳动合同的;

(二)用人单位依照本法第三十六条规定向劳动者提出解除劳动合同并与劳动者协商一致解除劳动合同的;

(三)用人单位依照本法第四十条规定解除劳动合同的;

(四)用人单位依照本法第四十一条第一款规定解除劳动合同的;

(五)除用人单位维持或者提高劳动合同约定条件续订劳动合同,劳动者不同意续订的情形外,依照本法第四十四条第一项规定终止固定期限劳动合同的;

(六)依照本法第四十四条第四项、第五项规定终止劳动合同的;

(七)法律、行政法规规定的其他情形。

第四十七条 经济补偿按劳动者在本单位工作的年限,每满一年支付一个月工资的标准向劳动者支付。六个月以上不满一年的,按一年计算;不满六个月的,向劳动者支付半个月工资的经济补偿。

劳动者月工资高于用人单位所在直辖市、设区的市级人民政府公布的本地区上年度职工月平均工资三倍的,向其支付经济补偿的标准按职工月平均工资三倍的数额支付,向其支付经济补偿的年限最高不超过十二年。

本条所称月工资是指劳动者在劳动合同解除或者终止前十二个月的平均工资。

第四十八条 用人单位违反本法规定解除或者终止劳动合同,劳动者要求继续履行劳动合同的,用人单位应当继续履行;劳动者不要求继续履行劳动合同或者劳动合同已经不能继续履行的,用人单位应当依照本法第八十七条规定支付赔偿金。

第四十九条 国家采取措施,建立健全劳动者社会保险关系跨地区转移接续制度。

第五十条 用人单位应当在解除或者终止劳动合同时出具解除或者终止劳动合同的证明,并在十五日内为劳动者办理档案和社会保险关系转移手续。

劳动者应当按照双方约定,办理工作交接。用人单位依照本法有关规定应当向劳动者支付经济补偿的,在办结工作交接时支付。

用人单位对已经解除或者终止的劳动合同的文本,至少保存二年备查。

第五章　特别规定

第一节　集体合同

第五十一条　企业职工一方与用人单位通过平等协商,可以就劳动报酬、工作时间、休息休假、劳动安全卫生、保险福利等事项订立集体合同。集体合同草案应当提交职工代表大会或者全体职工讨论通过。

集体合同由工会代表企业职工一方与用人单位订立;尚未建立工会的用人单位,由上级工会指导劳动者推举的代表与用人单位订立。

第五十二条　企业职工一方与用人单位可以订立劳动安全卫生、女职工权益保护、工资调整机制等专项集体合同。

第五十三条　在县级以下区域内,建筑业、采矿业、餐饮服务业等行业可以由工会与企业方面代表订立行业性集体合同,或者订立区域性集体合同。

第五十四条　集体合同订立后,应当报送劳动行政部门;劳动行政部门自收到集体合同文本之日起十五日内未提出异议的,集体合同即行生效。

依法订立的集体合同对用人单位和劳动者具有约束力。行业性、区域性集体合同对当地本行业、本区域的用人单位和劳动者具有约束力。

第五十五条　集体合同中劳动报酬和劳动条件等标准不得低于当地人民政府规定的最低标准;用人单位与劳动者订立的劳动合同中劳动报酬和劳动条件等标准不得低于集体合同规定的标准。

第五十六条　用人单位违反集体合同,侵犯职工劳动权益的,工会可以依法要求用人单位承担责任;因履行集体合同发生争议,经协商解决不成的,工会可以依法申请仲裁、提起诉讼。

第二节　劳务派遣

第五十七条　经营劳务派遣业务应当具备下列条件：

(一)注册资本不得少于人民币二百万元；

(二)有与开展业务相适应的固定的经营场所和设施；

(三)有符合法律、行政法规规定的劳务派遣管理制度；

(四)法律、行政法规规定的其他条件。

经营劳务派遣业务，应当向劳动行政部门依法申请行政许可；经许可的，依法办理相应的公司登记。未经许可，任何单位和个人不得经营劳务派遣业务。

第五十八条　劳务派遣单位是本法所称用人单位，应当履行用人单位对劳动者的义务。劳务派遣单位与被派遣劳动者订立的劳动合同，除应当载明本法第十七条规定的事项外，还应当载明被派遣劳动者的用工单位以及派遣期限、工作岗位等情况。

劳务派遣单位应当与被派遣劳动者订立二年以上的固定期限劳动合同，按月支付劳动报酬；被派遣劳动者在无工作期间，劳务派遣单位应当按照所在地人民政府规定的最低工资标准，向其按月支付报酬。

第五十九条　劳务派遣单位派遣劳动者应当与接受以劳务派遣形式用工的单位(以下称用工单位)订立劳务派遣协议。劳务派遣协议应当约定派遣岗位和人员数量、派遣期限、劳动报酬和社会保险费的数额与支付方式以及违反协议的责任。

用工单位应当根据工作岗位的实际需要与劳务派遣单位确定派遣期限，不得将连续用工期限分割订立数个短期劳务派遣协议。

第六十条　劳务派遣单位应当将劳务派遣协议的内容告知被派遣劳动者。

劳务派遣单位不得克扣用工单位按照劳务派遣协议支付给被派遣劳动者的劳动报酬。

劳务派遣单位和用工单位不得向被派遣劳动者收取费用。

第六十一条　劳务派遣单位跨地区派遣劳动者的，被派遣劳动者享有的劳动报酬和劳动条件，按照用工单位所在地的标准执行。

第六十二条　用工单位应当履行下列义务：

(一)执行国家劳动标准，提供相应的劳动条件和劳动保护；

(二)告知被派遣劳动者的工作要求和劳动报酬;
(三)支付加班费、绩效奖金,提供与工作岗位相关的福利待遇;
(四)对在岗被派遣劳动者进行工作岗位所必需的培训;
(五)连续用工的,实行正常的工资调整机制。

用工单位不得将被派遣劳动者再派遣到其他用人单位。

第六十三条　被派遣劳动者享有与用工单位的劳动者同工同酬的权利。用工单位应当按照同工同酬原则,对被派遣劳动者与本单位同类岗位的劳动者实行相同的劳动报酬分配办法。用工单位无同类岗位劳动者的,参照用工单位所在地相同或者相近岗位劳动者的劳动报酬确定。

劳务派遣单位与被派遣劳动者订立的劳动合同和与用工单位订立的劳务派遣协议,载明或者约定的向被派遣劳动者支付的劳动报酬应当符合前款规定。

第六十四条　被派遣劳动者有权在劳务派遣单位或者用工单位依法参加或者组织工会,维护自身的合法权益。

第六十五条　被派遣劳动者可以依照本法第三十六条、第三十八条的规定与劳务派遣单位解除劳动合同。

被派遣劳动者有本法第三十九条和第四十条第一项、第二项规定情形的,用工单位可以将劳动者退回劳务派遣单位,劳务派遣单位依照本法有关规定,可以与劳动者解除劳动合同。

第六十六条　劳动合同用工是我国的企业基本用工形式。劳务派遣用工是补充形式,只能在临时性、辅助性或者替代性的工作岗位上实施。

前款规定的临时性工作岗位是指存续时间不超过六个月的岗位;辅助性工作岗位是指为主营业务岗位提供服务的非主营业务岗位;替代性工作岗位是指用工单位的劳动者因脱产学习、休假等原因无法工作的一定期间内,可以由其他劳动者替代工作的岗位。

用工单位应当严格控制劳务派遣用工数量,不得超过其用工总量的一定比例,具体比例由国务院劳动行政部门规定。

第六十七条　用人单位不得设立劳务派遣单位向本单位或者所属单位派遣劳动者。

第三节 非全日制用工

第六十八条 非全日制用工,是指以小时计酬为主,劳动者在同一用人单位一般平均每日工作时间不超过四小时,每周工作时间累计不超过二十四小时的用工形式。

第六十九条 非全日制用工双方当事人可以订立口头协议。

从事非全日制用工的劳动者可以与一个或者一个以上用人单位订立劳动合同;但是,后订立的劳动合同不得影响先订立的劳动合同的履行。

第七十条 非全日制用工双方当事人不得约定试用期。

第七十一条 非全日制用工双方当事人任何一方都可以随时通知对方终止用工。终止用工,用人单位不向劳动者支付经济补偿。

第七十二条 非全日制用工小时计酬标准不得低于用人单位所在地人民政府规定的最低小时工资标准。

非全日制用工劳动报酬结算支付周期最长不得超过十五日。

第六章 监督检查

第七十三条 国务院劳动行政部门负责全国劳动合同制度实施的监督管理。

县级以上地方人民政府劳动行政部门负责本行政区域内劳动合同制度实施的监督管理。

县级以上各级人民政府劳动行政部门在劳动合同制度实施的监督管理工作中,应当听取工会、企业方面代表以及有关行业主管部门的意见。

第七十四条 县级以上地方人民政府劳动行政部门依法对下列实施劳动合同制度的情况进行监督检查:

(一)用人单位制定直接涉及劳动者切身利益的规章制度及其执行的情况;

(二)用人单位与劳动者订立和解除劳动合同的情况;

(三)劳务派遣单位和用工单位遵守劳务派遣有关规定的情况;

(四)用人单位遵守国家关于劳动者工作时间和休息休假规定的情

况;

(五)用人单位支付劳动合同约定的劳动报酬和执行最低工资标准的情况;

(六)用人单位参加各项社会保险和缴纳社会保险费的情况;

(七)法律、法规规定的其他劳动监察事项。

第七十五条 县级以上地方人民政府劳动行政部门实施监督检查时,有权查阅与劳动合同、集体合同有关的材料,有权对劳动场所进行实地检查,用人单位和劳动者都应当如实提供有关情况和材料。

劳动行政部门的工作人员进行监督检查,应当出示证件,依法行使职权,文明执法。

第七十六条 县级以上人民政府建设、卫生、安全生产监督管理等有关主管部门在各自职责范围内,对用人单位执行劳动合同制度的情况进行监督管理。

第七十七条 劳动者合法权益受到侵害的,有权要求有关部门依法处理,或者依法申请仲裁、提起诉讼。

第七十八条 工会依法维护劳动者的合法权益,对用人单位履行劳动合同、集体合同的情况进行监督。用人单位违反劳动法律、法规和劳动合同、集体合同的,工会有权提出意见或者要求纠正;劳动者申请仲裁、提起诉讼的,工会依法给予支持和帮助。

第七十九条 任何组织或者个人对违反本法的行为都有权举报,县级以上人民政府劳动行政部门应当及时核实、处理,并对举报有功人员给予奖励。

第七章 法律责任

第八十条 用人单位直接涉及劳动者切身利益的规章制度违反法律、法规规定的,由劳动行政部门责令改正,给予警告;给劳动者造成损害的,应当承担赔偿责任。

第八十一条 用人单位提供的劳动合同文本未载明本法规定的劳动合同必备条款或者用人单位未将劳动合同文本交付劳动者的,由劳动行政部门责令改正;给劳动者造成损害的,应当承担赔偿责任。

第八十二条　用人单位自用工之日起超过一个月不满一年未与劳动者订立书面劳动合同的,应当向劳动者每月支付二倍的工资。

用人单位违反本法规定不与劳动者订立无固定期限劳动合同的,自应当订立无固定期限劳动合同之日起向劳动者每月支付二倍的工资。

第八十三条　用人单位违反本法规定与劳动者约定试用期的,由劳动行政部门责令改正;违法约定的试用期已经履行的,由用人单位以劳动者试用期满月工资为标准,按已经履行的超过法定试用期的期间向劳动者支付赔偿金。

第八十四条　用人单位违反本法规定,扣押劳动者居民身份证等证件的,由劳动行政部门责令限期退还劳动者本人,并依照有关法律规定给予处罚。

用人单位违反本法规定,以担保或者其他名义向劳动者收取财物的,由劳动行政部门责令限期退还劳动者本人,并以每人五百元以上二千元以下的标准处以罚款;给劳动者造成损害的,应当承担赔偿责任。

劳动者依法解除或者终止劳动合同,用人单位扣押劳动者档案或者其他物品的,依照前款规定处罚。

第八十五条　用人单位有下列情形之一的,由劳动行政部门责令限期支付劳动报酬、加班费或者经济补偿;劳动报酬低于当地最低工资标准的,应当支付其差额部分;逾期不支付的,责令用人单位按应付金额百分之五十以上百分之一百以下的标准向劳动者加付赔偿金:

(一)未按照劳动合同的约定或者国家规定及时足额支付劳动者劳动报酬的;

(二)低于当地最低工资标准支付劳动者工资的;

(三)安排加班不支付加班费的;

(四)解除或者终止劳动合同,未依照本法规定向劳动者支付经济补偿的。

第八十六条　劳动合同依照本法第二十六条规定被确认无效,给对方造成损害的,有过错的一方应当承担赔偿责任。

第八十七条　用人单位违反本法规定解除或者终止劳动合同的,应当依照本法第四十七条规定的经济补偿标准的二倍向劳动者支付赔偿金。

第八十八条　用人单位有下列情形之一的,依法给予行政处罚;构成犯罪的,依法追究刑事责任;给劳动者造成损害的,应当承担赔偿责任:

(一)以暴力、威胁或者非法限制人身自由的手段强迫劳动的;

(二)违章指挥或者强令冒险作业危及劳动者人身安全的;

(三)侮辱、体罚、殴打、非法搜查或者拘禁劳动者的;

(四)劳动条件恶劣、环境污染严重,给劳动者身心健康造成严重损害的。

第八十九条　用人单位违反本法规定未向劳动者出具解除或者终止劳动合同的书面证明,由劳动行政部门责令改正;给劳动者造成损害的,应当承担赔偿责任。

第九十条　劳动者违反本法规定解除劳动合同,或者违反劳动合同中约定的保密义务或者竞业限制,给用人单位造成损失的,应当承担赔偿责任。

第九十一条　用人单位招用与其他用人单位尚未解除或者终止劳动合同的劳动者,给其他用人单位造成损失的,应当承担连带赔偿责任。

第九十二条　违反本法规定,未经许可,擅自经营劳务派遣业务的,由劳动行政部门责令停止违法行为,没收违法所得,并处违法所得一倍以上五倍以下的罚款;没有违法所得的,可以处五万元以下的罚款。

劳务派遣单位、用工单位违反本法有关劳务派遣规定的,由劳动行政部门责令限期改正;逾期不改正的,以每人五千元以上一万元以下的标准处以罚款,对劳务派遣单位,吊销其劳务派遣业务经营许可证。用工单位给被派遣劳动者造成损害的,劳务派遣单位与用工单位承担连带赔偿责任。

第九十三条　对不具备合法经营资格的用人单位的违法犯罪行为,依法追究法律责任;劳动者已经付出劳动的,该单位或者其出资人应当依照本法有关规定向劳动者支付劳动报酬、经济补偿、赔偿金;给劳动者造成损害的,应当承担赔偿责任。

第九十四条　个人承包经营违反本法规定招用劳动者,给劳动者造成损害的,发包的组织与个人承包经营者承担连带赔偿责任。

第九十五条　劳动行政部门和其他有关主管部门及其工作人员玩忽职守、不履行法定职责,或者违法行使职权,给劳动者或者用人单位造成损害的,应当承担赔偿责任;对直接负责的主管人员和其他直接责任人员,依法给予行政处分;构成犯罪的,依法追究刑事责任。

第八章　附则

第九十六条　事业单位与实行聘用制的工作人员订立、履行、变更、解除或者终止劳动合同,法律、行政法规或者国务院另有规定的,依照其规定;未作规定的,依照本法有关规定执行。

第九十七条　本法施行前已依法订立且在本法施行之日存续的劳动合同,继续履行;本法第十四条第二款第三项规定连续订立固定期限劳动合同的次数,自本法施行后续订固定期限劳动合同时开始计算。

本法施行前已建立劳动关系,尚未订立书面劳动合同的,应当自本法施行之日起一个月内订立。

本法施行之日存续的劳动合同在本法施行后解除或者终止,依照本法第四十六条规定应当支付经济补偿的,经济补偿年限自本法施行之日起计算;本法施行前按照当时有关规定,用人单位应当向劳动者支付经济补偿的,按照当时有关规定执行。

第九十八条　本法自2008年1月1日起施行。